Gynäkologischer Untersuchungskurs

Gynäkologischer Untersuchungskurs
für Studium, Klinik und Praxis

Herausgegeben von
A. D. Ebert und H. K. Weitzel

unter Mitarbeit von
M. David, M. Entezami, B. Goetze, H. Hopp, H. Kentenich,
I. Leo-Roßberg, W. Pritze, G. Schaller, E. Schulz

Walter de Gruyter
Berlin · New York 1998

Dr. med. Dr. phil. Andreas D. Ebert
Frauenklinik und Poliklinik
Universitätsklinikum „Benjamin Franklin"
Freie Universität Berlin
Hindenburgdamm 30
12200 Berlin

Prof. Dr. med. Hans K. Weitzel
Direktor der Frauenklinik und Poliklinik
Universitätsklinikum „Benjamin Franklin"
Freie Universität Berlin
Hindenburgdamm 30
12200 Berlin

Das Buch enthält 132 Abbildungen.

Die Deutsche Bibliothek – CIP-Einheitsaufnahme

Gynäkologischer Untersuchungskurs für Klinik und Praxis / hrsg. von A. D. Ebert und H. K. Weitzel unter Mitarb. von M. David ... – Berlin ; New York : de Gruyter, 1998
ISBN 3-11-014663-0

Satz und Druck: Arthur Collignon GmbH, Berlin – Reproduktionen: druckpunkt, Berlin – Buchbinderische Verarbeitung: Lüderitz & Bauer GmbH, Berlin – Umschlagentwurf: Rudolf Hübler, Berlin
Printed in Germany

Vorwort

Die Fortschritte der modernen Medizintechnik sowohl im Bereich der Laboratoriumsdiagnostik als auch der bildgebenden Verfahren (Ultraschall, Computertomographie, Kernspintomographie) dürfen nicht dazu verleiten, daß die grundlegenden klinischen Untersuchungen vernachläßigt werden. Nur durch das ausführliche ärztliche Gespräch, die eingehende Erhebung der Anamnese und die gründliche klinische Untersuchung kann sich die Patientin als Person in ihrer Ganzheit betrachtet und angenommen fühlen. Zum anderen ist der erfahrene und gründliche Untersucher in der Lage, die „Apparatemedizin" gezielt und kostensparend einzusetzen und auf überflüssige Diagnostik zu verzichten.

Ziel des Buches ist es, Studenten und jungen Ärzten die Möglichkeiten und Grenzen der gynäkologischen Untersuchung aufzuzeigen. Sicher gilt auch weiterhin die altbekannte Tatsache, daß man die gynäkologische Untersuchung nicht aus einem Lehrbuch lernen kann. Der vorliegende „Gynäkologische Untersuchungskurs" soll als Leitfaden verstanden werden. Er entstand aus der täglichen Auseinandersetzung mit den teilweise in der Natur unseres Fachgebiets liegenden Problemen der praktischen Studentenausbildung. Im „Untersuchungskurs" wird kein Anspruch auf Vollständigkeit erhoben, obwohl wir auch Aspekte berücksichtigten, die sonst nicht in den Büchern stehen. Die kontinuierliche Lektüre der Standardlehrbücher bzw. der aktuellen Fachliteratur bleibt immer die Grundlage der Aus- und Weiterbildung in der Frauenheilkunde.

Für hilfreiche Hinweise, Tips und Kritiken möchten wir Prof. Dr. J. V. Bokhman (St. Petersburg, Rußland), Priv.-Doz. Dr. W. Hardt (Berlin-Wilmersdorf), Prof. Dr. W. Kühn (Berlin-UKBF), Astrid Baege (Berlin-UKBF), Dr. Nikola Bangemann (Berlin-Steglitz), Dr. A. Hagen (Berlin-UKBF) und Dr. U. Ulrich (Seattle/Heidelberg) danken. Beim Korrekturlesen unterstützten uns die Doktoranden und PJ-Studenten Frauke Haase, J.-P. Reinhold, J.-M. Stieler, Eleonore Behnert, Christine Conradi, Anne Ditzenbach, Ute Steinbrecher und Marcus Quinkler, wofür wir ihnen herzlich danken.

Frau Simone Heller-Schmidt, Sekretärin in der Frauenklinik, war in den Wochen der Manuskriptgestaltung die „Seele" der Arbeit – kritisch, kreativ und immer bereit, auch ausgefallene Textbearbeitungen schnell und korrekt zu bewerkstelligen.
Ohne die unkonventionelle Unterstützung von F. Berthold und Christel Beichler (Computer-Systemhaus C. A. P. S. Berlin) und ohne die fachliche Flexibilität von Herrn Dipl.-Designer Jörg Winzer (Berlin) wären die graphische Darstellungen nicht möglich gewesen.

Verbindlichen Dank schulden wir natürlich auch dem Walter de Gruyter Verlag, Berlin, und besonders Herrn Priv.-Doz. Dr. med. R. Radke, Verlagsdirektor Medizin, welcher uns auch diesmal in der Buchausstattung entgegenkam.

Für Anregungen und Kritiken sind die Herausgeber jederzeit dankbar.

Andreas D. Ebert, Hans Karl Weitzel
St. Petersburg und Berlin, 1998

Inhalt

1. Anamnese

M. David, A. Ebert, H. Kentenich

2. Anatomische Grundlagen

A. Ebert, G. Schaller, E. Schulz

3. Gynäkologische Untersuchung

A. Ebert, H. Weitzel

4. Invasive Untersuchungstechniken

A. Ebert, W. Pritze, H. Hopp

5. Spezielle Untersuchungstechniken

A. Ebert, I. Leo-Roßberg, H. Hopp

1. Anamnese

M. David, A. Ebert und H. Kentenich

„Eine systematische, lückenlose Anamnese ist ebenso notwendig wie eine systematische, d. h. nach einem bestimmten Plane vorgenommene Untersuchung." Josef Halban

---

1.1 Einführende Bemerkungen

Jede Diagnose stützt sich auf vier Säulen: Die *Anamnese*, den *Status praesens*, die *Zusatzuntersuchungen* und die *Verlaufsbeobachtung*. Die Anamneseerhebung steht am Anfang des Kontaktes zwischen Arzt und Patientin. Mit dem Anamnesegespräch beginnt die Verpflichtung zur ärztlichen Schweigepflicht (§ 203 StGB).

Diagnose
- Anamnese
- Status
- Zusatzuntersuchungen
- Verlaufsbeobachtung

Anamnese (griech.) bedeutet wörtlich *Erinnerung* und beinhaltet die von der Kranken oder deren Angehörigen bzw. Kontaktpersonen zu erfragende Vorgeschichte der Patientin. Die Angaben sollten die jetzigen Beschwerden und ihre Entwicklung (aktuelle Anamnese), frühere Krankheiten (Eigenanamnese), Informationen zu Erkrankungen der Familienangehörigen (Familienanamnese) und zum beruflichen und sozialen Umfeld (psychosoziale Anamnese) enthalten.

Anamnese
- jetzige Beschwerden
- aktuelle Anamnese
- Eigenanamnese
- Familienanamnese
- psychosoziale Anamnese

Die Anamneseerhebung ist also vor allem eine Datensammlung. Gleichzeitig dient sie dem Aufbau eines vertrauensvollen Arzt-Patienten-Verhältnisses als Grundlage für alle weiteren diagnostischen bzw. therapeutischen Maßnahmen. Sie ist bereits der Beginn des therapeutischen Prozesses.

Funktion der Anamnese
- Datensammlung
- Aufbau des Arzt-Patienten-Verhältnisses
- Datenanalyse
- Beginn der Therapie

Die Erhebung der Anamnese ist eine ärztliche Tätigkeit und sollte nicht delegiert werden, auch nicht an ärztliches Hilfspersonal. Die Anamneseerhebung verlangt ein respekt- und taktvolles Eingehen auf die Patientin. Die Qualität und das Ergebnis des Patientengesprächs wird durch die Persönlichkeit und die Lebenserfahrung des Arztes mitbestimmt. Eine zielgerichtete Anamneseerhebung ist oft die halbe Diagnose.

Anamnese = ärztliche Tätigkeit
- Eingehen auf Patientin
- Persönlichkeit der Patientin
- Persönlichkeit des Arztes

eine gute Anamnese ist oft die halbe Diagnose!

Die Vorgeschichte kann in vielen Fällen schon eindeutig die Richtung vorgeben, in welcher die weiteren klinischen Untersuchungen geführt werden sollten. Je größer die Erfahrung des Arztes ist, umso mehr klinisch relevante Informationen wird er aus der Anamnese herausfragen können.

individuelle Erfahrung des Arztes = proportional zum Informationsgewinn

Beim Erheben der Anamnese wird nicht nur in einem hohen Prozentsatz die Krankheit diagnostiziert oder zumindest die diagnostische Richtung festgelegt, sondern auch ein erster Eindruck von der Persönlichkeit der Patientin (Art der Darlegungen) gewonnen.

Körpersprache berücksichtigen
- Vertrauen
- nonverbale Information

Aspekte der *Körpersprache*, dem „zweiten Signalsystem" des Menschen, sollten ebenfalls berücksichtigt werden. Die Art einer Beziehung wird einerseits über die Körpersprache vermittelt: Gestik und Mimik der Patientin verraten oft mehr als Worte. Blickkontakte können Vertrauen schaffen und nonverbale Informationen weitergeben.

Sprache als Kommunikationsmedium
- Diktion
- Tonfall, Lautstärke
- Signale der Inhalts- und Beziehungsebene
- verbale und nonverbale Kommunikation beachten

Andrerseits wird durch die Sprache vor allem der Inhalt einer Information übermittelt. So zeigt der Mensch auch bewußt oder unbewußt in Diktion, Tonfall, Lautstärke usw. seinen Gefühlszustand. Ist die Kommunikation zwischen Arzt und Patientin gestört oder meint die Patientin etwas anderes, als sie sagt, werden bei aufmerksamer Beobachtung die Signale der Inhalts- und der Beziehungsebene als inkongruent empfunden. Durch eine nuancierte Wahrnehmung der verbalen und nonverbalen Kommunikation werden so Beziehungsebenen und Konflikte erkennbar, die angesprochen werden sollten, um die Voraussetzungen für ein tragfähiges und vertrauensvolles Arzt-Patienten-Verhältnis zu schaffen oder zu erhalten.

keine Loslösung von Symptom und erkranktem Menschen
- Krankheitsbereitschaft
- Krankheitsgestaltung
- Krankheitsbedeutung

Kein Krankheitssymptom darf losgelöst vom *erkrankten Menschen* gesehen werden. Individuelle Krankheitsbereitschaft, persönliche Krankheitsgestaltung und die spezifische Bedeutung der Krankheit für die betroffene Patientin beeinflussen in unterschiedlicher Weise das Erkrankungsbild. Jeder Arzt sollte sich bewußt sein, daß medizinisch-naturwissenschaftliche Erkenntnisse und das Erleben der Krankheit durch die Patientin zwei verschiedene Gegebenheiten sind.

Voraussetzungen für die Anamneseerhebung

Der Arzt muß letztendlich entscheiden, welche psychischen und sozialen anamnestischen Angaben im Zusammenhang mit den somatischen Befunden wichtig sind und welche Bedeutung ihnen zukommt. Voraussetzung für die Anamneseerhebung sind also:

1. medizinisch-psychologisches Wissen und ärztliche Erfahrung,
2. die Fähigkeit zur Anamneseerhebung (Beherrschen einer bestimmten Technik),
3. der Aufbau einer Beziehung zur Patientin im Sinne eines Arbeitsbündnisses. Die beste Gesprächstechnik bleibt erfolglos, wenn der Aufbau des Vertrauensverhältnisses nicht gelingt.

2 Arten der Anamneseerhebung
- Prinzip der offenen Fragen
- Prinzip der geschlossenen Fragen

Vor- und Nachteile des Prinzips der geschlossenen Fragen

Für jedes medizinische Fachgebiet variieren die Fragen in typischer Weise. Im allgemeinen unterscheidet man bei der Anamneseerhebung zwei Arten des Vorgehens: Das *Prinzip der offenen Fragen* mit einem breiten Spielraum für die Patientin (z. B. psychoanalytisch orientiertes Interview) und das *Prinzip der geschlossenen Fragen* mit dem Vorteil der Zeitökonomie, der Übersichtlichkeit und der einheitlichen Strukturierung. Die letztgenannte Verfahrensweise wird in den meisten medizinischen Fächern angewandt. Nachteilig kann sich jedoch auswirken, daß schematische Fragen die Antworten der Patientin auf ärztlich vorgegebene Vorstellungen lenken: unter Umständen wird z. B. bei einer suggestiblen Patientin genau die Anamnese erfragt, die der Arzt in die Vorstellungswelt dieser Patientin hineininterpretiert (klare Fragen stellen, Bildungsniveau beachten!).

- Schematisierung
- Suggestion

Im Idealfall verbindet man bei der Anamneseerhebung die eher unpersönlich-objektiven (biographische Lebensdaten, Erkrankungen, Informationen zu Operationen, Krankenhausaufenthalten usw.) mit den mehr persönlich-subjektiven Daten (Befinden, Schmerzlokalisation usw.) in einem Arbeitsgang. Folgendes praktisches Vorgehen hat sich bewährt:

Integration von objektiven und subjektiven Patientendaten

1. Begrüßung: Vor dem Gespräch muß sich der Arzt über die vorliegenden Basisdaten (Name und Alter der Patientin, Grund des Arztbesuchs, ggf. frühere Aufzeichnungen/Befunde) informieren.

Vorgehen
- Information über Basisdaten
- Begrüßung
- Vorstellung

Eine Patientin ist von vornherein irritiert, enttäuscht oder unzufrieden, wenn ihr Name oder ihre Unterlagen verwechselt oder vergessen wurden. Der Arzt selbst sollte sich freundlich und aufgeschlossen mit seinem Namen vorstellen.

2. Atmosphäre: Das Gespräch sollte in einer ungestörten Atmosphäre unter vier Augen (Wahrung der Intimsphäre) in einem entsprechend separierten Raum stattfinden. Muß die Befragung im Krankenzimmer durchgeführt werden, bittet man Mitpatientinnen, Besucher oder Angehörige, für die Dauer des Gesprächs das Zimmer zu verlassen.

Atmosphäre
- Wahrung der Intimsphäre
- Vermeidung von Zeitknappheit

Arzt und Patientin sollten in gleicher Höhe auf bequemen Stühlen möglichst über Eck an einem Tisch Platz nehmen. Bei bettlägerigen Patientinnen muß der Arzt zu Beginn des Gesprächs für eine möglichst angenehme, bequeme Lage sorgen. Keinesfalls darf die Anamneseerhebung bei einer entkleideten oder halbentblößten Patientin stattfinden. Dabei ist es gleichgültig, ob der Untersucher Arzt oder Ärztin ist. Der Eindruck von Zeitknappheit muß vermieden werden. „Nebentätigkeiten", die einen kontinuierlichen Gesprächsaufbau stören (Führen kurzer Telefonate, Unterschreiben von Briefen, Formularen etc.), sollten entfallen.

3. Gesprächsbeginn: Am Anfang der Anamneseerhebung steht eine offene Frage („Was kann ich für Sie tun?", „Was führt Sie zu uns?", „Welche Beschwerden haben Sie?"), die die Patientin anregen soll, ihre Beschwerden oder den Grund für den Arztbesuch oder die Krankenhauseinweisung mit eigenen Worten zu schildern.

Gesprächsbeginn

4. Vertiefung: Anschließend wird die Patientin zu ihren jetzigen Beschwerden näher befragt. Hierbei halte man sich immer die „7 Dimensionen des Symptoms" vor Augen: Zeitliches Auftreten,

Vertiefung
7 Dimensionen des Symptoms
- zeitliches Auftreten

- Qualität
- Lokalisation/Ausstrahlung
- Intensität
- Auftreten
- Intensivierung
- Milderung

Qualität, Intensität, Lokalisation/Ausstrahlung, Zusammenhang mit anderen Beschwerden, Umstände des Auftretens, Umstände der Intensivierung oder Milderung. Weitschweifige Schilderungen müssen durch strukturierte gezielte Fragen gesteuert, ängstlich-unsichere Patientinnen durch Zwischenfragen ermuntert werden.

Anamnese

5.–7. Eigen-, Familien- und psychosoziale Anamnese werden erfragt (s. Kap. 1.2.1–1.2.3).

Integration
- vertiefende Fragen
- Wertigkeit der Symptome
- Leitsymptome

8. Integration: In Ergänzung der Anamneseerhebung zu den aktuellen Beschwerden sollte man nun durch vertiefende Fragen systematisch nach Symptomen der verschiedenen Organsysteme forschen, die Datensammlung somit vervollständigen und alle Informationen verknüpfen. Die Interpretation der Wertigkeit erhobener Befunde hängt von der individuellen ärztlichen Erfahrung ab. Hochwertige Symptome, sog. Leitsymptome, lassen oft mit großer diagnostischer Sicherheit auf bestimmte Krankheiten schließen.

Abschluß des Gespräches und Perspektiven
- aktive Teilnahme der Patientin
- Darstellung des diagnostischen und therapeutischen Vorgehens

Spezialproblem: Fremdanamnese
- Kinder
- Ausländer
- Bewußtlose
- Geisteskranke

9. Abschluß und Perspektiven: Die Patientin sollte am Ende der Anamneseerhebung Gelegenheit haben, Fragen zu stellen oder noch nicht Besprochenes zu ergänzen. In jedem Falle ist es günstig, wenn der Arzt von sich aus abschließend kurz das weitere diagnostische und therapeutische Vorgehen erläutert.

Spezielle Probleme wirft die Anamneseerhebung bei Kindern, Ausländern, Bewußtlosen oder geisteskranken Personen auf. Hier ist es unumgänglich, die notwendigen anamnestischen Informationen über Dritte (Eltern, Begleiter, Vormund) einzuholen. Kinder und Jugendliche sind zumindest zu den jetzigen Beschwerden direkt zu befragen.

Die übrige Anamnese kann gemeinsam mit der Mutter bzw. dem Vater aufgenommen werden (s. Kap. 1.3.5). Das Kind sollte aber immer wieder in das ärztliche Gespräch einbezogen werden, damit es nicht den Eindruck gewinnt, es würden Entscheidungen über seinen Kopf hinweg gefällt.

Probleme bei sprachunkundigen Ausländern
- Verschweigen von intimen Angaben
- ethnisch-religiöse Schranken
- mangelnde Kenntnisse der deutschen Versorgungsstrukturen

Bei der Anamneseerhebung von Ausländerinnen, die nicht deutsch sprechen, ergeben sich zahlreiche Probleme, die nicht nur auf der sprachlichen Ebene liegen.

Gegenüber dolmetschenden Familienangehörigen oder anderen Begleitern werden eventuell bestimmte intime Angaben verschwiegen oder durch ungenügende Übersetzung gehen wichtige Informationen verloren. Weitere Schwierigkeiten können sich aus kulturell bedingten Mißverständnissen oder Fehldeutungen (z. B. Religion) ergeben bzw. durch mangelndes Gesundheitswissen oder die Unkenntnis der Versorgungsstrukturen im deutschen Gesundheitssystem seitens der ausländischen Patientinnen.

gestörte Familienverhältnisse
- Ursache für Erkrankungen

Man muß sich darüber im klaren sein, daß sich auch gestörte Familienverhältnisse, die ihrerseits Krankheitsursache sein können, auf die Anamneseerhebung über Dritte störend oder hemmend auswirken.

– Probleme der Anamneseerhebung

Folgende *Probleme von seiten der Patientin* müssen bei der Anamneseerhebung beachtet werden:

Probleme seitens der Patientin

1. Bei Angaben zur Symptomqualität („wie ein Bauchkrampf") sollte man sich die Beschwerden näher beschreiben bzw. zeigen lassen. Man wird dann feststellen, daß die eine Patientin unter einem Bauchkrampf Völlegefühl, eine andere Blähungen, die dritte eine Kolik versteht. Die Schmerzlokalisation („Gallenschmerzen") sollte man sich immer am Körper der Patientin zeigen lassen, da die Lage innerer Organe gelegentlich falsch vermutet wird.

- Symptomqualität individuelle Beurteilung

2. Anamnestische Angaben werden ungenau oder vage vorgetragen – wegen Vergeßlichkeit, Angst, Sucht, Abusus, Scham, mangelnder Kooperationsbereitschaft oder weil forensische bzw. versicherungstechnische Konsequenzen befürchtet werden.

- Korrektheit der Anamnesedaten
  – Verunsicherung
  – Vertrauensfrage

Im allgemeinen werden Patientinnen zu ihrem vertrauten Hausarzt ehrlicher sein, in der Anonymität großer Kliniken findet man jedoch eine vermehrte Zurückhaltung. Der „neue" Arzt muß sich das Vertrauen erst erwerben.

3. Die ursprünglichen, subjektiven Angaben sind durch Laienvorstellungen, durch die Konsultation verschiedener Ärzte oder durch Gespräche mit anderen Patienten verfälscht.

- Beeinflussung der subjektiven Angaben

4. Diagnostische Schwierigkeiten können durch Dissimulation, Aggravierung, Vortäuschung (Münchhausen-Syndrom, artifizielle Störungen) oder Maskierung von Symptomen einer Krankheit durch eine andere bzw. durch Medikamente oder Drogen verursacht werden.

- psychologische Probleme
  – Dissimulation
  – Aggravierung
  – Vortäuschung
  – Maskierung (Medikamente? Drogen?)

Der weniger erfahrene Arzt muß lernen, verschiedene Ausdrucksformen einer Krankheit zu unterscheiden. Fehldiagnosen können sich gleichermaßen durch eine einseitige Überschätzung des psychischen oder des somatischen Anteils ergeben. Eine Anamneseerhebung sollte also immer *psychosomatisch* orientiert sein.

Aufgaben des Arztes

Auch bei organischen Erkrankungen spielen psychische Faktoren eine Rolle: oft zusätzlich zur Ätiologie, praktisch immer in reaktiver und prognostischer Hinsicht. Bei psychogenen Krankheiten wiederum führt ein intrapsychischer Konflikt zu einer somatischen Störung.

psychosomatische Orientierung der Anamneseerhebung
– organische Faktoren werden psychisch beeinflußt und umgekehrt
– Verdrängung psychogener Aspekte durch Scham, Abwehr, Verdrängung, Stigmatisierung
– geringe Akzeptanz psychosozialer Konflikte

Die meisten Patientinnen haben normalerweise eine geringe Tendenz (Scham, Abwehr, Verdrängung, gesellschaftliche Stigmatisierung psychisch Kranker), seelische (psychogene) Krankheitsursachen zu akzeptieren bzw. auf sie einzugehen. Trotzdem sollte schon bei dem ersten Anamnesegespräch Hinweisen auf möglich krankheitsauslösende psychosoziale Konflikte rücksichtsvoll nachgegangen werden.

Probleme des Arztes
- mangelnde Erfahrung
- unkorrekte Technik
- Zeitmangel
- Vorurteile etc.
- Emotionen

Probleme bei der Anamneseerhebung von seiten des Arztes sind vor allem mangelnde Erfahrung, ungenügende Durchführung der Anamnese, Zeitmangel, eine ungenügende Urteilsbildung (vorgefaßte Meinung), Unkonzentriertheit, Mangel an Empathie, Nicht-Zuhören-Können, emotionale Beteiligung.

Hinweis

Es ist uns bewußt, daß die Anamneseerhebung auf einer gynäkologischen Station oder in der Arztpraxis oft anders verläuft oder anders verlaufen muß, als es hier in dieser kurzen Darstellung vorgeschlagen wurde. In der Realität wird das notwendige Patientengespräch meist auf die Abarbeitung einer kurzen schematischen Frageliste beschränkt. Die Gründe dafür sind vielfältig. Wir hoffen jedoch, daß unsere Darlegungen punktuelle Anregungen und Verbesserungen für die Anamneseerhebung als wichtigen Teil der ärztlichen Arbeit im medizinischen Routinebetrieb vermitteln werden.

1.2 Allgemeine Anamnese

Verwendung individueller Anamneseschemata und korrekte Dokumentation in Worten der Patientin

Für die Erhebung der Anamnese ist es sinnvoll, ein gewisses Schema zu verwenden, das jedoch individuell erweitert werden kann. Alle Angaben der Patientin müssen in der Krankenakte dokumentiert werden. Sie sollten in den Worten der Patientin und nicht als Fachtermini vermerkt werden.

Sinn der Dokumentation
- medizinisch
- juristisch
- wissenschaftlich

Vordrucke als Richtschnur = Orientierungshilfe

Mit der *Dokumentation* wird medizinischen, juristischen (z. B. im Rahmen einer Patientenklage) und wissenschaftlichen (z. B. spätere Auswertung von bestimmten Krankheitsfällen) Forderungen entsprochen. In den Kliniken haben sich Vordrucke bewährt, die aber nur als Richtschnur verstanden werden sollten. Sie dürfen nicht dazu verführen, nur die Informationen zu den vorgegebenen Stichpunkten abzufragen.

Gesprächsanfang – jetzige Beschwerden?

Am Anfang des Gespräches steht die Frage nach den *jetzigen Beschwerden*. Man sollte die Patientin frei sprechen lassen und ihr das Gefühl vermitteln, einen verständnisvollen und interessierten Gesprächspartner zu haben. Werden Angaben verschwiegen oder übergangen (Sexualleben, Kinderwunsch), sollte man auf das Problem später, nach Festigung des Kontakts mit der Patientin, wieder zurückkommen.

Einschränkung bei der Anamneseerhebung

Die Ausführlichkeit der Anamneseerhebung bei Notfällen hängt immer von der vitalen Bedrohung und der Beeinträchtigung der Patientin durch das Krankheitsgeschehen ab. Dennoch muß man bei der Aufnahme klinischer Notfälle versuchen, in kürzester Zeit alle relevanten Informationen anamnestisch zu erfragen, Kontakt zur Patientin herzustellen und, wenn möglich, eine Vertrauensbasis zu schaffen.

Nach der Klärung des Leitsymptoms muß nach Verbindungen zu früheren Erkrankungen (Episode einer chronischen Krankheit, Komplikation eines Grundleidens), Risikofaktoren (konstitutionell, Lebensweise, Persönlichkeit), wichtigen Teilen der Lebensgeschichte und der Bedeutung emotionaler Einflüsse gesucht werden, wenn es die Zeit und der Zustand der Patientin zulassen. Zum Vorgehen bei gynäkologischen Beschwerden s. Kap. 1.3.

1.2.1 Eigenanamnese

Die Erhebung der Eigenanamnese beinhaltet die möglichst vollständige, chronologische Erfassung aller Krankheiten (einschließlich der Kinderkrankheiten), Operationen, Krankenhausaufenthalten oder Unfällen. Wichtig ist die Erfragung von Infektionskrankheiten.

Eigenanamnese = chronologische Erfassung aller durchgemachten Erkrankungen, Operationen, Unfälle, Infektionskrankheiten etc.

Hepatitiden, Anthropozoonosen (Toxoplasmose) oder Geschlechtskrankheiten sind in der Frauenheilkunde differentialdiagnostisch wichtig. Bei geschlechtsreifen Frauen ist die Feststellung des Immunstatus hinsichtlich der Röteln von großer Bedeutung (Erkrankung? Impfung?). In diesem Rahmen sollten auch frühere Auslandsreisen insbesondere in die Tropen und Subtropen (Malaria, Cholera) erfragt werden.

Wenn *stationäre Aufenthalte* angegeben werden, ist zu klären, warum, wann, wo und wie diese Behandlung erfolgt ist. Gezielt muß nach kardiologischen, nephrologischen, gastrointestinalen sowie Stoffwechselerkrankungen, aber auch nach Krampfleiden gefragt werden. Zur Eigenanamnese gehören ebenso Fragen nach dem *Allgemeinbefinden* (Appetit, Gewicht/Gewichtsverlauf, Schlafstörungen, Stuhlgang und Miktion siehe Kap. 1.3.3). Auch über den aktuellen Geisteszustand der Patientin macht man sich ein Bild: Ist die Patientin über Raum, Zeit und Person voll orientiert? Gibt es Hinweise für eine psychische Störung?

stationäre Aufenthalte?
warum? wann? wo?
was wurde gemacht?

Allgemeinbefinden
- Appetit?
- Gewichtsverlauf?
- Schlaf?
- Stuhl
- Miktion?
- psychologische Situation?

Wichtig ist die *Medikamentenanamnese.* Man sollte sich die Medikamente zeigen lassen und die Indikation prüfen. Sowohl nach täglich als auch gelegentlich (Analgetika) eingenommenen Pharmaka muß man fragen. Gegebenenfalls empfiehlt es sich, Rücksprache mit dem behandelnden Hausarzt zu nehmen, um die Indikation und die Dosis einer Arzneimittelverordnung zu klären.

Medikamentenanamnese
- Medikamente zeigen lassen
- Indikation prüfen
- Rücksprache mit Hausarzt

Zur Eigenanamnese gehören weiterhin Angaben zu *Arzneimittelunverträglichkeiten* und *Allergien* gegen chemische Substanzen, Kontrastmittel, Nahrungsmittel oder Pollen. Viele Frauen verfügen bereits über einen Allergiepaß, den man einsehen sollte.

- Arzneimittelunverträglichkeiten?
- Allergien?

1.2.2 Psychosoziale Anamnese

Mit der Erhebung der psychosozialen Anamnese verschafft sich der Arzt einen Überblick über die derzeitigen (besonderen?)

Klärung der individuellen Lebensumstände

- Arbeitsbedingungen
- Wohnverhältnisse
- Familiensituation
- Partnerschaft
- Freizeitgestaltung

Krankheit als bio-psycho-soziales Geschehen

Lebensumstände der Patientin, die einen Einfluß auf den Gesundheitszustand haben könnten. Man fragt taktvoll nach den Arbeitsbedingungen (Berufskrankheiten, Intoxikationen), den Wohnverhältnissen, der Stellung im Beruf (finanzielle Situation, Mobbing), den familiären Verhältnissen, der Partnerschaft und der Freizeitgestaltung. Eine Krankheit ist als komplexes Geschehen aufzufassen, das immer von biologischen, psychologischen und sozialen Faktoren beeinflußt wird.

1.2.3 Familienanamnese

Familienanamnese umfaßt Angaben zu
- Großeltern, Eltern, Geschwister und Kindern
- genetische Ursachen?
- familiäre Ursachen?
- Ansteckungsmöglichkeiten?
- Frage nach familiär gehäuften Erkrankungen
- Frage nach Todesursache und Alter

Die Familienanamnese umfaßt Informationen über Großeltern, Eltern, Geschwister und Kinder der betroffenen Frau. Zu unterscheiden ist zwischen genetisch bedingten Krankheiten und der Auswirkung gemeinsamer Umweltfaktoren, die auch familiär bedingt sein und eine genetische Determination vortäuschen können (besondere Eßgewohnheiten, Abusus, familiäre Tradition des Verhaltens). Man beachte weiterhin Ansteckungsmöglichkeiten in der Familie (Tbc, Hepatitis). Gefragt werden sollte nach vererbbaren und familiär gehäuften Erkrankungen wie Diabetes mellitus, Steinleiden, Bluthochdruck, Schlaganfall, Herzinfarkt oder Thrombosen (wichtig für die Verordnung hormoneller Kontrazeptiva!), Nervenleiden, Krebs und Allergien.

1.3 Gynäkologische Anamnese

Gemeinsamkeiten der Anamnese
- aktives Zuhören
- gezielte Befragung

Die gynäkologische Anamnese berührt immer die Intimsphäre der Frau!

Jedes Spezialfach in der Medizin hat im Laufe seiner Geschichte Besonderheiten der Anamneseerhebung entwickelt. Allen gemeinsam ist jedoch die Methode des aktiven Zuhörens und der gezielten Befragung. Besonders für die Erhebung der gynäkologischen Anamnese ist ein vertrauensvolles Arzt-Patientinnen-Verhältnis wichtig. Das diagnostische Gespräch in der Frauenheilkunde berührt immer die Intimsphäre der Frau. Es werden Dinge erfragt und berichtet, die oft nicht einmal dem Ehemann, dem Lebenspartner oder anderen nahestehenden Angehörigen bekannt sind. Darauf ist stets in Form und Inhalt des Anamnesegespräches Rücksicht zu nehmen.

> In der Gynäkologie interessieren vordergründig *alle* Beschwerden und Symptome, die von den weiblichen Geschlechtsorganen ausgehen oder mit diesen in Zusammenhang stehen könnten.

1.3.1 Aktuelle Anamnese – jetzige Beschwerden

3 wichtige Fragen:

Drei Fragen stehen bewußt oder unbewußt am Anfang einer gynäkologischen Untersuchung:

1. Welches Problem hat die Patientin?
2. Wie alt ist die Patientin?
3. Kann die Patientin schwanger sein?

Die Hauptgründe für das Aufsuchen eines Frauenarztes sind Blutungsstörungen, Schmerzen im Unterbauch, der Vulva oder der Vagina, Ausfluß, Harninkontinenz bzw. Beschwerden beim Wasserlassen, Stuhlgang oder beim Geschlechtsverkehr, Probleme mit der Kontrazeption, Veränderungen oder Beschwerden in der Brust, Kinderwunsch bzw. eine Schwangerschaft oder eine Früherkennungsuntersuchung („Krebsvorsorge"). Auf die Anamneseerhebung bei typischen gynäkologischen Beschwerdekomplexen wird nachfolgend eingegangen.

häufigste Gründe, zum Frauenarzt zu gehen:
- Blutungsstörungen
- Unterleibsschmerzen
- Schmerzen in Vulva oder Vagina
- Ausfluß
- Miktionsprobleme
- Kohabitationsprobleme
- Brustbeschwerden
- Kontrazeption
- Kinderwunsch
- Schwangerschaft

1.3.1.1 Blutungsstörungen

Zunächst wird in jedem Falle die *Menstruationsanamnese* erhoben. Man erfragt Termin, Dauer und Stärke der letzten Regelblutung. Um nicht aneinander vorbeizureden, sollte man den Menstruationszyklus genau definieren: vom ersten Tag einer Blutung bis zum letzten Tag vor Wiedereinsetzen der nächsten.

Menstruationsanamnese
- Termin
- Dauer
- Stärke
- Menarche? Menopause?

Ein normaler Zyklus dauert 25–35 Tage mit einer Blutungszeit von 5–7 Tagen. Die Stärke der Blutungen ist individuell sehr verschieden und wird auch von den Patientinnen sehr unterschiedlich empfunden. Bei einer normalen Menstruationsblutung beträgt der Blutverlust pro Tag ca. 80–100 ml.

individuelle Blutungsstärke

Ein Anhalt für die tatsächliche Blutungsstärke ergibt sich aus der Zahl der pro Tag verbrauchten Binden/Tampons, wobei die Objektivierbarkeit durch das individuelle Hygienebedürfnis der jeweiligen Frau eingeschränkt ist. Als Faustregel kann aber gelten, daß bei einer normalen Regel 3–6 Wechsel pro Tag erforderlich sind. Darunter ist die Blutung als schwach, darüber als stark einzustufen.

Definition der Blutungsstärke
- Zählen von Binden oder Tampons
- Einschränkung: Wechselhäufigkeit und Intimhygiene

Das Erheben der Regelanamnese ist eine günstige Gelegenheit, Frauen zum Führen eines Menstruationskalenders anzuleiten, wozu sowohl ein handelsüblicher Kalender als auch spezielle Vordrucke (in der Apotheke erhältlich) geeignet sind.

Dokumentation der Regelblutung
- Regelkalender

Es sollten alle Blutungen – zyklische und azyklische – nach Dauer und Stärke sowie eventuellen Schmerzen oder anderen Besonderheiten (z. B. Einnahme von Kontrazeptiva) dokumentiert werden. Bei exakter Führung erlaubt der Regelkalender einen schnellen Überblick über eine Blutungsstörung. Man muß aber in der Praxis zur Kenntnis nehmen, daß viele Frauen eine solche genaue Menstruations-Dokumentation nicht durchführen.

- Kaltenbach-Schema = Zusammenfassung der letzten 6 Monatsblutungen

Liegt kein Regelkalender vor, kann der Arzt die Angaben zur Menstruationsanamnese für die letzten sechs Zyklen im sog. Kaltenbach-Schema zusammenfassen: Diese graphische Darstellung weist neben der horizontalen Zeitachse (Wochen- und Monatseinteilung) eine vertikale Dreiteilung (schwach-normal-

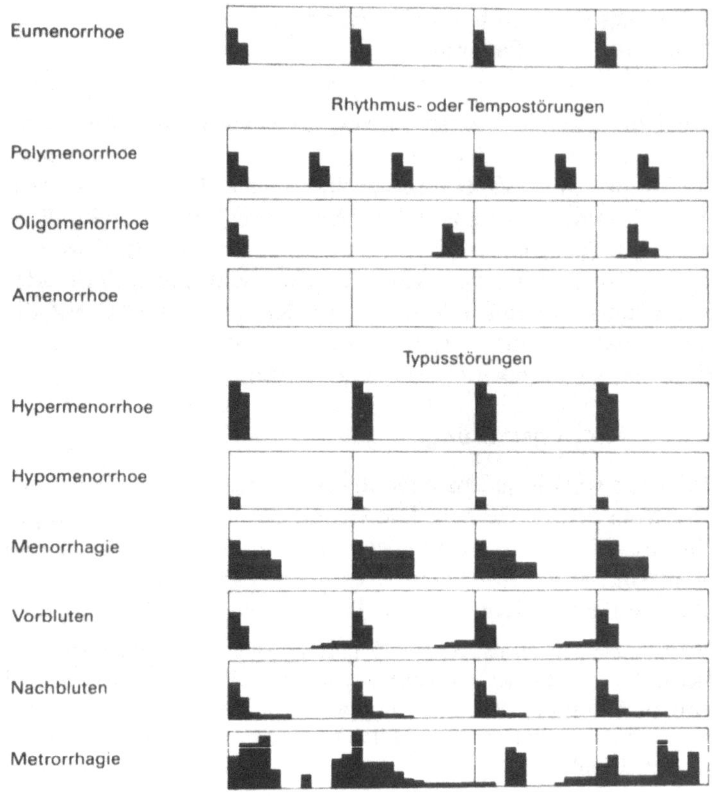

Abb. 1-1: Graphische Darstellung der Menstruationsblutung und ihrer Störungen [1].

stark) zur Dokumentation der Blutungsstärke auf. Mittels definierter Symbole werden neben den Blutungsepisoden auch andere, für das Zyklusgeschehen wichtige Ereignisse (Entbindung, Abort, Schmerzen, Fluor) bzw. Therapiemaßnahmen festgehalten. (Abb. 1-1).

- Frage nach Menarche bzw. Menopause
  - endokrinologische Hinweise
  - Risikofaktoren

Es sollte auch nach der *Menarche* (geographische und familiäre Unterschiede) bzw. bei älteren Frauen nach der *Menopause* gefragt werden. Eine frühe Menarche und eine späte Menopause sind Risikofaktoren für die Entstehung eines Mammakarzinoms, des Ovarial- und des Korpuskarzinoms. Andererseits stellen eine späte Menarche und eine frühe Menopause Kofaktoren eines erhöhten Osteoporoserisikos in der Postmenopause dar.

Blutungsstörungen
- zyklische?
- azyklische?

Um Blutungsstörungen näher differenzieren zu können, ist zu klären, ob es sich um *zyklische* (d. h. mit dem Menstruationsgeschehen zusammenhängende Blutungen) oder *azyklische* Blutungen handelt, die unabhängig vom Zyklusablauf einmalig oder wiederholt in unterschiedlicher Stärke auftreten, wie

Tab. 1-1: Blutungsstörungen

Charakter	**Begriff**	**Definition**
Regeltempoanomalien	*Störungen des Blutungsrhythmus*	
	Polymenorrhoe	zu häufige Regelblutung (Zykluslänge <25 Tage)
	Oligomenorrhoe	zu seltene Regelblutung (Zykluslänge >35 Tage)
	Amenorrhoe	Fehlen bzw. Ausbleiben der Regelblutung >3 Monate
Regeltypusanomalien	*Störungen der Blutungsstärke*	
	Hypomenorrhoe	(zu) schwache Regelblutung
	Hypermenorrhoe	(zu) starke Regelblutung
Anomalien der Menstruationsdauer	*Störungen der Blutungsdauer*	
	Menorrhagie	verlängerte Regelblutung (>7 Tage)
	Brachymenorrhoe	(zu) kurze Regelblutung (<3 Tage)
	Menometrorrhagie	verstärkte und verlängerte Blutung

z. B. Metrorrhagien (länger als 7 Tage dauernde Blutungen) oder Kontaktblutungen (Kohabitationsblutungen).

Bei den zyklischen Uterusblutungen unterscheidet man Störungen des Blutungsrhythmus (= *Regeltempostörungen*) von Unregelmäßigkeiten der Blutungsstärke (= *Regeltypusstörungen*) oder -länge (Tab. 1-1).

zyklische Blutungsstörungen
- Regeltempostörungen?
- Regeltypusstörungen?

Eine Amenorrhoe kann verschiedene Ursachen haben. Man unterscheidet die primäre Amenorrhoe von der sekundären Amenorrhoe (Abb. 1-2).

Ursachen der Amenorrhoe:

Bei der *primären Amenorrhoe* (Ausbleiben der Menarche bis zum vollendeten 16. Lebensjahr) liegen überwiegend angeborene Störungen vor. Wichtig ist der Zusammenhang mit der Pubarche und vor allem der Thelarche. Bei stattgehabter Brustentwicklung weist die primäre Amenorrhoe auf eine Fehlbildung von Uterus und/oder Scheide hin: Aplasie, Scheidenseptum oder Hymenalatresie müssen ausgeschlossen werden. Letztere (Gynatresien) führen allerdings meistens früh zu Schmerzen. Fehlt auch die Brustentwicklung, liegt im allgemeinen eine chromosomale Aberration vor. Die 45+0-Gonadendysgenesie mit mehr oder weniger ausgeprägten Stigmata des Turner-Syndroms ist dabei am häufigsten. Selten sind angeborene hypothalamisch-hypophysär bedingte Amenorrhoen.

• primäre Amenorrhoe
- kongenitale Fehlbildung?
- Allgemeinerkrankungen?
- Drogen/Medikamente?
- endokrine Erkrankungen?

Von einer *sekundären Amenorrhoe* spricht man bei Ausbleiben einer (zuvor vorhandenen) Regelblutung über 3 Monate. Bei Frauen im reproduktionsfähigen Alter muß zunächst immer eine Schwangerschaft ausgeschlossen werden (Schwangerschaftstest

• *sekundäre Amenorrhoe*
- Schwangerschaft?
- Hyperandrogenämie?
- Hyperprolaktinämie?

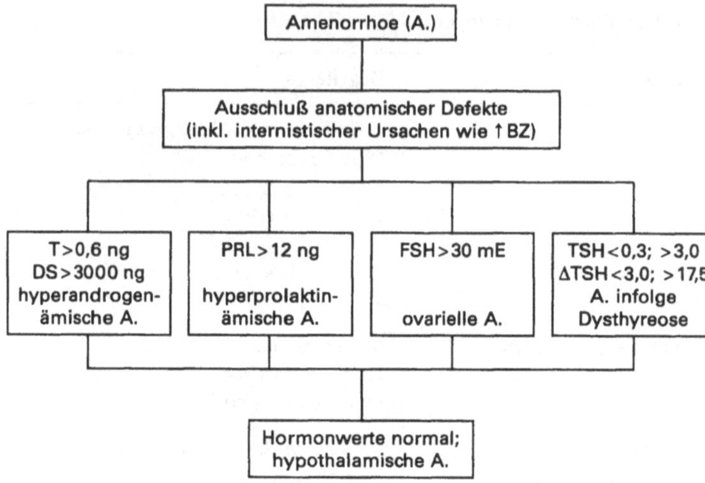

Abb. 1-2: Amenorrhoe – Diagnostik [2].

- Allgemeinerkrankung?
- Tumor?
- Unterernährung?
- psychogen?
- Drogen?
- endokrine Erkrankungen?

durchführen!). Andrerseits können auffällig männliche Behaarungsformen auf eine Hyperandrogenämie oder eine Galaktorrhoe auf eine Hyperprolaktinämie hinweisen. Auch Allgemeinerkrankungen oder konsumierende Erkrankungen, Unterernährung, emotionell-psychogene Ursachen (Konflikte, life events, Reiseamenorrhoe junger Mädchen, Anorexia nervosa, Streß), Drogen (Heroin) sowie schwere endokrine Erkrankungen (Diabetes mellitus, AGS) können zum Ausbleiben der Menstruation führen.

Einnahme von Hormonpräparaten?

Im Zusammenhang mit Blutungsanomalien muß immer nach der *Einnahme* bzw. dem *Absetzen von Hormonpräparaten* (Kontrazeptiva, Hormonsubstitution in der Postmenopause, Tamoxifen beim Mammakarzinom) gefragt werden.

Ursachen für periodenunabhängige Blutungen
- Malignom?
- Myom?
- Kontaktblutungen?
- orale Kontrazeptiva?
- Intrauterinpessar?
- Infektion?

Azyklische Blutungen lassen vor allem an *gut- und bösartige Veränderungen der Gebärmutter* denken (Myome, fortgeschrittenes Zervix- oder Korpuskarzinom). Bei einer Blutung in der Postmenopause (d. h. einer erneuten Blutung ein Jahr nach der letzten spontanen Menstruation) muß immer ein Endometriumkarzinom ausgeschlossen werden.

Zu den azyklischen Blutungen zählen außerdem Kontaktblutungen (bei großer vulnerabler Portioektopie) sowie Blutungen im Zusammenhang mit oral oder parenteral applizierten Kontrazeptiva.

zusätzlich Blut im Urin oder Stuhl?
- fortgeschrittene Malignome?
- primäre Blasen- oder Darmerkrankungen?

Berichtet die Patientin über Blutungen beim Wasserlassen oder beim Stuhlgang, muß außer an den Einbruch eines bösartigen Genitaltumors in die benachbarten Ausscheidungsorgane auch an primäre Erkrankungen von Blase und Darm gedacht werden.

1.3.1.2 Schmerz

Im Fachgebiet Gynäkologie wird man häufig mit uncharakteristischen Symptomen bzw. Symptomkomplexen konfrontiert. Ein klassisches Beispiel hierfür ist der *„unklare Unterbauchschmerz"*. Man sollte zunächst erfragen, ob es sich um eine Akutsymptomatik oder einen chronischen Schmerzzustand handelt.

häufig uncharakteristische Symptome, z. B. „unklarer Unterbauchschmerz"

Bei *gynäkologischen Notfällen* stehen meist abdominale Schmerzen im Vordergrund. Für die Interpretation der Symptomatik sind folgende Informationen wichtig:

1. Wann und wo hat der Schmerz begonnen?
2. Wie stark und welcher Art ist er?
3. Was führt zur Schmerzverstärkung oder -abschwächung?

Notfälle mit abdominaler Symptomatik
- Schmerzbeginn wo, wann?
- wie stark? Qualität?
- Schmerzverstärkung? Linderung? (Dynamik)
- zyklusabhängig?
- Schwangerschaft?

Weiterhin wird geklärt, ob es sich um zyklusabhängige oder -unabhängige Schmerzen handelt. Treten die Schmerzen kurz vor und während der Regelblutung auf, handelt es sich um eine Dysmenorrhoe. *Zyklusunabhängige* Schmerzen lassen an einen Descensus genitalis, einen Adnextumor, einen Uterus myomatosus, eine Extrauteringravidität, einen Abort oder eine Entzündung denken. Oft handelt es sich auch um einen chronischen Unterbauchschmerz ohne Organbefund, d. h. mit einem psychosomatischen Hintergrund. Es ist zu beachten, daß die Schmerzen nicht nur durch Erkrankungen des Genitaltraktes, sondern auch durch verschiedene andere Erkrankungen des Unterbauches (Appendizitis, Divertikulitis, Adhäsionen, Urolithiasis) bedingt sein können. Bestimmte Schmerzcharakteristika (Lokalisation und Ausstrahlung) sprechen jedoch eher für eine gynäkologische Ursache.

Ursachen für zyklusunabhängige Schmerzen:
- Descensus uteri
- Adnextumor
- Uterus myomatosus
- Abort
- Extrauteringravidität
- Entzündung
- psychosomatisch
- extragenital

1.3.1.3 Ausfluß

Bei jeder Patientin mit vaginalem Ausfluß muß sich der Arzt über Beginn, Dauer, Farbe, Stärke, Konsistenz, Geruch und Begleitsymptome wie Schmerzen, Blutungen, Brennen und Pruritus informieren.

Beurteilung des Fluor genitalis

Die Beurteilung der Menge und des Geruchs von vaginalem Fluor variiert von Patientin zu Patientin und ist stark subjektiv gefärbt. Eine Patientin empfindet einen normalen Ausfluß als vermehrt und übelriechend, während eine andere einen fötiden Trichomoniasis-Fluor problemlos toleriert.

individuelle Symptomsensibilität

Bei unklaren Befunden ist eine diskrete Nachfrage nach (vergessenen) Tampons oder Vaginaleinlagen sowie nach sexuellen Manipulationen oder Masturbationspraktiken (zurückgelassene Fremdkörper) angezeigt.

mechanische Ursachen
- Tampons, Vorlagen
- sexuelle Praktiken

bei Schwangeren immer Fruchtwasserausschluß!

Bei Schwangeren sollte ein *Fruchtwasserabgang* ausgeschlossen werden.

Fluor = mögliches Symptom einer Genitalentzündung

Fluor kann Symptom einer *Entzündung des inneren Genitale* sein. Um Hinweise auf Lokalisation und Ausdehnung der Infektion zu erhalten, sollte ein möglicher Zusammenhang mit Unwohlsein, Medikamenteneinnahme, Blasen- oder Darmschmerzen und sexueller Aktivität eruiert werden.

Fluor = mögliches Symptom von Portioektopien oder Genitalmalignomen

Einen vermehrten vaginalen Ausfluß findet man auch bei großen Portioektopien, fleischwasserartiger Fluor zeigt sich bei Malignomen des Uterus, der Tube und der Scheide.

1.3.1.4 Beschwerden in den Mammae

Brustbeschwerden
- Stillperiode
- Trauma
- Menstruationszyklus
- Entzündung
- Malignom

Das Auftreten von Brustsymptomen im Zusammenhang mit der Stillperiode, mit möglichen Traumatisierungen der Mamma oder dem Menstruationszyklus liefert diagnostische Hinweise, wobei nach früheren Brusterkrankungen oder -symptomen immer gefragt werden muß. Die auftretenden Beschwerden sind verschiedenartig und können Veränderungen der Fülle, Form, Größe oder Konsistenz einer oder beider Brüste betreffen.

Hinweis

Manche Frauen bringen die Entstehung eines Knotens mit einem Trauma in Verbindung. Fast immer handelt es sich jedoch hier um eine Koinzidenz, die lediglich zur Entdeckung eines bereits bestehenden Tumors geführt hat.

Schmerzen in der Brust
- fibrozystische Mastopathie
- prämenstruelles Syndrom

Eine Schmerzhaftigkeit der Brust in Kombination mit knotigen Veränderungen, die zyklusabhängig in ihrer Größe variieren, kann auf eine fibrozystische Mastopathie hinweisen.

prämenstruelles Syndrom
- psychodynamische Faktoren
- endokrinologische Faktoren

Von vielen Frauen werden Brustbeschwerden (schmerzhafte Spannungen und Schwellungen) unterschiedlicher Intensität beschrieben, die ca. 7–10 Tage vor der Regelblutung beginnen und mit deren Beginn aufhören. Dabei kommt es auch oft zu Reizbarkeit, depressiver Verstimmung oder Unruhe. Dieser Symptomkomplex wird unter dem Begriff des *Prämenstruellen Syndroms* zusammengefaßt. Als Ursache werden psychodynamische und endokrine Faktoren vermutet. Man findet eine vermehrte seelische und körperliche Spannung vor dem Hintergrund psychischer Labilität und körperlicher Leistungsminderung.

Abszeß
- Überwärmung (Calor)
- Rötung (Rubor)
- Schmerz (Dolor)
- Tumor (Tumor)
- Funktionsverlust

Sekretionsdiagnostik
- Dynamik der Sekretion

DD: Morbus Paget

Die Kombination der Symptome Überwärmung, Rötung sowie eine tumoröse Verdichtung lassen an einen Abszeß denken. In jedem Fall sollte nach Absonderungen aus den Mammae gefragt werden. Blutige, seröse oder eitrige Sekretionen aus den Mamillen müssen zytologisch oder durch eine Galaktographie abgeklärt werden. Dabei fragt man, seit wann die Sekretion besteht, und ob sie mit Schmerzen oder Pruritus verbunden ist. Ekzematöse Mamillenveränderungen mit blutig-tingierter Sekretion findet man beim Morbus Paget der Mamma.

1.3.2 Eigenanamnese

Neben den unter 1.2 erwähnten allgemeinen Bemerkungen zur Eigenanamnese sind in der Frauenheilkunde einige Aspekte der Vorgeschichte für die Diagnosestellung von besonderer Bedeutung. Früher abgelaufene Infektionserkrankungen des Genitale können zu Verwachsungen führen, die z. B. Ursache für eine Sterilität sein können. Eine aktive Tuberkulose oder eine floride Typhus-Infektion können eine Amenorrhoe verursachen. Die chronische genitale HPV-Infektion (HPV 16, 18) prädisponiert für das Auftreten suspekter Zervixveränderungen.

spezielle Aspekte der gynäkologischen Eigenanamnese:
- Genitalinfektionen
- Tuberkulose
- Typhus
- HPV-Infektion

Bei der Erfragung früherer gynäkologischer Operationen ist darauf zu achten, daß besonders die „kleineren" Operationen wie Kürettagen, Probeentnahmen oder auch Laparoskopien nicht vergessen werden. Vorausgegangene Eingriffe können auf Verlagerungen des Uterus (Antefixationsoperation), Verwachsungen, entfernte Organe (Adnektomie) u. a. hinweisen. Es ist zu registrieren, warum, wann und wo die Operationen durchgeführt wurden.

gynäkologische Operationen:
- Kürettagen?
- Probeentnahmen?
- Laparoskopien?

wichtige Fragen:
warum, wann, wo, welche Operation wurde durchgeführt?

Beachtet werden sollte auch, daß sich Indikationen und Techniken bestimmter Operationen in den letzten Jahrzehnten gewandelt haben (Antefixationsoperationen, suprazervikale Uterusamputation, radikale Mastektomie, Laparotomie versus Laparoskopie!).

Wandel der Operationsindikation

Informationsdefizite?
- Klinikberichte anfordern
- Hausarzt konsultieren

Hinweis

> Leider sind die Patientinnen häufig selbst nur unzureichend über die bei ihnen durchgeführten Eingriffe informiert (mangelnde ärztliche Aufklärung, Vergeßlichkeit, Desinteresse, Verdrängung), so daß es nützlich sein kann, Operationsberichte vom Hausarzt oder dem jeweiligen Krankenhaus anzufordern. Die Kliniken sind gesetzlich verpflichtet, Patientenunterlagen bei einer ambulanten Behandlung 10 Jahre, nach einem stationären Aufenthalt 30 Jahre aufzubewahren.

1.3.3 Miktions- und Stuhlanamnese

Obligat ist die Frage nach der Miktion und ihren Störungen. Die Diagnostik und Therapie von Miktionsstörungen ist eine besondere Domäne der *Urogynäkologie.*

Domäne der Urogynäkologie

Zur Charakterisierung von Miktionsstörungen klärt man zunächst, seit wann diese bestehen. Wichtig ist neben der ausgeschiedenen Harnmenge (Anurie < 50 ml/d, Oligurie < 400 ml/d, Polyurie > 2000 ml/d) vor allem die Miktionsfrequenz.

- Dynamik der Miktionsstörung
- Definitionen

Von einer erhöhten Häufigkeit spricht man bei Miktionsintervallen kleiner als 2 Stunden und Volumina unter 200 ml. Man fragt nach der Miktionshäufigkeit in der Nacht (Nykturie), nach Pollakisurie (häufiger Harndrang, wobei nur kleine Menge gelassen werden), Schmerzen beim Wasserlassen (Dys- oder Alg-

- Polyurie
- Nykturie
- Pollakisurie
- Dysurie
- Nachträufeln
- Verfärbungen

urie), Nachträufeln und Veränderungen der Urinfarbe (Blutbeimengungen, Pyurie bei Infektionen oder Verfärbung bei Verschlußikterus).

Inkontinenzanamnese

Auch nach einem Deszensus von Scheide und/oder Uterus muß man sich vor der Untersuchung erkundigen. Durch gezielte Fragen wird das Ausmaß einer eventuellen Inkontinenz (Tropfen, Spritzer, größere Harnmenge) sowie der Verbrauch von Vorlagen (Windeln) pro Tag festgestellt.

Differenzierung zwischen *Streß-* und *Dranginkontinenz*, z. B. Fragebogen (Gaudenz)

Zur korrekten anamnestischen Differenzierung zwischen einer Streß- und einer Dranginkontinenz hat sich der Inkontinenzfragebogen nach Gaudenz bewährt. Er ist gegenwärtig Grundlage der weiteren urodynamischen Diagnostik. Zur groben Orientierung fragt man, ob die Patientin bei körperlicher Anstrengung (Niesen, Husten, Treppensteigen) Urin verliert (eher Streßinkontinenz) oder ob ihr bei Harndrang auf dem Weg zur Toilette bereits unwillkürlich Urin abgeht (eher Dranginkontinenz). Die *Streßinkontinenz* wird klinisch in drei Grade eingeteilt:

Einteilung der Streßinkontinenz

I. Harnverlust bei Husten, Niesen, Lachen;
II. Harnverlust bei Körperbewegungen (Laufen, Aufstehen, Hinsetzen);
III. Harnverlust in Ruhe.

medikamentöse Ursachen von Miktionsstörungen

Bei Miktionsstörungen kommt der *Medikamentenanamnese* eine große Bedeutung zu, da z. B. Anticholinergika, Kalzium-Kanal-Blocker, Antidepressiva zu einer Harnretention führen können, während beispielsweise Parasympathomimetika, Alphablocker und Digitalispräparate eher eine Inkontinenz als mögliche Nebenwirkung verursachen.

Stuhlanamnese
- Beurteilung der Stuhldynamik und Qualität
- Obstipation?
- Diarrhoe?
- Teerstuhl?
- Blutbeimengung?

Stuhlunregelmäßigkeiten werden von den Patientinnen meist recht freizügig beschrieben. Von medizinischem Interesse sind Frequenz und Regelmäßigkeit, Konsistenz, Farbe, Geruch (Wechsel?), Beimengungen sowie Beschwerden bei der Defäkation. Obstipation oder Durchfälle können bei verschiedenen gynäkologischen Erkrankungen auftreten. Teerstuhl oder frische Blutbeimengungen weisen auf die Lokalisation einer gastrointestinalen Blutung hin.

Definition Obstipation und Diarrhoe

Unter einer *Obstipation* versteht man weniger als drei Stuhlentleerungen pro Woche, unter *Diarrhoe* das mehrfache Absetzen breiiger oder wäßriger Stühle pro Tag. (Beachte: Laxantienabusus? Ernährungsstörung?)

prästenotische Pseudodiarrhoe

Unter bestimmten Bedingungen (Tumorstenose, Briden) kann es zu einer prästenotischen Pseudodiarrhoe kommen: während der feste Darminhalt die Stenose nicht mehr überwinden kann, werden reichlich flüssige Stühle abgesetzt.

1.3.4 Sexualfunktion und Verhütung

Fragen zur Sexualität werden bei der Anamneseerhebung häufig unterlassen. Dies liegt sicher nicht nur an einer mangelnden Ausbildung der Ärzte, ihrer somatischen oder psychologischen Denkausrichtung bzw. der Einengung des Horizontes auf das eigene Fach innerhalb des medizinischen Fächerspektrums, sondern hat seine traditionelle Ursache auch in persönlicher Unsicherheit vieler Ärzte im Umgang mit dieser Thematik.

Hinweis: Ursachen für Vernachlässigung von Fragen nach der Sexualfunktion:
- mangelnde Ausbildung
- individuelle Unsicherheit
- angenommene Unsicherheit

Ein Gespräch über sexuelle Fragen und Probleme wird nur bei einer gefestigten Vertrauensbasis zwischen Arzt und Patientin möglich sein. Es ist notwendig zu wissen, inwieweit die Patientin sexuell aktiv ist und welche Kontrazeptiva (Pille, Kondom, IUD, Pessar) sie anwendet. Das Minimum an Informationen zur Sexualität im Rahmen der Erhebung der allgemeinen Anamnese sollte also drei Punkte umfassen:

Notwendigkeit einer gefestigten Vertrauensbasis
- ist Patientin sexuell aktiv?
- Kontrazeptiva?
- Partnerschaft?

1. Gegenwärtige Partnerschaft, mit oder ohne Verkehr,
2. Gebrauch von Verhütungsmitteln,
3. Häufig wechselnde Geschlechtspartner.

Informationsminimum

Die Relevanz *sexueller Konflikte* für vorhandene psychische oder körperliche Störungen, die Richtung der Partnerwahl (homo-, heterosexuell), Störungen der Libido bzw. der sexuellen Befriedigung (Orgasmus), Schwierigkeiten bei der Partnerfindung oder eine auffällige Tendenz zum Partnerwechsel werden sich im Rahmen einer allgemeinen Anamneseerhebung kaum eruieren lassen. Diese Themen können bei einem späteren diagnostischen Gespräch durch entsprechend ausgebildete Ärzte oder Psychologen bearbeitet werden, wenn die Patientin dies wünscht. Auch bei der Erhebung der allgemeinen Anamnese ist auf dezente Hinweise der Patientin zu achten, die als Einstieg für Fragen zur Sexualität zu verstehen sind. Viele Frauen sprechen nicht offen über sexuelle Probleme (Scham!), sondern benutzen Umschreibungen oder Andeutungen. Läßt das Gespräch keine Anknüpfungspunkte zu, kann man durch allgemeine Bemerkungen zur Thematik hinlenken.

Relevanz sexueller Konflikte
Individualisierung des
- Gesprächszeitpunktes und des Gesprächsaufbaus
- Nuancen beachten

1.3.5 Kinder und Jugendliche

Bei Kleinkindern und Mädchen vor der Menarche ist die Anamnese gemeinsam mit der Mutter aufzunehmen. Primär sollte versucht werden, das Gespräch mit dem Kind zu führen. Bei älteren Mädchen oder Jugendlichen sollte die Mutter nur auf ausdrücklichen Wunsch der Patientin bei der Untersuchung dabeibleiben.

Anamneseerhebung mit Mutter und Kind

Adoleszentinnen sind eigenständige Persönlichkeiten

Sensibilität beim Umgang mit Tochter (Patientin) und Mutter

Der Arzt muß sich der Diskrepanz zwischen dem Wunsch der besorgten Mutter, alle Einzelheiten über ihre Tochter genau zu erfahren, und dem verständlichen Interesse des jungen Mädchens, das manches Problem lieber allein besprechen möchte, bewußt sein.

Die Erstberatung eines jungen Mädchens über die Möglichkeiten der Kontrazeption sollte eine ausführliche Anamneseerhebung beinhalten (Risikofaktoren für die Verordnung der „Pille", z. B. Thrombosen in der Familie).

Schaffen von
- Vertrauen und Verständnis
- ungestörter Atmosphäre

Anpassung des Arztes an die individuelle Vorstellungswelt

Der untersuchende Arzt muß versuchen, Verständnis und Vertrauen beim Kind und auch bei den Eltern zu gewinnen. Er sollte bestrebt sein, eine für das Kind entspannte und streßfreie Untersuchungssituation zu schaffen. Niemals darf der Fehler gemacht werden, Mädchen wie kleine Erwachsene zu behandeln. Der Arzt muß sich in Wortwahl und Fragestellung der kindlichen Vorstellungswelt anpassen.

1.3.6 Onkologische Aspekte

Möglichkeiten der Malignomdiagnostik
- unspezifische Symptome
- zufällig
- Vorsorgeuntersuchung

Die Aufdeckung *prämaligner oder maligner Erkrankungen* kann auf verschiedene Art geschehen. Die Patientin sucht den Arzt wegen spezifischer Beschwerden auf oder das auf eine Krebserkrankung hinweisende Symptom wird im Rahmen einer Vorsorgeuntersuchung bzw. zufällig in anderem Zusammenhang entdeckt. Unabhängig vom primären Anliegen der Patientin sollte man immer an maligne Geschehen denken und im Rahmen der allgemeinen Anamneseerhebung nach Warnzeichen suchen.

immer auch an Warnzeichen denken (Leitsymptome)!

- Gewichtsabnahme?
- Verschlechterung des AZ?
- Zunahme des Bauchumfanges?
- Abnahme der Leistungsfähigkeit?
- azyklische Blutungen?
- Blutungsstörungen?
- Sekretionen aus Vagina, Anus oder Mamille?
- Pruritus vulvae?
- vulväre Hautveränderungen?
- Völle- oder Fremdkörpergefühl im kleinen Becken?
- uncharakteristische Schmerzen?
- Störungen der Miktion oder Defäkation?
- Husten, Schluckbeschwerden? u. a.
- Lymphstau

Unspezifische Warnzeichen sind: stärkere Gewichtsabnahme ohne anderweitige Erklärung, auffällige Gewichtszunahme bei gleichzeitiger Verschlechterung des Allgemeinzustandes, Inappetenz, Zunahme des Leibesumfanges (Aszites?), azyklische genitale Blutungen (Zwischen-, Vor-, Nachblutungen, Kontaktblutungen, Postmenopausenblutungen), Blutung oder fötide Sekretion aus Harnwegen oder Anus (auch aus der Mamille!), Pruritus und Hautveränderungen an der Vulva, ständiges Völle- oder Fremdkörpergefühl im Becken bzw. Abdomen, passagere, wechselnde, uncharakteristische Schmerzzustände im Becken, Abdomen oder der Brust, Schmerzen in der Sakralregion, der Wirbelsäule, den Beinen bei bisher leerer Anamnese, Störungen der Darmentleerung und der Miktion sowie Hautveränderungen (z. B. Verhärtungen oder Ulzera). Auch hinter belanglos erscheinenden Symptomen wie langandauernder Husten, Heiserkeit, Schluckbeschwerden oder Erbrechen können sich Metastasen oder nichtgynäkologische Malignome verbergen. Allmählich zunehmende, einseitige schmerzlose Schwellungen (Lymphstau) von Bein oder Arm können (auch als Erstsymptom!) auf ein fortgeschrittenes Zervix- bzw. Mammakarzinom hinweisen.

Hinweis

Viele dieser Symptome werden nicht spontan berichtet, da sich die Patientin ihrer Bedeutung nicht bewußt ist oder wegen anderer Beschwerden zum Arzt kam. Daher sollten Warnzeichen (Leitsymptome) immer abgefragt werden.

- soziale Anmanese?
- Nikotinanamnese?
- Alkoholanamnese?
- Familienanamnese?

Faktoren der sozialen Anamnese (beruflicher Kontakt mit karzinogenen Stoffen), Rauchen und Alkoholabusus spielen für die Krebsentstehung eine Rolle. Danach muß ebenso wie nach der Familienanamnese gefragt werden.

BRCA-Beratung?

Die Beteiligung von genetischen Faktoren (Mutation der Gene BRCA 1 und 2) bei der Entstehung von Brustkrebs gilt heute als bewiesen. Das Mammakarzinom ist bei etwa 5% der Fälle erblich bedingt und wird in diesen Familien in aufeinanderfolgenden Generationen bei Frauen beobachtet, wobei zusätzlich auch Ovarialkarzinome auftreten können. Auch bei fast einem Sechstel aller Korpuskarzinomfälle findet man eine familiäre Tumorhäufung.

Beachtung von Risikofaktoren

Bei der onkologischen Anamneseerhebung sollten ebenfalls bekannte Risikofaktoren beachtet werden. Risikofaktoren für die Entstehung eines Mammakarzinoms sind neben der familiären Belastung u. a. ein Mammakarzinom auf der Gegenseite, eine proliferierende Mastopathie und Alter über 50 Jahre.

1.3.7 Zwischenanamnese

Die Zwischenanamnese ist essentieller Bestandteil der Verlaufsdokumentation einer Erkrankung!

Bei der Wiederaufnahme bekannter (z. B. onkologischer) Patientinnen kann man sich auf die alte Krankengeschichte beziehen. Neu hinzugekommene Beschwerden bzw. Erkrankungen und Ereignisse seit dem letzten Krankenhausaufenthalt oder dem letzten Praxisbesuch werden zusammengefaßt und dokumentiert. Schmerzfreie oder rezidivfreie Krankheitsintervalle lassen sich so bei Tumorpatienten einfach erfragen, eine Beurteilung der Dynamik des aktuellen Krankheitsgeschehens wird möglich. Wichtig ist die Beurteilung des Allgemeinzustandes onkologischer Patientinnen mit Hilfe des *Karnofsky-Indexes* (Tab. 1-2).

1.3.8 Anamneseerhebung nach Notzuchtdelikten

Sicherung von medizinischen Sachbeweisen

sensibles Vorgehen

Bei Verdacht auf ein Notzuchtdelikt ist es vordringliche Aufgabe des Arztes, medizinische Sachbeweise für einen möglichen späteren Prozeß zu sichern (Spuren der Gewalteinwirkung, Nachweis eines stattgefundenen Verkehrs mit Samenerguß). Das erlittene psychische Trauma des Vergewaltigungsopfers soll dabei möglichst nicht verstärkt werden. Durch ein behutsames Vorgehen sollte der untersuchende Arzt zur leichteren Bewältigung beitra-

Tab. 1-2: Karnofsky-Index zur Beschreibung des Allgemeinzustandes von Tumorpatientinnen

Normale körperliche Aktivität ohne besondere Pflege	**100**	Normal, keine Beschwerden, Hinweis auf eine Erkrankung
	90	Normale Aktivität möglich, geringe Krankheitssymptome
	80	Normale Aktivität nur mit Anstrenung, mäßige Krankheitssymptome
Normale Aktivitäten nicht möglich, aber selbständige Lebensführung noch gewährleistet	**70**	Selbstversorgung, aber unfähig zu normaler Aktivität und Arbeit
	60	Gelegentliche Hilfe, aber noch weitgehende Selbstversorgung
	50	Häufige Unterstützung und medizinische Versorgung erforderlich
Unfähig zur Selbstversorgung, dauernde Pflege oder Hospitalisierung erforderlich	**40**	Überwiegend bettlägerig, spezielle Pflege und Hilfe erforderlich
	30	Dauernd bettlägerig, Hospitalisierung angezeigt, letale Krise steht jedoch nicht unmittelbar bevor
	20	Schwerkrank, Hospitalisierung und unterstützende aktive Therapie erforderlich
	10	Moribund, rasches Fortschreiten der Erkrankung
	0	Exitus

Erhebung der Eigenanamnese
- Personalien
- Befreiung von der ärztlichen Schweigepflicht
- individuelles Eingehen auf den Tathergang
- Dokumentation von Zeit und Ort

detaillierte gynäkologische Anamnese
- Zyklus?
- Kontrazeption?
- Konzeptionsgefahr?
- Schwangerschaft (bestehende?)
- Angaben zum letzten gewollten Geschlechtsverkehr?

Art der Vergewaltigung
- oral, vaginal, anal?
- Kondom?
- ungeschützter Verkehr?

gen, indem er die psychische und körperliche Belastbarkeit des Opfers berücksichtigt.

Neben der üblichen Eigenanamnese (s. Kap. 1.3.2) sollten die genauen Personalien der Patientin notiert werden. Bei einer geplanten Anzeige muß eine von der Betroffenen unterschriebene Befreiung von der ärztlichen Schweigepflicht gegenüber der Kriminalpolizei vorliegen. Ob Angaben zum Tathergang erfragt werden sollten, ist umstritten. Es ist zu empfehlen, das Vorgehen von der jeweiligen Situation (Verfassung der Patientin) abhängig zu machen. Zeit und Ort der Untersuchung müssen notiert werden.

Um den gynäkologischen Untersuchungsbefund einordnen zu können, ist die Erfassung der *allgemeinen gynäkologischen Anamnese* wichtig. Genaue Kenntnisse über den Zykluszeitpunkt und über eine eventuelle Kontrazeption (Pille, IUD) sind wichtig für die Beurteilung, ob eine Konzeptionsgefahr besteht.

Auch detaillierte Fragen zum konkreten Zeitpunkt des letzten einverständlichen Geschlechtsverkehrs kann man der Patientin nicht ersparen, weil nur so bei positivem Spermiennachweis eine zeitliche Korrelation erfolgen kann und die wahrscheinliche Zuordnung der Spermien (begrenzte Lebensdauer) zur gewollten oder zur ungewollten Kohabitation möglich ist. Die Patientin muß gefragt werden, ob sie vom Täter zu vaginalem, analem, oralem, geschütztem (z. B. mit Kondom) oder ungeschütztem Verkehr gezwungen wurde.

Die Genauigkeit von Angaben zum Tathergang (z. B. Ejakulation etc.) sollten kein Kriterium für die Glaubwürdigkeit der betroffenen Frau sein.

Hinweis

Gefragt werden sollte auch, ob nach der Tat geduscht oder gebadet wurde, ob eine Scheidenspülung durchgeführt oder die Kleider gewechselt wurden. Der Zustand der Kleidung muß festgehalten, Wäsche asserviert werden.

- Beurteilung von Kleidungsstücken der Betroffenen
- Duschen? Spülungen?
- Beurteilung des psychischen Zustandes und der Orientierung

Der Arzt muß seinen Eindruck vom psychischen Zustand (räumliche, zeitliche und Orientierung zur Person) und zur psychische Reaktion des Opfers auf die Tat (unsicher, aggressiv, ängstlich, ruhig, gefaßt usw.) festhalten.

Spezialfall Kinder

Bei Kindern sollte zusätzlich der Grad der sexuellen Aufklärung in Erfahrung gebracht werden. Wichtig ist auch die Frage nach Art, Zeitpunkt und Menge eventuell eingenommener oder unter Zwang verabreichter Medikamente, Alkoholika und/oder Drogen.

Der untersuchende Arzt muß nach Schmerzen fragen, damit primär (noch) nicht sichtbare Traumatisierungen (Prellungen) beurteilt und dokumentiert werden können. Sichtbare Verletzungen bzw. körperliche Spuren der Gewalteinwirkung sollten möglichst fotografiert werden.

- Dokumentation von Verletzungen
- Foto, Video

1.3.9 Schwangerschaftsanamnese

Erfragt werden sollte, wie oft die Patientin schwanger war (Gravidität), und wieviele Kinder sie geboren hat (Parität). Schwangerschaftsdauer, Geburtsgewicht und Geschlecht der geborenen Kinder sollten erfaßt werden. Steht der alte Mutterpaß zur Verfügung, können ihm zahlreiche wichtige Informationen zur Anamnese, zu Laboruntersuchungen und Risikofaktoren der vergangenen Schwangerschaften entnommen werden.

Schwangerschaftsanamnese
- Anzahl der Schwangerschaften
- Anzahl der Geburten
- Schwangerschaftsdauer
- Geburtsgewicht
- Geschlecht
- Mutterpaß einsehen

Besonders wichtig ist der *Geburtsmodus* (spontan, vaginal-operativ, Kaiserschnitt) und ggf. der Grund für eine operative Entbindung. Auch nach Komplikationen bei vorausgegangenen Schwangerschaften (z. B. Hypertonus, Gestationsdiabetes) oder post partum (z. B. Atonie, nachfolgende Bluttransfusionen) sollte man fragen. Weist die Anamnese eine Frühgeburt auf, müssen mögliche Ursachen hierfür und das weitere Schicksal des Kindes erfragt werden.

Geburtsmodus
- operative Entbindung?
- spontane Entbindung?
- Komplikationen?
- Frühgeburten?

Weiterhin sollte der Arzt Aborte sowie Schwangerschaftsabbrüche (Schwangerschaftswoche) und Extrauteringraviditäten (Art der operativen Sanierung) notieren. Eine Abruptio wird z. T. vergessen oder verdrängt (Scham, Schuldgefühle). Sie kann jedoch Ursache für die Entstehung nachfolgender Aborte oder

- Anzahl von Aborten und Schwangerschaftsabbrüchen?
- Extrauteringravidität?
- Komplikationen?

Kinderlosigkeit
- persönliche Ursachen?
- soziale Ursache?
- biologische Ursache?

einer Zervixinsuffizienz sein. Diese Gefahr potenziert sich natürlich mit der Zahl der Eingriffe.

Kinderlose Frauen im Alter über 35 Jahre sollte man vorsichtig nach persönlichen (partnerschafts-, berufsbedingt, persönliche Entscheidung) oder biologischen Ursachen der Kinderlosigkeit fragen.

2. Anatomische Grundlagen

A. Ebert, G. Schaller, Eveline Schulz

„Wir haben alle Ursache, die wissenschaftlichen Grundlagen der Berechtigung zur Anwendung unserer Machtmittel zu prüfen: sonst möchte uns einst bei manchen Erfolgen bange werden." Wilhelm A. Freund

2.1 Äußeres Genitale

Nach topographischen Gesichtspunkten werden die Geschlechtsteile der Frau in ein äußeres und ein inneres Genitale eingeteilt. Das dem Untersucher zugängliche *äußere Genitale* faßt man unter dem Begriff Vulva zusammen und zählt dazu Mons pubis, große und kleine Schamlippen, das Orificium urethrae externum, die Klitoris, die Bartholin-Drüsen und den Hymen oder die verbliebenen Carunculae hymenales (Abb. 2-1). Der Hymen gilt als Grenze zwischen dem äußeren und dem inneren Genitale, welches von der Scheide, dem Uterus, den Eileitern sowie den Eierstöcken gebildet wird.

Äußeres Genitale

Vulva
- Mons pubis
- Labia majora et minora
- Orificium urethrae externum
- Klitoris
- Bartholin-Drüsen
- Hymen

Der *Mons pubis* (Schamberg) begrenzt das äußere weibliche Genitale nach ventral und oben. Er besteht aus einer Ansammlung von subkutanem Fettgewebe, welches der Symphyse aufsitzt. Seiner Form nach bildet der Mons pubis ein Dreieck, dessen

Mons pubis
- Dreieckform
- subkutanes Fett
- typische Behaarungsmuster

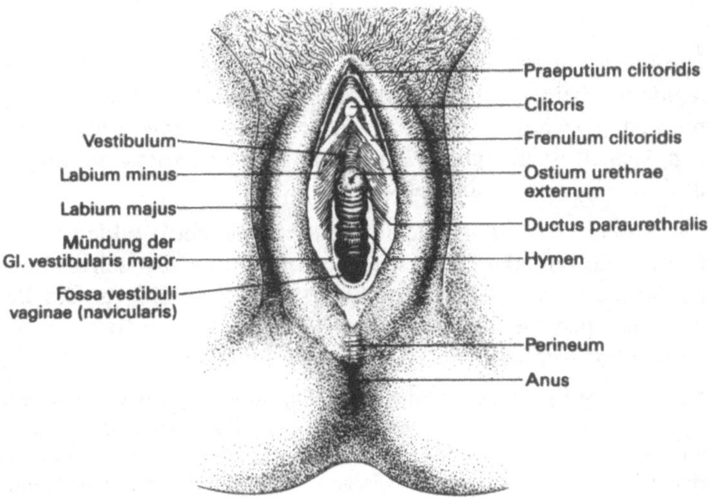

Abb. 2-1: Das äußere Genitale der Frau [1].

Hinweis auf
- physiologische Normvarianten
- Virilisierung

Basis nach kranial mit der horizontal verlaufenden Schamhaargrenze zusammenfällt und dessen Spitze in die Behaarung der großen Schamlippen ausläuft.

Eher männliche Behaarungsformen, z. B. das Übergreifen der Schambehaarung auf die Oberschenkel oder die rhombenförmige Ausbreitung nabelwärts, können physiologische Spielarten des Normalen, aber auch Hinweiszeichen für eine Virilisierung sein. In diesen Fällen sollte auf weitere endokrine Stigmata geachtet werden (Abb. 2-2).

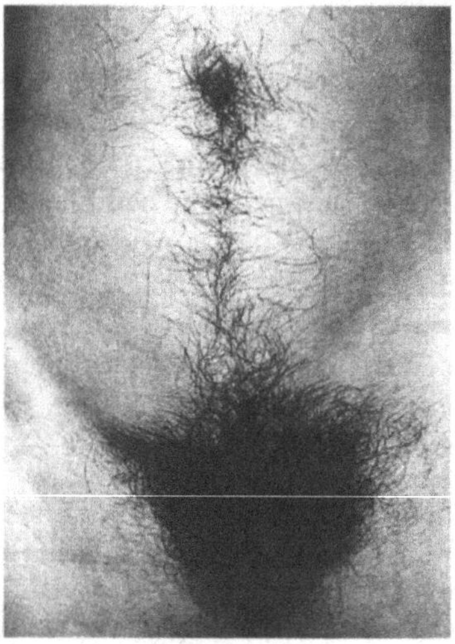

Abb. 2-2: Virilisierung [3].

inguinale Lymphknoten vergrößert?

Die seitlichen Begrenzungen des Mons pubis sind *die Regiones inguinales* beiderseits. Bei jeder gynäkologischen Untersuchung muß nach vergrößerten Lymphknoten (Malignome, Entzündungen, sexuell übertragbare Erkrankungen, Systemerkrankungen) in dieser Region gefahndet werden.

Labia majora
- paarige Hautfalte
- Behaarungstyp
- Fettpolster
- Venenplexus
- Talg- und Schweißdrüsen

Die *großen Schamlippen* (Labia majora pudendi) bilden wulstförmig die lateralen Begrenzungen der Vulva. Zwischen ihnen ist die Schamspalte (Rima pudendi) lokalisiert. Die großen Labien sind paarige, behaarte Hautfalten, die ein Fettpolster und Venenplexus enthalten.

Commissura anterior
Commissura posterior
Damm
Frenulum

Nach ventral bzw. dorsal werden diese Hautfalten durch die *Commissura labiorum anterior* bzw. *posterior* begrenzt. Die Haut der hinteren Kommissur sowie die darunterliegende Muskulatur gehören zum Damm (Perineum), der Weichteilbrücke zwischen Scheide und Anus. Der Damm spielt bei der Geburt eine wichtige Rolle. Die dünne, scharfe Hautfalte an der hinteren Kommissur nennt man *Frenulum labiorum pudendi.* Aus dem Leistenkanal kommend, enden beidseits im Bindegewebe der großen Schamlippen die Ligamenta rotunda (Lig. teres uteri).

Labia minora
- Hautduplikatur
- fehlendes Fettgewebe
- fehlende Behaarung
- Präputium
- Frenulum

Die *kleinen Schamlippen* (Labia minora pudendi) sind Hautduplikaturen, die fettgewebefreies Bindegewebe mit elastischen und kollagenen Fasern sowie Talgdrüsen enthalten.

Sie sind unbehaart und können in ihrer Größe erheblich variieren. Die kleinen Labien laufen klitorisnah in zwei Falten aus: Die lateralen vereinigen sich oberhalb der Glans clitoridis zum *Präputium clitoridis*, während die medialen Falten als *Frenulum clitoridis* beidseits zur Glans clitoridis führen.

Klitoris
- Glans
- Corpus
- Crura

Der durch das Ligamentum suspensorium am Unterrand der Symphyse befestigte Kitzler (*Klitoris*) besteht aus *Glans clitoridis* und *Corpus clitoridis*, welches aus der Vereinigung der *Klitorisschenkel* (Crura clitoridis) entsteht.

Corpus cavernosum

Die Crura enthalten das *Corpus cavernosum clitoridis dextrum* bzw. *sinistrum*. Die Glans clitoridis ist vom Präputium clitoridis bedeckt. Die Klitoris ist reichlich mit Gefäßen und sensiblen Nerven versorgt. Bei der manuellen oder instrumentellen Untersuchung (Spekula) ist besondere Vorsicht geboten, um der Patientin keine unnötigen Schmerzen zu verursachen. Bei sexuellen Reizen kommt es zur Füllung der Schwellkörper (Erektion der Klitoris).

Hinweis für die Untersuchung

Vestibulum vaginae
Ostium urethrae externum

Spreizt man die kleinen Labien, so stellt sich der Scheidenvorhof (*Vestibulum vaginae*) dar. Ungefähr 2–3 cm unterhalb der Klitoris befindet sich das *Ostium urethrae externum*, welches von Fältchen umgeben, als sagittal gestellter Schlitz oder sternförmig, manchmal papillenartig erhaben ist. Die Harnröhre selbst ist nur 3–4 cm lang, so daß Keime von der Vulva oder vom Anus bei Frauen unter bestimmten Bedingungen (z. B. Änderung des pH-Wertes im Urin) wesentlich häufiger zu Zystitiden bzw. aufsteigenden Harnweginfekten („Honeymoon-cystitis") führen können als beim Mann. Die Harnröhre ist durch das Septum urethrovaginale fest mit der Scheidenvorderwand verbunden. Nach ventral ist sie an die Symphyse fixiert.

klinischer Hinweis

Diese anatomische Konstellation kann unter der Geburt (langer Geburtsverlauf, großer Kopf des Kindes) zu Komplikationen führen, so u. a. zum ödembedingten Verschluß der Harnröhre (postpartale Harnverhaltung).

- Schleimdrüsen

Die Umgebung der Urethralmündung ist reichlich mit *Schleimdrüsen* (Glandulae vestibulares minores, paraurethrale Drüsen, Skene-Gänge) versehen. Im hinteren Drittel des Vestibulums findet man bei genauer Betrachtung rechts bzw. links die stecknadelkopfgroßen Mündungen der Ausführungsgänge der *Bartholin-Drüsen* (Glandulae vestibulares majores).

- Bartholin-Drüsen

Der Gangverschluß führt zu einer Bartholin-Pseudozyste bzw. zu einem Pseudoabszeß (Empyem). Die Bartholin-Drüsen haben normalerweise die Größe einer Erbse oder einer kleinen Bohne und sondern bei Reizung ein klares Sekret ab. Sie liegen im Bereich der großen Schamlippen, unter dem Diaphragma urogenitale und grenzen nach vorn an die Bulbi vestibuli, die Schwellkörper.

• Schwellkörper

Die paarigen, venösen *Schwellkörper* befinden sich im Niveau der großen Schamlippen zwischen dem M. transversus perinei profundus und dem M. bulbospongiosus, dessen Rand sie medial nicht ganz überdecken.

Hymen = Grenze zwischen äußerem und innerem Genitale

Die Grenze zwischen dem äußeren und dem inneren Genitale wird vom *Hymen* (Jungfernhäutchen) gebildet, einem dünnen, von Blutgefäßen durchzogenen und perforierten Häutchen.

Foramen hymenalis

klinischer Hinweis
Hymenalatresie
- Hämatokolpos
- Hämatometra
- Hämatosalpinx
- Hämatoperitoneum

Molimina menstrualia

Die Form der Öffnung im Hymen, *Foramen hymenalis*, ist variabel. Man unterscheidet u. a. den Hymen anularis, Hymen septus, Hymen cribriformis, Hymen semilunaris, Hymen fimbriatus etc. Wichtig ist, daß stets eine Hymenalöffnung angelegt sein sollte, um den Abfluß des Menstrualsekretes zu gewährleisten. Ist dies nicht der Fall, z. B. bei der Hymenalatresie, so wird die Scheide von Blut gefüllt und schmerzhaft aufgetrieben (Hämatokolpos). Progredient können eine Hämatometra oder Hämatosalpingen resultieren. Dieses Krankheitsbild, charakterisiert durch wiederkehrende und zunehmende krampfartige Unterbauchschmerzen bei einer amenorrhoischen jungen Patientin, wird als *Molimina menstrualia (sine menstruatione)* bezeichnet. Die Ursache ist eine Hemmungsfehlbildung (Abb. 2-3).

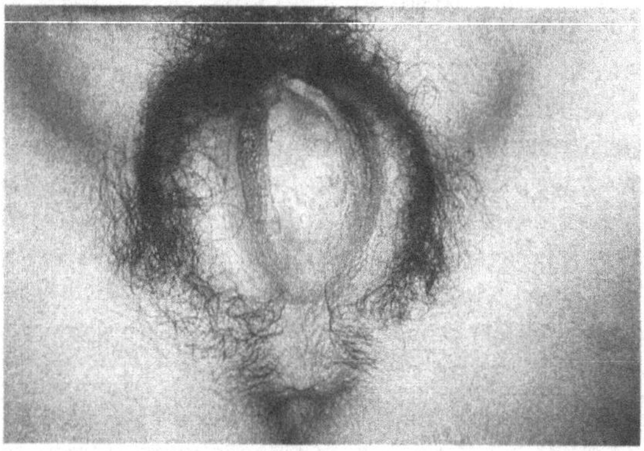

Abb. 2-3: Hymenalatresie.

Defloration

Der Hymen reißt oft (aber nicht immer!) bei der ersten Kohabitation (*Defloration*) oder bei sexuellen Manipulationen ein. Dies kann schmerzhaft und mit einer geringen Blutung verbunden sein. Nach der ersten Entbindung finden sich um den Introitus vaginae nur noch kleine Hymenalreste, die *Carunculae hymenales*.

Carunculae hymenales

nervale Innervation
• *Nervus pudendus*

Die *nervale Innervation* der äußeren Geschlechtsorgane erfolgt im wesentlichen über den *Nervus pudendus*, den *Nervus ilioingui-*

nalis, den *Nervus genitofemoralis* und den *Plexus coccygeus* (Haut über dem Steißbein).

Aus dem Nervus pudendus gehen die *Nn. rectales inferiores* (Analregion), die *Nn. perinei* (Dammhaut), die *Nn. labiales posteriores* (große Schamlippen) sowie der *N. dorsalis clitoridis* (Glans clitoridis) hervor. Aus dem N. genitofemoralis stammt der *Ramus genitalis* (Labia majora und angrenzende Teile der Oberschenkel) und aus dem N. ilioinguinalis ziehen die *Nn. labiales anteriores* zu den vorderen Anteilen der großen Schamlippen sowie zum Präputium clitoridis. Die *Nn. cavernosi clitoridis* (aus dem autonomen Beckengeflecht) ziehen entlang der Gefäße oder mit dem N. pudendus durch das Diaphragma urogenitale und sorgen für die vegetative Innervation der Schwellkörper des äußeren Genitale.

- Nn. rectales inferior
- Nn. perinei
- Nn. labiales posterior
- Nn. dorsalis clitoridis
• *Nervus ilioinguinalis*
- Nn. labiales anterior
• *Nervus genitofemoralis*
- R. genitalis
• *Plexus coccygeus*
- Nn.cavernosi clitoridis

Die aus der Arteria iliaca interna entspringende A. pudenda interna versorgt den größten Teil des äußeren Genitale.

Bereits im Alcock-Kanal gibt sie die A. rectalis inferior (zum Anus und zur Fossa ischiorectalis) ab. Die zwei Endäste der A. pudenda interna verlaufen oberflächlich (A. perinealis zum Damm und Rr. labiales posteriores zum den Labia majora) bzw. tief (A. clitoridis). Die A. clitoridis teilt sich auf in die A. bulbi vestibuli vaginae, die A. urethralis, die A. dorsalis clitoridis (Glans) sowie die A. profunda clitoridis (Korpus).

arterielle Blutversorgung
Arteria pudenda interna
- A. rectalis inferior
- A. perinealis
- A. clitoridis
- Rr. labiales posteriores

Die Verläufe der Venen entsprechen denen der Arterien. Die Venen des äußeren Genitale einschließlich der Dammregion münden in die V. pudenda interna. Auch über die Vv. pudendae externae gelangt Blut aus den oberflächlichen, reich anastomosierenden Venen des äußeren Genitale zur V. saphena magna oder direkt zur V. femoralis und von dort in die Geflechte der Beckenvenen.

venöse Abflußbahnen
Vena pudenda interna
- Vv. pudendae externae
- Vv. saphena magna
- V. femoralis
- Beckenvenen

Der *Lymphabfluß* der Vulva und des unteren Drittels sowie von Teilen des mittleren Drittels der Vagina wird im wesentlichen zu den Lnn. inguinales realisiert. Der Lymphabfluß des oberen Scheidendrittels entspricht dem der Zervix uteri (Beckenlymphknoten, s. Kap. 2.2.2.3)

Lymphabflußwege
Lnn. inguinales
- Vulva und unteres Scheidendrittel
- Lymphabfluß des oberen Scheidendrittels

2.2 Inneres Genitale

2.2.1 Scheide

Die schlauchförmige Scheide (Vagina) reicht vom Vestibulum vaginae bis zur Portio vaginalis uteri.

Inneres Genitale
Scheide = Verbindung von Vestibulum und Portio
- Rugae vaginalis
- Columnae rugarum
- Crista urethralis

Die Haut der Scheide bildet quere Falten (Rugae), die sich vorn und hinten zu je einer Leiste (Columnae rugarum anterior et posterior) vereinigen. Die vordere Leiste führt bis zum Harnröhrenwulst (Crista urethralis), der sehr palpationsempfindlich ist. Das Faltenmuster verstreicht nach Geburten. Dammrisse I. Grades sind Einrisse der Vaginalhaut und der Epidermis unter der Geburt.

Hinweis Dammriß I°

Die vordere Scheidenwand ist 6–8 cm, die hintere 8–10 cm lang. Die Vagina ist ein bindegewebig-muskulärer Schlauch mit

Scheidenlänge

Verlauf durch das Diaphragma urogenitale, Levatorschenkel

leicht S-förmiger Krümmung in der Längsachse des kleinen Beckens. Die Scheide durchtritt das Diaphragma urogenitale und wird oberhalb von diesem von den Levatorschenkeln zangenförmig umfaßt.

Form des Scheidenlumens

Das Scheidenlumen ist normalerweise nicht entfaltet, die Wände liegen aneinander und ergeben im Querschnitt eine H-Form. Deshalb dringt z. B. beim Schwimmen kein Wasser in die Scheide ein.

Scheidengewölbe
- vorderes
- hinteres
- zwei seitliche

Durch den Ansatz des Vaginalrohres oberhalb der Portio vaginalis cervicis uteri ergibt sich ein rinnenartiger Raum rings um die Portio, die *Scheidengewölbe* (Fornix vaginae). Die Portio ragt in den innersten, weitesten Teil der Scheide und ist normalerweise gegen die Hinterwand gerichtet. Topographisch benennt man zwei seitliche, ein vorderes und ein hinteres Scheidengewölbe.

Douglas-Raum

Ureterverlauf

Das hintere Scheidengewölbe reicht höher hinauf. Hinter diesem Fornix vaginae posterior (früher auch als „Lacuna spermatica“ bezeichnet) liegt der Douglas-Raum (Excavatio rectouterina), der vom Bauchfell ausgekleidete tiefste Punkt der Bauchhöhle. Der Ureter zieht in der Nähe des lateralen Scheidengewölbes nach vorn zur Blase.

Paracolpium-Funktion

Das *Paracolpium* (paravaginales Bindegewebe) sorgt für die feste Verbindung der Scheide mit den Nachbarorganen.

Ursachen für Senkungszustände

Die Scheidenvorderwand ist straff mit der Harnröhre bzw. der Blase verbunden. Weniger straff ist über das Septum rectovaginale die Verbindung der Hinterwand mit dem Rektum. Das Paracolpium lateral der Vagina setzt sich nach oben bis in das Bindegewebe des Ligamentum latum fort.

Plattenepithel
- mehrschichtig
- unverhornt
- keine Drüsen
- Transsudat

Das *Plattenepithel der Vagina* (umgangssprachlich fälschlich als „Schleimhaut“ bezeichnet) ist mehrschichtig und unverhornt (mit Keratohyalinkörnchen in den obersten Zellagen). Es bedeckt auch die Portio vaginalis.

Scheidensekret
- Transsudat
- Zervixschleim
- Epithelien
- saurer pH
- Abwehrmechanismus

Vaginalschleimhaut ist zyklusabhängig

Im subepithelialen Bindegewebe gibt es keine Drüsen, aber Venenplexus, deren Transsudat zusammen mit zervikalem Schleim und abgeschilferten Epithelien das *Scheidensekret* ergibt (physiologischer Fluor vaginalis). Das Vaginalepithel hat die Fähigkeit, Glykogen einzulagern. Aus dem Glykogen der abgeschilferten Epithelien wird durch die Döderlein-Laktobazillen Milchsäure und H_2O_2 produziert. Deshalb reagiert das Scheidensekret sauer und sorgt im Sinne einer Selbstreinigung dafür, daß sich andere Keime in diesem Milieu nur schwer halten bzw. vermehren können. Der Glykogengehalt und die Epithelabschilferungen sind östrogenabhängig und unterliegen somit zyklischen Veränderungen. Ein gestörtes Gleichgewicht zwischen Glykogengehalt der Epithelien, einem normalen Östrogenspiegel bzw. der intakten Vaginalflora kann zu einer mangelhaften Abwehrlage führen.

Schleimhautatrophie
Schleimhautalterationen

> Im Alter kommt es zur Atrophie, die Scheide wird infektanfälliger. Chemische oder mechanische Reize, etwa Scheidenspülungen, Pessare oder ein Descensus vaginae et uteri, können zu Alterationen (von einer Kolpitis bis zu Ulzerationen) führen.

Subepithelial besteht die Vaginalwand aus miteinander verflochtener glatter Muskulatur und Bindegewebe.

Die Bündel glatter Muskelzellen sind gitterartig angeordnet, so daß sich keine strenge Trennung in innere Ring- und äußere Längsschicht vornehmen läßt. Diese Anordnung ermöglicht die Dehnbarkeit der Scheide unter der Geburt. Für ihre Einbeziehung in das sog. Weichteilansatzrohr des Geburtskanals sind auch zur Zervixmuskulatur ausstrahlende Muskelzüge wichtig.

Aufbau der Vaginalwand
- Schleimhaut
- glatte Muskulatur
- Bindegewebe
- funktioneller Aufbau der Muskulatur als Teil des Weichteilansatzrohres

Die *Gefäßversorgung der Vagina* erfolgt über den Ramus vaginalis der A. uterina sowie über die Rr. vaginales der A. pudenda interna und die A. vesicalis inferior. Der Plexus venosus vaginalis steht in Verbindung mit dem Plexus venosus vesicalis und fließt schließlich über die Vv. iliaca internae ab.

Gefäßversorgung
- R. vaginalis der A. uterina
- Rr. vaginales der A. pudenda interna
- A. vesicalis inferior
- Plexus venosus

2.2.2 Uterus

Der Uterus liegt oberhalb der Scheide zwischen Blase und Rektum. Er ist normalerweise ca. 10 cm lang, hat die Form einer abgeplatteten Birne und wiegt knapp 100 g. Die oberen zwei Drittel werden als Gebärmutterkörper (Corpus uteri), das untere Drittel als Gebärmutterhals (Cervix uteri) bezeichnet. Zwischen beiden befindet sich ein kurzes Zwischenstück, der Isthmus uteri (Abb. 2-4).

Lokalisation
Größe: ca. 10 cm
Gewicht: ca. 100 g

Uterus
- Korpus
- Isthmus
- Zervix

Das Größenverhältnis Gebärmutterhals zu Gebärmutterkörper ist östrogenabhängig und beträgt bei einer geschlechtsreifen Frau etwa 1:2. Vor der Pubertät und nach der Menopause ist das Korpus deutlich kleiner.

Hinweis

Die *Cervix uteri* wird in die *Portio vaginalis*, welche schräg nach dorsal in die Scheide hineinragt, und die *Portio supravaginalis* unterteilt. Die Portio vaginalis ist von mehrschichtigem Plattenepithel bedeckt und trägt als Öffnung den äußeren Muttermund (Ostium uteri). Durch die Cervix uteri zieht der spindelförmige *Zervikalkanal,* der sich hinter dem *inneren Muttermund* am oberen Ende des isthmischen Kanals zur Gebärmutterhöhle, dem Cavum uteri, erweitert.

Cervix uteri
- Portio vaginalis
- Portio supravaginalis
- Histologie: mehrschichtiges Plattenepithel
- Ostium uteri
- Zervikalkanal
- innerer Muttermund

Der Zervikalkanal ist von einschichtigem, hochprismatischem Zylinderepithel ausgekleidet. Dieses stößt am äußeren Muttermund an das mehrschichtige unverhornte Plattenepithel und bildet eine kolposkopisch gut einsehbare Grenze. Schiebt sich das Zylinderepithel über das Plattenepithel der Portio, so spricht man von einer Ektopie (s. Kap. 3 und 4). Die Zervixschleimhaut besitzt Längsfalten (Plicae palmatae), die sich aneinanderlegen und somit einen Verschlußmechanismus bilden. Dieser wird vom Zervikalschleim („Schleimpropf") aus den Glandulae cervicales unterstützt.

Epithel des Zervikalkanals

Definition Ektopie
makroskopischer Aufbau der Zervixschleimhaut
Glandula cervicales

Bei Frauen, die nicht geboren haben, ist der äußere Muttermund meist grübchenförmig, bei Mehrgebärenden quergespalten. Am

Formen des äußeren Muttermundes

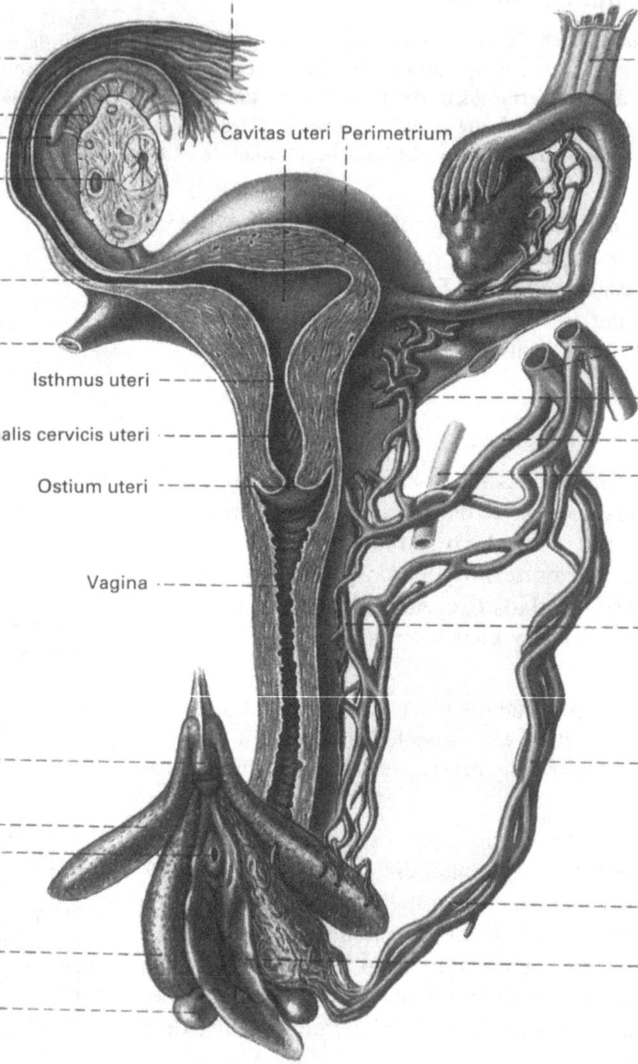

Abb. 2-4: Übersicht über die weiblichen Geschlechtsorgane [4].

- vordere Muttermundslippe
- hintere Muttermundslippe
- Ostium

Hinweise für die gynäkologische Untersuchung

Muttermund unterscheidet man eine vordere Muttermundslippe (Labium anterius) von einer hinteren Muttermundslippe (Labium posterius). Die beiden Muttermundslippen können sowohl von vaginal als auch von rektal palpatorisch gut beurteilt werden.

Definition der Sondenlänge

Die Entfernung vom äußeren Muttermund bis zur oberen Begrenzung des Cavum uteri beträgt 6–9 cm und entspricht der bei kleinen Eingriffen (z. B. fraktionierte Abrasio) mit einer Sonde gemessenen „Sondenlänge".

Die glatte Muskulatur (*Myometrium*) der Gebärmutter besteht aus sich überkreuzenden, spiralförmigen Muskelzügen. Dieses Netzwerk gewährleistet zum einen die Vergrößerung des graviden Organs und zum anderen die Kraftentwicklung in der Austreibungsphase der Geburt.

Myometrium
- funktionelles Netzwerk
- Option zur Vergrößerung
- Option zur Kraftentwicklung
- Altersabhängigkeit

Das Gewicht des Myometriums nimmt von ca. 100 g auf ca. 1000 g am Ende einer Schwangerschaft zu! Im Senium kommt es zur Atrophie. Das Uterusgewicht beträgt dann nur 30 g oder weniger.

Der Uterus ist im Korpus- und Fundusbereich außen vom Peritoneum bedeckt. Dieses Peritoneum wird als Perimetrium bezeichnet und ist fest auf dem Uterus verankert. Man unterteilt also die Schichten des Uterus in Perimetrium (außen), Myometrium und Endometrium (innen).

Uterus
- Perimetrium (Peritoneum)
- Myometrium
- Endometrium

Das flache, dreieckige *Cavum uteri* ist mit drüsenreicher Schleimhaut, dem *Endometrium*, ausgekleidet. Das Endometrium zeigt ein einschichtig hochprismatisches Epithel, das sich in Form der tubulösen bis verzweigten Glandulae uterinae in die Tiefe senkt. Die Drüsen können bis in das Myometrium hineinreichen. Eine Submukosa ist nicht vorhanden. Das Schleimhautbindegewebe, Stroma uteri, ist zell- und gefäßreich, aber faserarm. Epithel und Bindegewebe sind den zyklischen Veränderungen unter dem Einfluß der Sexualsteroide unterworfen (Abb. 2-5).

Cavum uteri
Endometrium
- einschichtig hochprismatisches Epithel
- Glandula uterinae
- fehlende Submukosa
- Stroma uteri
- Einfluß der Sexualsteroide

Das Corpus uteri ist normalerweise im Isthmusbereich nach ventral (Anteflexio) oder nach dorsal (Retroflexio) gegen die Zervix abgeknickt.

Lage- und Haltungsmöglichkeiten des Uterus
- Anteflexio
- Retroflexio
- Anteversio
- Retroversio
- Antepositio
- Retropositio

> Die stumpfwinklige Neigung des Uterus gegenüber der Scheidenlängsachse wird als Anteversio (nach vorn) bzw. Retroversio (nach hinten) bezeichnet. Ist das ganze Organ in toto nach vorn oder nach hinten verlagert, so spricht man von einer Antepositio bzw. einer Retropositio. Normalerweise liegt eine Anteflexio-Anteversio-Stellung vor. Der Fundus uteri liegt dann auf der leeren Blase.

Hinweis: meist Anteflexio-Anteversio

2.2.2.1 Halte- und Stützapparat des Uterus

Das *subperitoneale Bindegewebe* des kleinen Beckens verbindet die Organe mit der knöchernen Beckenwand und den Muskelfasern der Diaphragmen. Das Beckenbindegewebe führt Gefäße und Nerven zu den Organen, enthält aber auch Züge glatter Muskulatur. Deshalb ergibt sich für den Uterus keine starre Aufhängung, sondern eine elastische Schwebelage (Suspensionsmechanismus).

subperitoneales Bindegewebe

Suspensionsmechanismus

In der Organumgebung unterscheidet man zu Ligamenta verdichtete Gewebestränge und lockere Bindegeweberäume. Das Bindegewebe in der Umgebung des Uterus wird als *Parametrium* bezeichnet. Es setzt sich nach kaudal in das Paracolpium, das Bindegewebe in der Umgebung

Bänder und Bindegewebsräume
- Parametrium
- Paracolpium
- Retinacula uteri

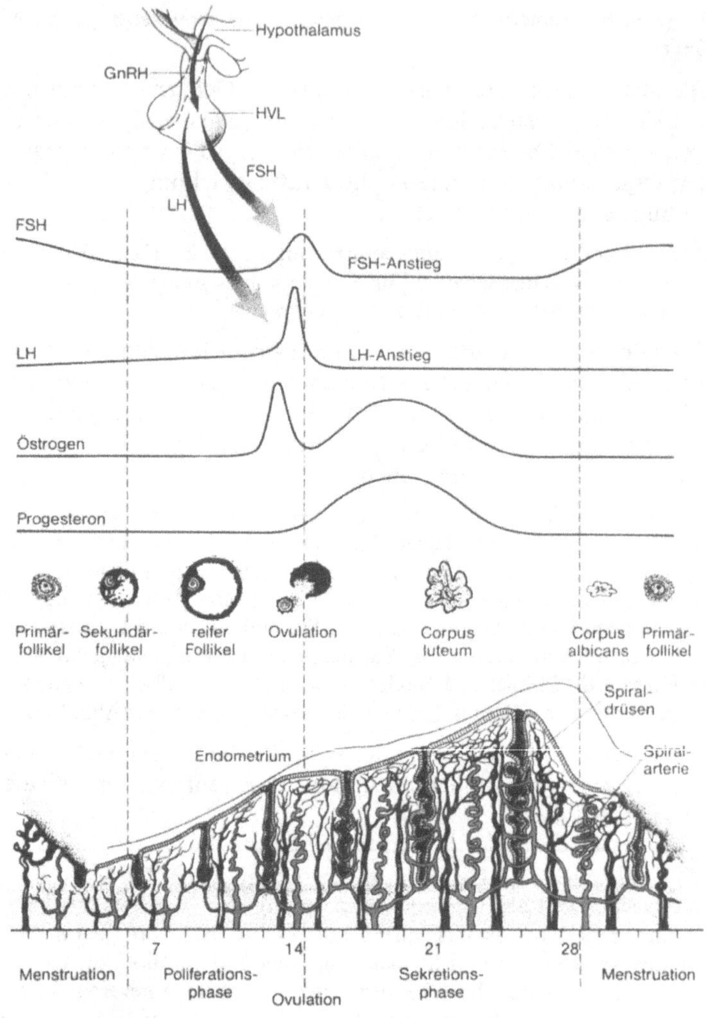

Abb. 2-5: Teilprozesse des Menstruationszyklus auf der Ebene des Hypophysenvorderlappens (oben), des Ovariums (Mitte) und des Endometriums (unten) [1].

der Scheide, fort. Fächerförmige Bindegewebezüge, die zum Uterus hin konvergieren, werden klinisch mitunter durch den Oberbegriff Retinacula uteri gekennzeichnet.

- *Ligamentum latum*
  - lockeres Bindegewebe
  - straffes Bindegewebe
  - Blutgefäße
  - Lymphgefäße
  - Nerven

Über den Uterus zur seitlichen Beckenwand hin zieht das *Ligamentum latum*, eine Bauchfellduplikatur. Im Ligamentum latum findet sich kranial lockeres und kaudal straffes Bindegewebe (Ligamentum cardinale Mackenrodt) mit Blut- und Lymphgefäßen sowie vegetativen Nerven.

- *Fascia cervicalis*
- *Bänderapparat*

In Höhe der Cervix uteri vereinigen sich die Ligamenta *zur Fascia cervicalis.* Von ihr führen stärkere Züge nach dorsal, schwächere nach ventral: die Ligg. sacrouterinae umgreifen zangenförmig das Rektum und vermitteln so zwischen Os sacrum und Cervix uteri. Die Ligg. vesicouterinae (sog. „Blasenpfeiler“) umfassen die Harnblase und finden in den Ligg. pubovesicalia ihre Fortsetzung.

- dorsal: Ligg. sacrouterinae
- ventral: Ligg. vesicouterinae
  Ligg. pubovesicalia

Die Cervix uteri erscheint also durch Bänder gürtelartig gehalten. Das Corpus uteri befindet sich über dem Gürtel, die Portio ist unter ihm lokalisiert und befindet sich normalerweise in Höhe der Interspinalebene. Die Füllungszustände von Rektum und Blase beeinflussen die Lage der Gebärmutter. Die Bänder balancieren eine Schwebelage aus.

topographischer Hinweis

Die genannten Bänder im Spatium subperitoneale pelvis bilden gemeinsam mit der Blase, dem Uterus und dem Rektum 8 Räume im kleinen Becken: die paarigen (d. h. rechts und links von der Mittellinie gelegenen) Spatii paravesicales und die Spatii pararectales sowie die unpaaren Räume (von ventral nach dorsal) Spatium retropubicum, Spatium vesicocervicale, Excavatio rectouterina (Douglas-Raum) und das Spatium retrorectale (Abb. 2-6).

Räume des kleinen Beckens
- Spatii paravesicales
- Spatii pararectales
- Spatium retropubicum
- Spatium vesicocervicale
- Excavatio rectouterina
- Spatium retrorectale

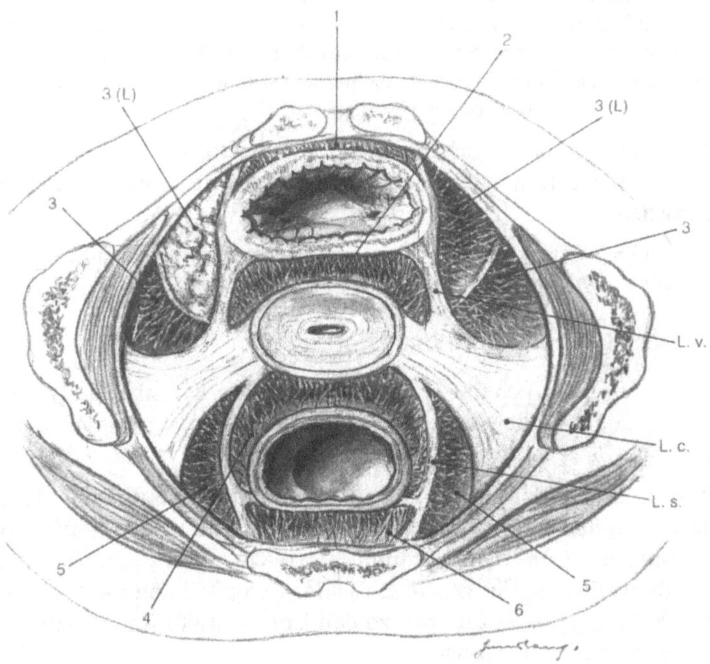

Abb. 2-6: Bänder und Räume im kleinen Becken [5]: **1** Spatium praevesicale, **2** Spatium vesicocervicale, **3** Spatium paravesicale, 3 (L) „Latzko-Grube“, **4** Spatium rectovaginale, **5** Spatium pararectale, L.v. – Ligamentum vesicouterinum, L.c. – Ligamentum cardinale, L.s. – Ligamentum sacrouterinum.

funktionelle Bedeutung der Beckenräume

Entzündungen (Parametritis) können sich zunächst entlang der zarten Maschen des Bindegewebes ausbreiten oder zu Einschmelzungen führen, bevor sie in die freie Bauchhöhle einbrechen.

Ligamentum rotundum

Das vom Tubenwinkel beidseits bogenförmig unter dem Peritoneum und dann durch den Leistenkanal verlaufende *Ligamentum rotundum* (rundes Mutterband, Lig. teres uteri) hat nur eine geringe Stütz- und Haltefunktion.

2.2.2.2 Gefäßversorgung des Uterus

Arteria uterina aus der A. iliaca interna
- Überkreuzung des Ureters
- Punkt A der Radiologen (Afterloading-Therapie)

Die Gefäßversorgung des Uterus erfolgt aus der *A. uterina*, einem Ast der A. iliaca interna. Von der seitlichen Beckenwand kommend verläuft sie in der Basis des Ligamentum latum. Die A. uterina überkreuzt in der Nähe des lateralen Scheidengewölbes den Ureter (Merke: „Das Wasser fließt unter der Brücke"; auch „Punkt A" der Strahlentherapeuten) und erreicht etwa in Höhe des inneren Muttermundes die laterale Kante des Uterus.

A. uterina
- R. descendens
- R. ascendens
- R. tubarius
- „Eierstockarkaden"

Bedeutung der Gefäßschlängelung

Hier entläßt sie den abwärtsziehenden Ramus vaginalis (R. descendens) und den aufsteigenden Ramus uterinus (R. ascendens), aus dem ein Ramus tubarius die Tuba uterina mitversorgt, ein Ramus ovaricus über Anastomosen mit der A. ovarica im Mesovarium die „Eierstockarkaden" bildet und ein Ast zum Fundus uteri zieht. Charakteristisch für den uteruswandnahen Ramus uterinus ist die starke Schlängelung, die im Falle einer Gravidität und der damit verbundenen Organvergrößerung eine Art Längenreserve gewährleistet.

venöse Versorgung
- Plexus vaginalis
- Plexus venosus uteri
- Plexus ovaricus

Die meist reichlich vorhandenen und teilweise varikös veränderten Venen folgen wie üblich dem Verlauf der entsprechenden Arterien.

Sie sind teilweise in venösen Plexus angeordnet: Plexus vaginalis, Plexus venosus uteri, Plexus ovaricus.

2.2.2.3 Lymphgefäße des Uterus

Zervix und Korpus haben verschiedene Lymphabflußwege

Cervix und Corpus uteri haben verschiedene Lymphabflußwege, die jedoch gemeinsame Lymphknotenstationen einbeziehen (Abb. 2-7).

- *Zervix uteri*
  - Lnn. iliaci externi et interni
  - Lnn. inguinales superficiales
  - Lnn. lumbales

Der Lymphabfluß der *Cervix uteri* führt über das Ligamentum latum zu den Lnn. iliaci externi et interni. Von beiden Stationen werden die Lnn. iliaci communes erreicht, die in den Truncus lumbalis führen. Ein geringer Teil der Lymphe kann nach dorsal über die Ligg. sacrouterinae zu den Lnn. sacrales (unterhalb des Promontoriums) gelangen.

- *Corpus uteri*

Das Corpus uteri hat seinen Hauptabflußweg mit den Ovarialgefäßen (über das Lig. ovarii proprium) im Lig. suspensorium ovarii (Lig. infundibulopelvicum) zu den Lnn. lumbales (in Höhe des unteren Nierenpols). Vom Tubenwinkel gelangt Lymphe über das Lig. rotundum (Lig. teres uteri) zu den Lnn. ingui-

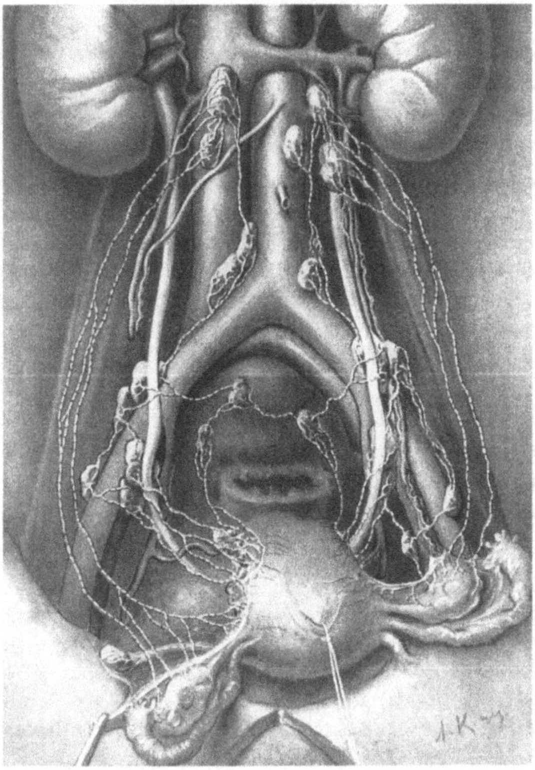

Abb. 2-7: Der Lymphabfluß des inneren Genitale [6].

nales superficiales. Von der Seitenkante des Korpus werden die Lnn. iliaci erreicht.

Lymphabfluß von Tuben und Ovarien

Tube und Ovar haben mit dem Corpus uteri gemeinsame Lymphabflußwege im Ligamentum suspensorium ovarii zu den lumbalen Lymphknotenstationen.

2.2.2.4 Innervation des inneren Genitale

genitale Innervation
- afferent vegetative Innervation
- efferente viszerosensible Fasern
- Plexus aorticus
- Plexus hypogastrici dexter et sinister
- Truncus sympathicus

Das innere Genitale wird afferent vegetativ innerviert. Efferente viszerosensible Fasern verlaufen gemeinsam mit den vegetativen Nerven. Die sympathischen Geflechte gelangen von der Aorta herabziehend als Plexus hypogastricus superior vor das Promontorium.

Dort teilt sich der Plexus in die Nn. hypogastrici dexter et sinister, die im bindegewebigen Rektumpfeiler zur Cervix uteri ziehen. Gemeinsam mit postganglionären Fasern aus dem Truncus sympathicus im Sakralbereich bilden die Nn. hypogastici neben und hinter der Cervix uteri das Frankenhäuser-Ganglion (G. pelvinum, G. cervicale uteri, Plexus uterinus, Plexus uterovaginalis).

– Nn. splanchnici pelvini

Hinweis: Ovar

Aus dem sakralen Parasympathikus gelangen die Nn. splanchnici pelvini auch in dieses Ganglion. Postganglionär werden außer dem Ovar alle Organe des kleinen Beckens aus dem Frankenhäuser-Ganglion versorgt. Das Ovar bezieht Fasern auf dem Weg seiner Gefäßversorgung aus dem Plexus aorticus.

funktionelle Bedeutung
- Reizschwellensenkung
- Erregungsgeneralisierung

Das vegetative Nervensystem der Beckenorgane besitzt die Option zur Reizschwellenerniedrigung, was zu einer Erregungsgeneralisierung führen kann. So werden Parallelreaktionen des Darm- oder Urogenitaltraktes beobachtet: ein Einlauf fördert auch die Wehentätigkeit, eine volle Blase wirkt als „Wehenbremse". Das morphologische Substrat liegt wahrscheinlich darin, daß ein präganglionäres sympathisches Neuron auf mehrere postganglionäre Neurone umschaltet.

2.2.3 Tuben

Eileiter (Tuba uterina)
- Länge: ca. 14 cm
- differentes Lumen

Die paarig angelegten Eileiter (Tubae) sind ca. 10–14 cm lange, zarte bindegewebig-muskulöse, mit Schleimhaut ausgekleidete Schläuche, die ein unterschiedlich weites Lumen aufweisen.

klinischer Hinweis
- nur bei schlanken Frauen oder pathologischen Veränderungen palpabel
- Verbindung Vulva–Bauchhöhle
- Schutzmechanismen

Die Tube verbindet das Cavum uteri mit der freien Bauchhöhle (Ostium abdominale), so daß es, allerdings durch verschiedenste Schutzmechanismen (z. B. den zervikalen Schleimpropf, den sauren Scheiden-pH) abgesichert, bei der Frau praktisch eine direkte Verbindung zwischen Vulva (außen) und Bauchhöhle (innen) gibt. Dieser Aspekt ist für die Reproduktionsvorgänge, aber auch bei aufsteigenden Infektionen von Bedeutung.

Abschnitte der Tube
- intramuraler Anteil
- isthmischer Anteil
- ampullärer Anteil
- Infundibulum

Pars intramuralis
Pars isthmica 3–6 cm
Pars ampullaris 7–8 cm

Man unterscheidet vier Abschnitte des Eileiters: Der *intramurale Teil* (Pars uterina tubae) durchsetzt die Wand des Uterus in der oberen, lateralen Ecke („Tubenwinkel") und vermittelt durch das Ostium uterinum tubae die Einmündung der Tube in das Cavum uteri. Nach lateral folgt der gestreckt verlaufende *Isthmus tubae* mit 3–6 cm Länge und nur 2–4 mm Weite. Der Isthmus setzt sich in die 7–8 cm lange *Ampulla tubae* fort. Sie verläuft geschlängelt, besitzt Aussackungen und windet sich bogenförmig nach dorsal zum Ovar. Das Lumen ist in diesem Bereich ca. 4–10 mm weit. Im ampullären Anteil der Tube findet normalerweise die Befruchtung des Eies statt. Nahe am Ovar erweitert sich die Ampulle zum Tubentrichter (*Infundibulum tubae*).

klinische Relevanz
- Extrauteringravidität
- Eiauffangmechanismus

Eileiterschwangerschaften nisten sich bevorzugt im ampullären Teil der Tube ein. Durch Züge glatter Muskulatur im Ligamentum suspensorium ovarii, im Ligamentum ovarii proprium und innerhalb der Mesosalpinx hat die Tube eine passive Bewegungsmöglichkeit: ihre Streckung bzw. Verschiebung zusammen mit den Bewegungen des Fimbrientrichters ermöglichen zum Zeitpunkt der Ovulation die Teilnahme am Auffangmechanismus der Eizelle .

Wandschichten der Tube
- Schleimhaut
- Tunica muscularis

Die Wand der Tube besteht aus der Schleimhaut (Tunica mucosa), einer Muskelschicht (Tunica muscularis) und aus der Tunica serosa mit der daruntergelagerten Tela subserosa.

Die *Schleimhaut* besitzt ein einschichtiges, hochprismatisches Flimmerepithel sowie einige sekretorische Zellen. Der Flimmerstrom ist uteruswärts gerichtet. Besonders im ampullären Teil bildet die Schleimhaut lumenwärts hohe Längsfalten mit Sekundär- und Tertiärfalten, die reich mit Blutgefäßen versehen sind. Im engen Lumen des Isthmus gibt es weniger und nur niedrige Schleimhautfalten. Die Schleimhautfalten in der Ampulle können bei Adnexitiden verkleben, woraus z. B. Sterilität, Eileiterschwangerschaft, Hydro- oder Pyosaktosalpinx resultieren können.

– Tunica serosa mit Tela subserosa
Aufbau der Schleimhaut
– Falten
– Flimmerepithel
– sekretorische Zellen
klinischer Hinweis

Die glatte Muskulatur der *Tunica muscularis* ordnet sich zu gegensinnigen Spiralsystemen an, die perivaskulär bis in die Mesosalpinx ausstrahlen.

Aufbau und Funktion der Tunica muscularis

Die Tubenmuskulatur sorgt für die peristaltische Weiterbeförderung der Eizelle, für die Durchmischung des Tubeninhaltes und ist an den Bewegungen zum Zwecke des Eiauffanges beteiligt.

Die *Tela subserosa* unter dem Peritoneum enthält eine zarte Längsmuskulatur, die in die Mesosalpinx ausstrahlt, sowie Gefäße und Nerven.

Tela subserosa

2.2.4 Ovarien

Die paarig angelegten Eierstöcke (ca. 3×2×2 cm) sind plattoval. Sie liegen intraperitoneal in der Fossa ovarica, die durch die Aufzweigung der A. iliaca communis in die A. iliaca interna bzw. die A. iliaca externa an der seitlichen Beckenwand gebildet wird.

Form und Lage der Ovarien
– mandel- bis pflaumengroß
– plattoval
– intraperitoneal
– Fossa ovarica

Bei schlanken Frauen und bei pathologischen Befunden sind sie vom lateralen Scheidengewölbe aus gut zu tasten. Bei adipösen oder alten Frauen können sich die Eierstöcke einer palpatorischen Beurteilung entziehen. Die sonographische Darstellung ist abhängig vom Funktionszustand (Follikel) und gelingt postmenopausal nicht immer.

klinischer Hinweis

Am Ovarium unterscheidet man eine Extremitas tubaria und eine Extremitas uterina. Der freie Rand (Margo liber) ist nach dorsal, der Margo mesentericus nach ventral gerichtet. Die Oberfläche ist meist narbig-gyriert. Eine glatte Oberfläche findet sich bei älteren Frauen, beim PCO-Syndrom (porzellanartige Ovarien) und nach Bestrahlung (Ovarialinsuffizienz).

topographische Beziehungen
– Harnleiter
– Vasa und N. obturatorius
– Appendix

Hinter dem Ovar verlaufen retroperitoneal der Harnleiter, die Vasa obturatoria sowie der N. obturatorius. Ausgedehnte Ovarialprozesse (Entzündungen, Tumor) können somit schmerzhaft in die Oberschenkel ausstrahlen. Auf der rechten Seite muß bei Beschwerden die Appendix als Nachbarorgan bedacht werden.

klinischer Hinweis

Der Eierstock ist „schwebend“ mit seinen benachbarten Strukturen verbunden. Das Ligamentum ovarii proprium, in dem der Ramus ovaricus der A. uterina verläuft, verbindet den medialen Ovarialpol mit dem Tubenwinkel. Der obere, laterale Ovarialpol wird durch das Ligamentum suspensorium ovarii, welches die

Aufhängemechanismus des Ovarium
– Lig. ovarii proprium
– Lig. suspensorium
– Mesovarium

Vasa ovarica enthält, mit der Beckenwand verbunden. Der Margo mesovaricus ist über das Mesovarium an der Rückseite des Ligamentum latum fixiert.

Stieldrehung

> Dieser Aufhängemechanismus im Zusammenhang mit der Gefäßversorgung ist von Bedeutung, wenn es zu einer Rotation eines zystischen Ovariums um seine Achse kommt (Stieldrehung), was klinisch ein akutes Abdomen zur Folge hat.

Epoophoron
Hydatiden

Neben dem Ovar, im Bereich der Mesosalpinx, kann man die Nebeneierstöcke (Epoophoron) als entwicklungsgeschichtliche Reste der Urniere finden, die sich klinisch gelegentlich als zystische Strukturen (Hydatiden) darstellen.

Aufbau des Ovars
- Rinde
- Mark

Hilus ovarii
- Blut- und Lymphgefäße
- vegetative Nerven

Der Eierstock besteht aus einer peripheren, dichteren Rindenschicht und einer lockeren, zentralen Markschicht, welche die Rinde nur am *Hilus ovarii* durchbricht. Hier verlaufen Blut- und Lymphgefäße sowie vegetative Nerven vom Mark bis in die Rinde.

Aufbau der Rinde
- Keimepithel
- Tunica albuginea
- Stroma ovarii
- Follikel

Die Rindenschicht, Cortex ovarii, besteht aus dem Epithelium superficiale, dem sog. Keimepithel, der Tunica albuginea und dem Stroma ovarii. Das Oberflächenepithel ist kubisch bis zylindrisch, ein modifiziertes Peritonealepithel. Unter ihm liegt die kollagenfaserreiche Tunica albuginea und erst darunter, im Stroma ovarii der Rinde, findet man die Follikel in unterschiedlichen Stadien (Primär-, Sekundär-, Tertiär- bzw. sprungreifer Follikel) sowie den Gelbkörper oder seine Reste bzw. atretische Follikel. Das Stroma ovarii besteht aus einem zellreichen Bindegewebe mit spindelförmigen Zellen sowie parallel, in Wirbeln oder „fischzugartig" angeordneten kollagenen und Gitterfasern. Das unruhige Bindegewebebild entspricht der Fähigkeit zu ständigen Umbauprozessen während der Zyklen.

Blutversorgung
- A. ovarica aus Aorta abdominalis
- R. ovaricus aus Arteria uterina

Die *Blutversorgung des Ovars* erfolgt durch die A. ovarica, die beidseits knapp unterhalb der Aa. renales aus der Aorta abdominalis entspringt.

Poststerilisations-Syndrom

Aus der A. uterina führt der Ramus ovaricus zum Ovar und anastomosiert im *Rete ovarii* mit der A. ovarica. Forcierte Koagulationen im Rahmen einer laparoskopischen Tubensterilisation können zu einer Minderdurchblutung mit der Konsequenz der Ovarialinsuffizienz führen (*Poststerilisations-Syndrom*).

venöse Versorgung
- V. ovarica dextra in die V. cava inferior
- V. ovarica sinistra in die V. renalis

Das venöse Blut fließt über die V. ovarica dextra in die V. cava inferior bzw. über die V. ovarica sinistra in die V. renalis. Die Innervation verläuft über den Plexus ovaricus aus dem Plexus aorticus sowie dem Plexus renalis.

Lymphabflußwege
- paraaortale Lnn.
- parakavale Lnn.
- Lnn. interiliaci
- Lnn. sacrales superiores
- Lnn. inguinales

Die *Lymphabflußwege* der Tuba uterina und des Ovars weisen einige Verbindungen auf, so daß sie gemeinsam besprochen werden. Die Lymphe fließt zu den paraaortalen und parakavalen Lymphknotenstationen (entlang der Ovarialvenen), den Lnn. interiliaci, den Lnn. sacrales superiores und den Lnn. inguinales (entlang der Ligg. rotunda).

2.3 Beckenboden

Der Beckenboden (Abb. 2-8) wird durch zwei Platten von Skelettmuskulatur, dem *Diaphragma pelvis* und *dem Diaphragma urogenitale*, gebildet. Der Beckenboden sichert die Lage der Bekkeneingeweide nach kaudal und unterstützt die Verschlußmechanismen für den Enddarm, die Vagina und die Urethra. Unter der Geburt muß der Beckenboden erweiterungsfähig sein und den Durchtritt des kindlichen Kopfes gewährleisten.

Diaphragma pelvis und Diaphragma urogenitale Funktionen
- Lagesicherung der Eingeweide
- Verschlußmechanismen
- Erweiterungsmöglichkeit

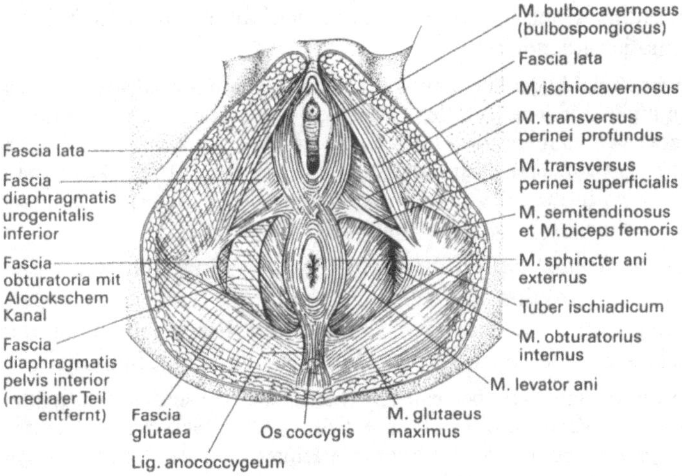

Abb. 2-8: Der Beckenboden der Frau [1].

Aus diesen widersprüchlichen biologischen Aufgaben resultiert, daß der weibliche Beckenboden eine funktionelle Kompromißlösung darstellen muß. Unter der Geburt ist die Belastung des Beckenbodens enorm. In der Austreibungsperiode walzt der andrängende kindliche Kopf beide Diaphragmen zum sog. „Weichteilansatzrohr“ aus. Die Muskulatur, die vorher dachziegel- oder kulissenartig angeordnet war, wird auseinandergeschoben und muß um 90 Grad in die Wand des Geburtskanals einschwenken. Dadurch wird die Muskulatur von innen, von der Fläche her belastet. Bei zu starker und zu schneller Dehnung kommt es zu Dammrissen, an denen in unterschiedlichem Maße auch die Beckenbodenmuskulatur beteiligt sein kann.

klinischer Hinweis
- weibliche Beckenboden ist eine funktionelle Kompromißlösung
- Geburtsmechanismen
- Geburtsbelastung

Komplikation bei Dammrissen

Das *Diaphragma pelvis* wird vom M. levator ani und dem sich dorsal anschließenden M. coccygeus gebildet.

Diaphragma pelvis
- M. levator ani
- M. coccygeus

Der M. levator ani zieht von der Hinterfläche des Os pubis, weiter lateral vom Arcus tendineus, einem sehnigen Verstärkungszug in der Faszie des M. obturator internus, bis zur Spina ischiadica. Der Muskel zieht mit geringer Schräge abwärts, nach medial und hinten, zum Ligamentum anococcygeum und umgreift mit einem Teil seiner Fasern den Anus

- Levator-Tor
- Levator-Schenkel

dorsal halbkreisförmig. Zwischen den Muskeln beider Seiten bleibt ventral ein Spalt für den Durchtritt von Anus, Vagina und Urethra, das Levator-Tor. Das *Levator-Tor* wird seitlich von den *Levator-Schenkeln*, den medialen Anteilen des Muskels, begrenzt.

- Spatium subperitoneale pelvis
- Fossa ischiorectalis
- Alcock-Kanal

Der M. levator ani wird oben und unten von einer Faszie bedeckt (Fascia diaphragmatis pelvis superior et inferior). Oberhalb des Muskels befindet sich der subperitoneale Bindegeweberaum, das *Spatium subperitoneale pelvis*. Zwischen dem Os coxae und der Unterseite des M. levator anti befindet sich die *Fossa ischiorectalis*, ein mit Fett und Bindegewebe ausgefüllter Raum, durch die Äste der Vasa pudenda interna und des Nervus pudendus ziehen. Deren Stämme verlaufen im *Alcock-Kanal* (Canalis pudendalis).

klinische Bedeutung des Alcock-Kanals
- Verlauf des N. pudendus
- Pudendusblock

Dieser Kanal in der lateralen Wand der Fossa ischiorectalis ist eine Faszienduplikatur innerhalb der Faszie des M. obturator internus und erstreckt sich vom Foramen ischiadicum minus (etwa 2 cm oberhalb vom Tuber ischiadicum) symphysenwärts. Medial vom Tuber kann man, etwa 2 cm in die Tiefe gehend, den Stamm des N. pudendus im Sinne einer Leitungsanästhesie (Pudendusblock) betäuben.

Funktion des M. levator ani
- tragende Funktion
- Verengung des Hiatus genitalis
- Rektumsphinkter

Der *M. levator ani* erfüllt gegenüber der Eingeweidesäule eine tragende Funktion. Bei seiner Kontraktion streben die bogenförmig um das Levator-Tor verlaufenden Fasern einen geraden Verlauf an und engen so den Hiatus genitalis von lateral ein.

M. coccygeus hat tragende bzw. haltende Funktion

Die Levatorschenkel üben eine Art Quetschmechanismus auf die Seitenwände der Vagina aus. Die Faseranteile, die das Rektum dorsal umfassen, pressen bei der Kontraktion die Hinterwand des Rektums gegen seine Vorderwand, so daß der Muskel eine Sphinkterfunktion erfüllt. Bei der Defäkation muß der Muskel erschlaffen. Die „Levatorfunktion" ist wegen des kleinen Steigungswinkels der Fasern bis zum tiefsten Punkt des Anus nur gering. Der *M. coccygeus*, der zwischen der Spina ischiadica und dem Lig. anococcygeum verläuft, hat nur tragende oder haltende Funktion.

Diaphragma urogenitale

Das *Diaphragma urogenitale* ist eine dreieckige Muskelplatte, die kulissenartig unterhalb des Levator-Tores im Bereich des Hiatus genitalis eingepaßt ist. Diese Muskelplatte ist zwischen den beiden Schambeinästen eingepaßt und hat nach dorsal einen freien Rand.

Funktion
- Haltung und Befestigung
- Verschluß und Erweiterung

Das Diaphragma urogenitale deckt somit die „permanente Bruchpforte" des M. levator ani von unten ab. Es verschließt das Levatortor, gibt den Mündungen von Darm und Urogenitaltrakt Halt bzw. Befestigung und ermöglicht neben dem Verschluß auch die Erweiterung.

Muskulatur des Diaphragma urogenitale:
- Mm. transversus perinei profundus et superficialis
- M. ischiocavernosus
- M. bulbospongiosus
- M. sphincter ani externus

Zum Diaphragma urogenitale gehören folgende Muskeln: Mm. transversus perinei profundus et superficialis, M. ischocavernosus, M. bulbospongiosus, M. sphincter ani externus.

Der M. bulbospongiosus und der M. sphincter ani externus verlaufen ringförmig um Anus und Vestibulum vaginae. Sie kreuzen sich im Bereich des Centrum tendineum perinei in Gestalt einer Acht. Der M. bulbospongiosus bedeckt im Bereich der großen Labien die Bulbi vestibuli medial nicht ganz. Er verengt das Vestibulum vaginae und ist ein Hilfsmuskel für den Blasenverschluß. Der M. ischiocavernosus ist dem absteigenden Schambeinast angelagert und überdeckt von unten die Crura clitoridis. Der M. transversus perinei profundus ist die wichtigste Querverspannung zwischen Scham- und Sitzbeinästen. Der *M. sphincter urethrae externus* (Rhabdosphinkter) wird als Abspaltung dieser Querverspannung aufgefaßt. Er umgreift als willkürlicher Schließmuskel das Ostium urethrae externum kreisförmig bzw. halbkreisförmig. Auf der Unterseite des M. transversus perinei profundus liegt im hinteren Drittel die Bartholin-Drüse. Hinter dem freien Rand des Diaphragma urogenitale befindet sich die Fossa ischiorectalis, die sich oberhalb des Diaphragma urogenitale und unterhalb des vorderen Anteils des N. levator ani in einen Recessus pubicus fortsetzt.

– M. sphinkter urethrae externus

Der muskuläre Beckenboden ist nur ein Teil der haltenden Kräfte des Beckenausganges. Weitere Faktoren sind die bindegewebige Einpassung der Organe in das Spatium subperitoneale pelvis, die „Schwebelage" des Uterus mit Anteversio und Anteflexio, die Intaktheit der Bauchdecke sowie die Kohäsionskräfte der Eingeweide.

haltende Kräfte des Beckenbodens
– Diaphragmen
– Bänder
– Bindegewebe
– intakte Bauchdecken
– Kohäsionskräfte

Der Beckenboden gehört also zu den Faktoren eines labilen dynamischen Gleichgewichtes mit der Tendenz zur Ausbildung eines Ungleichgewichtes nach kaudal im Sinne von Descensus oder Prolaps.

2.4 Weibliche Brust

Die weibliche Brust gehört entwicklungsgeschichtlich zu den *Hautanhangsgebilden*. Sie besteht aus dem Drüsengewebe, der Brustwarze mit dem Warzenhof und dem stark gegliederten Bindegewebekörper mit eingelagertem Fettgewebe (Abb. 2-9).

Hautanhangsgebilde
– Drüsengewebe
– Fettgewebe
– Bindegewebe
– Brustwarze
– Warzenhof

Die Struktur des Bindegewebes, die Ausprägung der Cooper-Fasern und die Menge des Fettgewebes bestimmen Größe und Form der Brust.

Die erhabene Brustwarze (Mamilla) ist vom Warzenhof (Areola mammae) umgeben. Beide sind pigmentiert.

Brustwarze und Warzenhof
– Milchgänge
– Glandulae
– Talg- und Schweißdrüsen
– glatte Muskulatur

In die Brustwarze münden 15–20 Milchgänge (Ductus lactiferi). Der sehr variabel ausgeprägte Warzenhof hat runzlige Haut, unter welcher die Glandulae areolares (große und kleine Talgdrüsen) sowie Schweißdrüsen liegen.

Der Brustdrüsenkörper besteht aus 15–20 verzweigten, tubuloalveolären Einzeldrüsen, die zu Lobi gruppiert sind. Jeder Einzeldrüse ist in Richtung der Mamille ein Milchgang (Ductus lactiferus) zugeordnet (Abb. 2-10).

Brustdrüse
– Lobi
– Sinus lactiferi
– Ductus lactiferi
– einschichtiges Epithel
– apokrine Sekretion
– zyklusabhängiges Proliferationsverhalten

Die Ductus erweitern sich vor ihrer Mündung mamillennah in die Sinus lactiferi. Dieses Ausführungsgangsystem ist in Bindegewebe, Blutgefäße und viel glatte Muskulatur eingebettet. Bei entsprechenden Reizen (Saugakt, sexuelle Stimulation) kommt es zur Mamillenerektion. Das

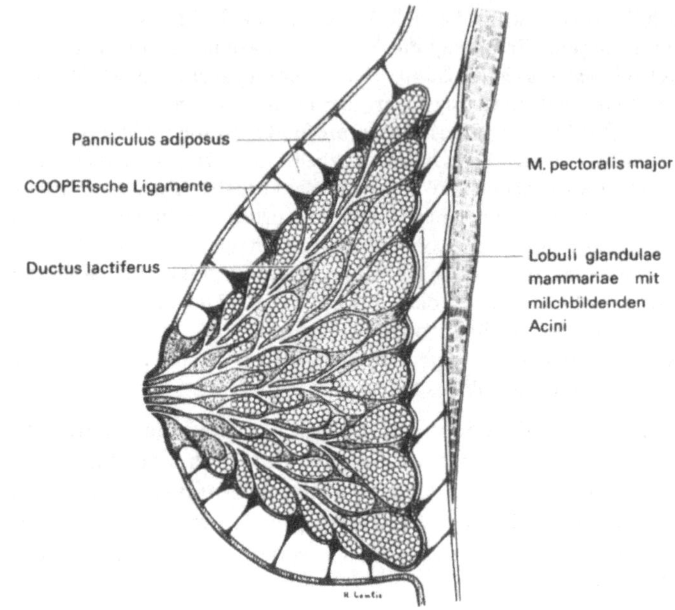

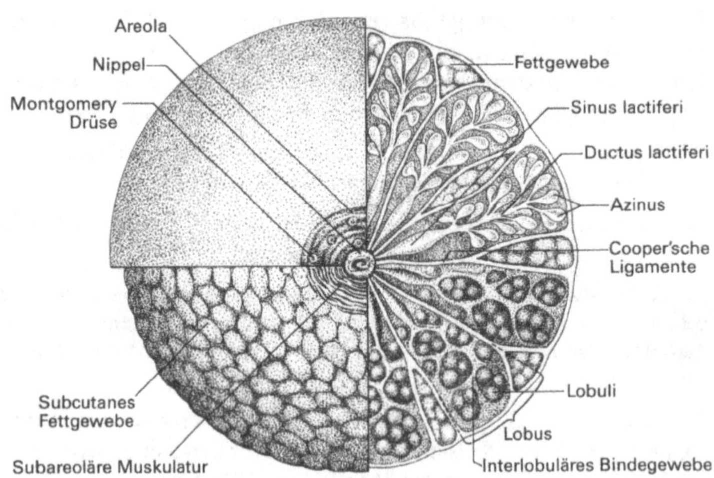

Abb. 2-10: Aufbau der weiblichen Brustdrüse [1].

einschichtige Epithel der Drüsenendstücke sezerniert in graviditate und in der Laktation apokrin. Die ovariellen und hypophysären Hormone beeinflussen die epitheliale Proliferation.

Blutversorgung
- Rr. perforantes aus A. thoracica interna
- A. thoracica lateralis
- A. thoracoacromialis
- Aa. intercostales
- perimamilläre Anastomosen

Die Mamma wird medial durch die Rami perforantes (Rr. mammarii mediales) der A. thoracica interna (1.–4. ICR), lateral und kranial durch die A. thoracica lateralis und A. thoracoacromialis versorgt. Äste der Interkostalarterien ziehen durch die Pectoralismuskulatur zur Basis der Brustdrüse. Die konzentrisch im Fettgewebe verlaufenden Arterien anastomosieren zu einem dichten Geflecht, das den Warzenhof und die Mamille versorgt.

Lymphknotengruppen
- zentrale Lnn.
- extern mammäre Lnn.
- supra- und infraklavikuläre
- axilläre Lnn.
- interpektorale Lnn.
- Mammaria interna-Lnn.

Die *Lymphabflußwege* der Brustdrüse sind komplex. Ihre Kenntnis ist bei der Palpation der Mammae und der Achselhöhlen sowie bei entsprechenden Operationen von großer Bedeutung. Die Lymphabflußwege der Brustdrüse führen zu den zentralen, den extern mammären, den supra- und infraklavikulären, den axillären, den interpektoralen und den Mammaria interna-Lymphknoten.

Lymphabflußwege

Klinisch werden vier wesentliche Abflußwege beschrieben:

1. entlang der Blutgefäße um den Pectoralisrand zu den Axillär- und Subklaviagefäßen,
2. entlang der A. mammaria interna,
3. transpektoral zur A. mammaria interna und zur A. subklavia sowie
4. die kutanen Bahnen.

Hieraus ergeben sich entsprechende Konsequenzen für die Palpation. Es gegnügt nicht, allein die Brust abzutasten. Die Axilla sowie die Supra- und Infraklavikulargruben müssen ebenfalls untersucht werden.

Mammakarzinom

Der Lymphknotenbefall hängt von der Lokalisation des *Mammakarzinoms* ab (Abb. 2-11).

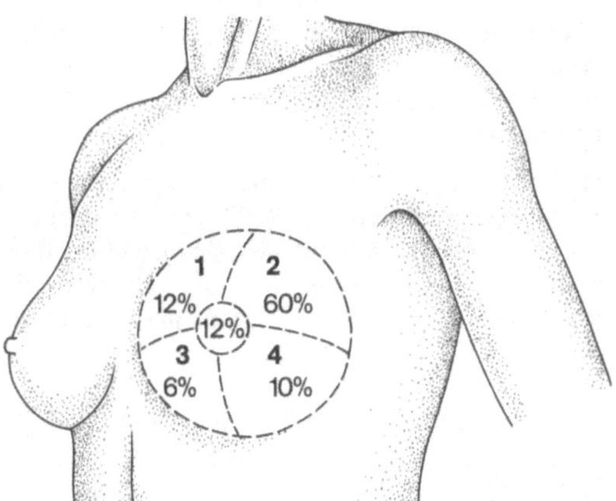

Abb. 2-11: Häufigkeit der Karzinomentstehung in der Brustdrüse. Beachte die Einteilung der Brustdrüse in „Quadranten".

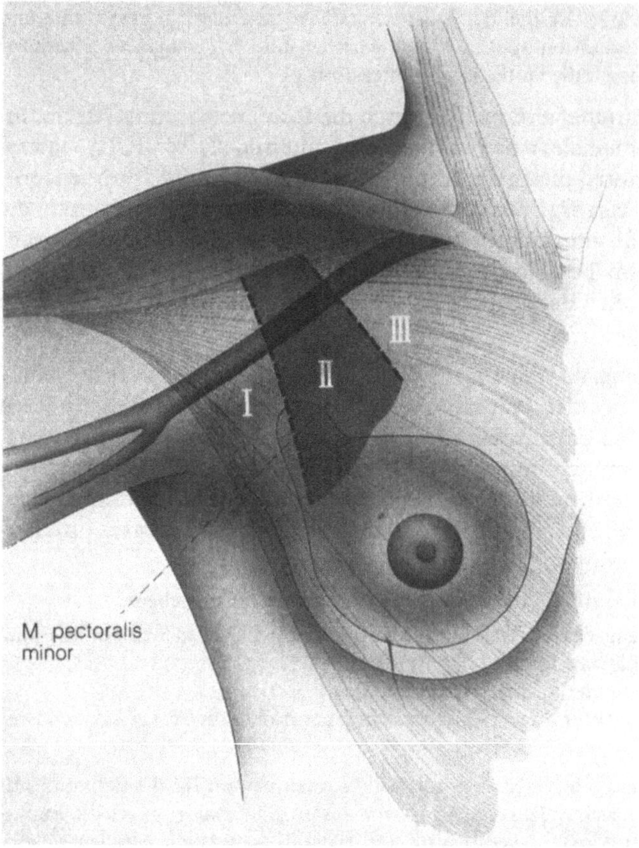

Abb. 2-12: Chirurgische Einteilung der Lymphknotenstationen in die Level I-III [7].

Da die Mehrzahl der Karzinome im oberen äußeren Quadranten gefunden werden, ist die Wahrscheinlichkeit des Befalls der Mammaria interna-Lymphknoten mit 13–15% relativ gering. Am häufigsten wird die Gruppe der zentralen Lymphknoten metastatisch befallen (ca. 90%).

klinische Einteilung der Lymphknotenstationen
- Level I
- Level II
- Level III

Aus chirurgischer Sicht werden die axillären Lymphknotenstationen in drei Level unterteilt, wobei das Level I von der Axilla bis zum lateralen Rand des M. pectoralis minor reicht, während sich das Level II hinter dem M. pectoralis minor befindet. Mediokranial des M. pectoralis minor, jedoch unterhalb der A. subclavia definiert man Level III (Abb. 2-12).

3. Gynäkologische Untersuchung

A. Ebert, H. Weitzel

„... es ist besser, zwischen Anamnese und Untersuchung an zu viel als an zu wenig zu denken... Die Diagnose formt sich allmählich während der Anamnese und Untersuchung...“ Walter Stoeckel

3.1 Untersuchung des äußeren Genitale

Nach didaktischen Gesichtspunkten unterscheidet man die äußere Untersuchung des weiblichen Genitale von der inneren Untersuchung. Die äußere Untersuchung besteht aus *Inspektion* und *Palpation.* In verschiedenen Situationen empfehlen sich ebenfalls *Perkussion*, *Auskultation* und *Mensuration* (Befundausmessung). Alle pathologischen Untersuchungsbefunde müssen gut, ggf. fotografisch oder per Video, dokumentiert werden. Die gynäkologische Untersuchung beginnt immer mit der Inspektion des Abdomens und der äußeren Geschlechtsorgane.

Untersuchungsmethoden
- Inspektion
- Palpation
- Perkussion
- Auskultation
- Mensuration

Befunddokumentation
- schriftliche Skizze
- Foto, Video

3.1.1 Abdomen und Regio inguinalis

Bei der *Inspektion des Abdomens* muß man auf die Symmetrie des Bauches und des Beckens achten, auf die Form und Ausprägung des Bauchnabels sowie die Beschaffenheit der Haut. Von Interesse sind Farbe, Pigmentierungen (café-au-lait), Behaarungstyp, Muskeldiastasen und Ödeme. Die Venenzeichnung (Spider naevi, Venektasien) kann Hinweise auf schwere Lebererkrankungen geben. Unter Fettschürzen findet man häufig eine therapiebedürftige Intertrigo (Abb. 3-1). Operationen hinterlassen auf der Bauchdecke ein charakteristisches Narbenspiel.

Inspektion des Abdomens
- Symmetrie
- Form
- Bauchnabel
- Hautbeschaffenheit
- Venenzeichnung
- Intertrigo
- Narben

Voroperationen können das Vorgehen bei operativen Eingriffen beeinflußen. So hängt die Indikationsstellung zu einer vaginalen Hysterektomie u. a. von der Art der vorherigen Bauchoperationen ab.

Striae können nicht nur auf abgelaufene Schwangerschaften hinweisen, sondern auch auf konstitutionelle Besonderheiten oder Erkrankungen der Nebenniere. Auffällige Naevi sollte man genau, ggf. mit einer Lupe betrachten und die Patientin befragen, ob sie diese Hautveränderungen „schon immer“ habe oder ob sie ihr neu vorkämen. Das maligne Melanom hat sich in den Industrieländern zu einem der häufigsten Malignome entwikkelt.

- Striae
- Naevi

- malignes Melanom (Inzidenz $15/10^5$/Jahr)

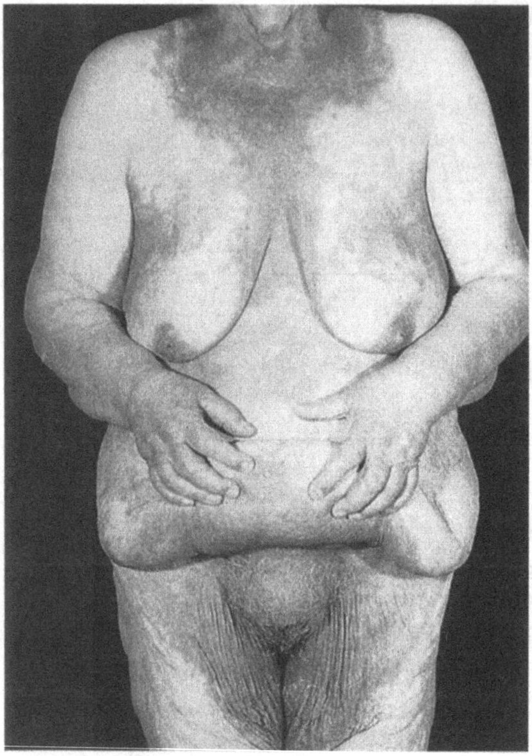

Abb. 3-1: Unter der Fettschürze und im Genitalbereich (sowie in der Halsregion!) der Patientin findet man eine ausgeprägte Mykose.

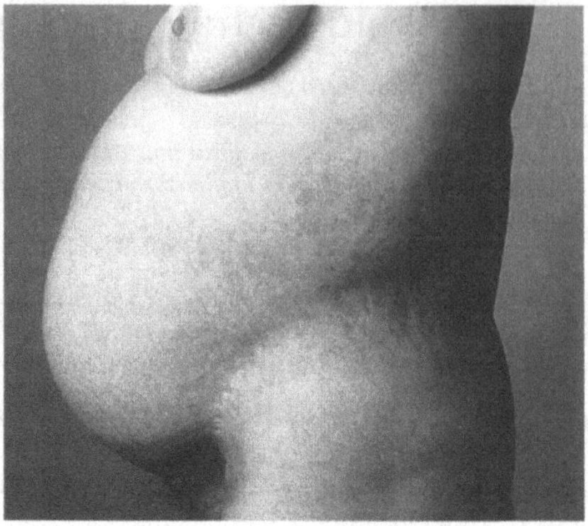

Abb. 3-2: Patientin mit Ovarialkystom. Beachte die über der Crista iliaca deutlich sichtbaren Striae.

Zunahme des Bauchumfanges
- Adipositas
- Schwangerschaft
- Tumor
- Aszites
- Leberzirrhose
- Vitium cordis
- Tuberkulose

Aszites-Nachweis
- Ultraschall
- Mensuration

Eine *Zunahme des Bauchumfanges* kann durch Tumore des weiblichen Genitale, durch Tumore anderer intraabdominaler Organe, durch Aszites oder eine Schwangerschaft bedingt sein (Abb. 3-2). Lage, Größe, Form oder Verschieblichkeit solcher Veränderungen geben dem Bauch oft eine charakteristische Form, Größe oder Konsistenz. Ein zunehmender Bauchumfang weist gerade bei älteren Frauen häufig auf die Entwicklung von Aszites hin. Diese Frauen geben dann an, daß ihnen in letzter Zeit die Röcke oder Hosen zu eng geworden seien. Man sollte gezielt nach diesem Sachverhalt und dem Zeitpunkt seiner Entstehung fragen, da Aszites oft ein Symptom maligner Erkrankungen ist. Freier Aszites wölbt im Stehen die Mittellinie des Bauches vor, im Liegen die Flanken.

Im Ultraschall läßt sich der Aszites problemlos nachweisen. Schwieriger ist es jedoch, die Dynamik der Aszitesbildung oder -neubildung zu dokumentieren, da es teilweise unmöglich ist, alle Aszitesreservoires sonographisch auszumessen und sich diese außerdem verlagern können. Meist genügt, beispielsweise im Rahmen einer antineoplastischen Chemotherapie, die einfache Messung des Bauchumfanges (Mensuration). Ein Bandmaß wird um den Bauch gelegt und in Höhe des Bauchnabels abgelesen. Neben subjektiven Symptomen (z. B. der Zu- oder Abnahme der Atemnot in Abhängigkeit von der Zu- bzw. Abnahme des Aszites bei einem fortgeschrittenen Ovarialkarzinom) kann diese leicht durchführbare Untersuchung wertvolle Zusatzhinweise über den Krankheitsverlauf liefern.

Palpation des Abdomens
- richtige Lagerung
- warme Hände
- sanfter Druck
- Senkung der Bauchdeckenspannung
- Ablenkung
- Vermeidung von Schmerzreizen

Die *Palpation der Bauchdecke* ist eine einfache orientierende Untersuchungstechnik. Die Patientin liegt bequem rücklings im Bett oder auf der Untersuchungsliege. Der Oberkörper sollte leicht erhöht, die Beine in Hüfte und Knie leicht gebeugt sein. Diese Haltung entspannt die Bauchdecke. Der Arzt steht oder sitzt seitlich neben der Frau. Oft ist es günstig, die Patientinnen während der Untersuchung durch Fragen oder Gespräche abzulenken. Die Palpation muß sanft und mit warmen Händen erfolgen. Jeder starke Druck löst auch ohne Schmerz Muskelkontraktionen und damit eine vermehrte Bauchdeckenspannung aus, was die Untersuchung erschwert.

palpable Befunde
- Größe?
- Konsistenz?
- Oberflächenstruktur?
- Organzuordnung?
- Mobilität?
- Dolenz? Druckdolenz?

Normalerweise ist das weibliche Genitale einer solchen Palpation von außen nicht zugänglich, da Uterus und Adnexe zu tief im kleinen Becken liegen (Abb. 3-3). Nur dann, wenn pathologische Prozesse Uterus, Eierstöcke oder Tube massiv vergrößert haben (z. B. Myome, Kystome, Saktosalpinx o. ä.) oder der Uterus in der Schwangerschaft über die Symphyse steigt, kann man Veränderungen durch die Bauchdecke tasten. Diese müssen je-

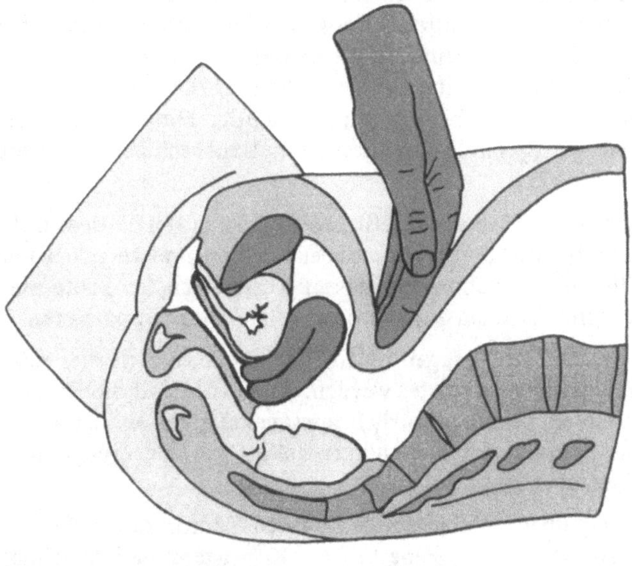

Abb. 3-3: Das normale innere Genitale ist der alleinigen äußeren Palpation nicht zugänglich [8].

Tab. 3-1: Mögliche Schmerzursachen im Abdominalbereich (Beispiele)

Lokalisation	Rechts	Mitte	Links
Genitale Ursachen (Unterbauch (UB))			
UB	Ovarialzyste Stieldrehung EUG Ovarialtumor Adnexitis Ovulation	Dysmenorrhoe Kolpitis Psychosomatik Fremdkörper nekrotisierendes Myom	Ovarialzyste Stieldrehung EUG Ovarialtumor Adnexitis Ovulation
Extragenitale Ursachen (Oberbauch (OB); Mittelbauch (MB))			
OB	Hepatitis Lebertumor Gallenstein	Pneumonie Pankreatitis Ulcus ventriculi	Milzruptur M. Hodgkin
MB	Nierenkolik Appendizitis Meckel-Divertikel Invagination	Nabelhernie Enteritis Ileus Mesenterialinfarkt	Nierenkolik Pankreatitis
UB	Appendizitis Leistenhernie Zystopyelitis	Zystitis Psychosomatik	Leistenhernie Zystopyelitis Lymphadenitis mesenterialis

Probleme
- Adipositas
- Blähungen
- Obstipation
- Schmerzen

doch schon eine erhebliche Größe erreicht haben, um ihre Konsistenz, Verschieblichkeit und Oberflächenbeschaffenheit transabdominal beurteilen zu lassen. Einschränkend kommt hinzu, daß es sich nicht um allzu adipöse Frauen handeln darf. Aber auch bei schlanken Frauen ist die exakte Zuordnung pathologischer Tastbefunde zu einem Organ schwierig. Dennoch sollte die Palpation nicht unterbleiben, da sie wichtige Hinweise für genitale oder extragenitale Ursachen von Bauchschmerzen liefern kann (Tab. 3-1).

Hinweis
- Schmerz lokalisieren lassen!
- Palpation von der schmerzfreien zur schmerzhaften Seite
- Leber? Milz? Gallenblase? Magen? Nieren?

Vor Beginn der Palpation läßt man sich von der Patientin die schmerzhafte Region eingehend beschreiben und zeigen. Kann die Patientin die Schmerzen genau lokalisieren, so sollte man von der schmerzfreien zur schmerzhaften Seite hin palpieren.

Leber, Gallenblase, Magen und Milz müssen, soweit dies möglich ist, ebenfalls abgetastet werden. Auch hier sind die Befunde bei schlanken Frauen natürlich aussagekräftiger als bei adipösen. Die Prüfung der Nierenlager gehört zu jeder gynäkologischen Untersuchung.

palpabler Tumor
- Malignom?
- Kystom?
- Darmtumor?

Gelingt es, über die Bauchdecken einen Tumor zu ertasten, so muß versucht werden, seine Größe, Konsistenz und Mobilität, d. h. die Verschieblichkeit des Befundes gegenüber der Bauchdecke oder anderen Strukturen abzugrenzen.

Meist handelt es sich um große Uterusmyome oder um fortgeschrittene Malignome. Gelegentlich kann man jedoch auch in die Bauchhöhle aufsteigende Ovarialkystome oder andere in Aszites flottierende Ovarialtumore tasten. Differentialdiagnostisch kommen Darmtumore in Betracht. Legt man die flache Hand auf den palpablen Tumor im Bauch einer liegenden Frau und verschwindet dieser in Richtung kleines Becken, wenn sich die Kranke aufrichtet, so kann dies ein weiterer Hinweis für einen Genitaltumor sein.

Palpation als orientierende Untersuchungsmethode
- Ovarial-/Genitaltumor?
- Darmtumor?

Die gynäkologische Untersuchung, die Sonographie und ggf. bildgebende Untersuchungen (z. B. MRT) müssen den Befund weiter eingrenzen: Größe (Metrik!)? Ursprung? Malignitätskriterien? Beziehung zu Nachbarorganen? Aszites?

Abklärung durch
- gynäkologische Untersuchung
- sonographische Kriterien

Auch wenn die *Perkussion* heute in der Gynäkologie kaum noch eine Rolle spielt, sei doch darauf hingewiesen, daß man über Tumoren, einem tumorös verbackenen Omentum oder Aszites einen gedämpften, über Darmschlingen hingegen einen tympanischen Schall hört. Klinisch kann man durch Lagewechsel der Patientin das Phänomen des Schallwechsels provozieren, wenn sich z. B. Aszites frei zwischen den Darmschlingen bewegt.

Perkussion
- tympanischer Schall über Tumoren
- Schallwechselphänomen bei Aszites

Die *Auskultation* des Abdomens hat ihre klinische Bedeutung im Rahmen der gynäkologischen Untersuchung nicht verloren. Auskultiert wird über allen vier Quadranten des Bauches. Abnehmende oder fehlende Darmgeräusche sind ein Symptom des paralytischen Ileus, hochstehende klingende Darmgeräusche weisen auf einen mechanischen Ileus oder Subileus hin. Neben postoperativen Komplikationen können u. a. aszendierende Infektionen, rupturierte Tubarprozesse, Metastasen, Strahlen- oder Zytostatikatherapien ileusähnliche Zustände oder ein akutes Abdomen hervorrufen.

Auskultation
- *paralytischer Ileus*
- *mechanischer Ileus*
- *ileusähnliche Zustände*

Inspiziert und palpiert werden immer die Lymphknoten in der *Regio inguinalis*, wo sich üblicherweise reis- bis hirsekorngroße Knötchen tasten lassen. Vergrößerte Lymphknoten findet man bei entzündlichen und venerischen Genitalerkrankungen, Malignomen im Genitalbereich und bei einer Reihe systemischer Erkrankungen, wie z. B. dem M. Hodgkin. Inguinalhernien sollten ebenso wie Nabelhernien bei der gynäkologischen Untersuchung entdeckt werden. Hierzu läßt man die Patientin aktiv den intraabdominalen Druck erhöhen, d. h. Husten oder Pressen und palpiert gleichzeitig die äußere Mündung des Canalis inguinalis oder anderer Loci minores resistentiae, z. B. Narben oder den Nabel.

Regio inguinalis
- entzündliche Genitalerkrankungen
- venerische Erkrankungen
- Genitalmalignome
- Systemerkrankungen
- Hernien

Prüfung der Bruchpforten!

3.1.2 Vulva

Die Untersuchung des äußeren Genitale beginnt mit der Inspektion. Die Patientin liegt auf dem gynäkologischen Untersuchungsstuhl. Große und kleine Schamlippen, Klitoris, Damm,

Inspektion der Vulva
- Labien
- Klitoris

- Damm
- Vestibulum
- Hymen
- Mons pubis

Vestibulum vaginae und Hymen werden betrachtet und systematisch auf pathologische Veränderungen oder physiologische Normvarianten hin abgesucht. Registriert werden der Behaarungstyp, Form und Beschaffenheit des Mons pubis, Ausprägung, Konsistenz und Farbe der Labien.

achten auf
- Form der Vulva
- Hautveränderungen
- Kratzwunden
- Entzündungen
- Gewaltzeichen
- Tumore, Naevi
- Narben, Fehlbildungen

Bei Nulliparae ist der Vulvaspalt in der Regel durch das Aufeinanderliegen der Labien geschlossen. Die kleinen Labien können völlig verdeckt sein (im Kindesalter immer!) oder zwischen den großen Labien hervortreten (ethnische Unterschiede!). Bei Frauen, die geboren haben, kann die Vulva klaffen. Man achte auf Kratzwunden (Diabetes? Vulvitis?), Prellungen, Zeichen äußerer Gewalt, Tumore, Naevi und andere Hautveränderungen, Narben, die z. B. von Episiotomien herrühren können, Fehlbildungen und Entzündungszeichen (Abb. 3-4).

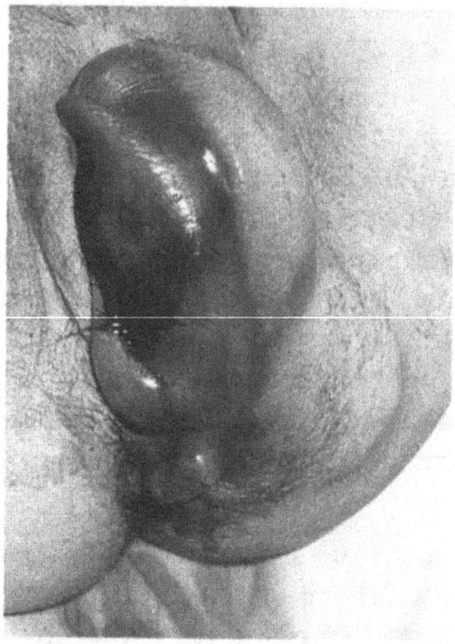

Abb. 3-4: Riesiges Labienödem (teilweise hämorrhagisch infarziert) nach unsachgemäßer Versorgung einer Episiotomie.

Untersuchung bei Verdacht auf Notzuchtdelikte

Besondere (forensische) Bedeutung hat die Inspektion und die Befunddokumentation (Farbphoto, Video) bei Verdacht auf *Vergewaltigungsdelikte*. Es muß der gesamte Körper der betroffenen Frau untersucht werden. Die Art und Weise der stattgefundenen Gewalteinwirkungen sollte man sich chronologisch schildern lassen. Bei Verletzungen müssen die exakte Lokalisation, die Ausdehnung und die Farbe der Läsionen angegeben werden. Prädilektionsstellen (Hals, Oberschenkel, Oberarme, Schleimhäute) werden abgesucht. Das Fehlen von Verletzungen muß nicht gegen eine Vergewaltigung sprechen. Zur Befunddokumentation gehört auch das Asservieren von Beweismitteln (Blut, Sperma, Kleidungsstücke mit Körperflüssigkeiten, Auskämmen der Schamhaare, Zytologie). Bei der schriftlichen Dokumentation ist die akribische Beschreibung der Befunde wichtiger als eine scheinbar klare Diagnose. Nach einer stumpfen Gewaltanwendung ist eine nochmalige klinische Kontrolle nach 24 Stunden erforderlich (Hämatombildung!).

Introitus vaginae

Spreizt man die Labien, so blickt man auf den Introitus vaginae. Bei einer Virgo intacta befindet sich im Zentrum des Introitus der Hymen, ein Häutchen mit einer (oder mehreren) mehr oder weniger weiten Öffnung (s. Kap. 2). Sowohl die Elastizität des Hymens als auch die Ausprägung des Foramen hymenalis weisen ein breites Spektrum auf. Bei der Einschätzung der Virginität sollte man aus diesen Gründen sehr zurückhaltend sein. Radiäre Einrisse im Hymenalsaum sprechen für einen stattgefundenen Koitus oder sexuelle Manipulation. Ausgeprägte Einrisse, die vom Hymen nur noch zapfenartige Reste übriglassen, deuten auf Geburten in der Vorgeschichte hin.

Hymen vaginalis
- Form
- Ausprägung
- Elastizität
- Carunculae

3.1.2.1 Entzündungen und Abszesse

Vulvitissymptome

Entzündungen im *Vulvabereich* (Vulvitis) sind häufig. Die Frauen klagen über Juckreiz (Pruritus) oder brennende Schmerzen, Miktions- und/oder Kohabitationsbeschwerden. Die *Ursachen* der Vulvitis kann man in vaginale, äußere und systemische unterteilen. Zu den vaginalen Ursachen zählen vor allem Mykosen, aber auch Infektionen mit anderen Erregern (z. B. Trichomonaden, Herpes-Viren).

Ursachen
- vaginale
- äußere
- systemische

Äußere Ursachen einer Vulvitis können mechanischer oder chemischer Natur sein, so z. B. reibende, enge Unterwäsche, Tampons und Vorlagen, Geschlechtsverkehr oder sexuelle Manipulationen, Kosmetika, Intimsprays, Seifen, Waschmittel, aber auch allergische Reaktionen, Parasiten u. ä.

- *äußere Ursachen*
  - mechanische
  - chemische
  - parasitäre

Bei anhaltenden, rezidivierenden oder therapieresistenten Vulvitiden sollte man Allgemeinerkrankungen, wie z. B. Diabetes mellitus oder Hyperbilirubinämie, Östrogenmangel, endokrinologische Erkrankungen und vulväre Präkanzerosen ausschließen.

- *systemische Ursachen*

Malignomausschluß!

Inspektionsbefunde

Bei der Vulvitis findet sich eine fleckige oder diffuse Rötung der Haut, die mit schmierigen Belägen bedeckt sein kann. Erosionen und Ulzera machen jede Berührung äußerst schmerzhaft. Oft ist eine innere gynäkologische Untersuchung nicht möglich. Alle klinischen Übergänge von einer leichten Rötung mit kaum merklichem, passagerem Juckreiz bis hin zur oben beschriebenen Symptomatik sind möglich.

virale Vulvitiden

Besonders schmerzhaft ist die Infektion der Vulva mit den verschiedenen Stämmen des DNA-Virus HSV-2 (Herpes genitalis). Brennen, Fluor, gegebenenfalls Dysurie oder Dyspareunie, verbunden mit Temperaturerhöhungen und Schwellungen der Leistenlymphknoten führen die Frau zum Arzt.

Symptome
- Schmerz, Fluor
- Lymphknotenschwellung

- Rötung, Beläge
- Bläschen, Ulzera

Neben lokalen Rötungen findet man ca. 2–3 mm durchmessende Bläschen mit klarem Inhalt. Diese rupturieren im weiteren Verlauf der Erkrankung und bilden scharfe, wie ausgestanzt aussehende Ulzera mit rötlichem Randsaum und Krusten. Später findet man in den Ulzerationen gelblich-weißliche Beläge.

bakterielle Superinfektion möglich! Kandida?

Eine HSV-Infektion geht oft mit einer *bakteriellen oder Pilzsuperinfektion* einher, so daß die Diagnose prima vista nicht einfach zu stellen ist.

Bartholin-Abszeß
Symptome
- palpabler Tumor
- Rubor
- Dolor
- Calor
- Functio laesa

Einen Abszeß der Bartholin-Drüse sieht man auch ohne zusätzliches Spreizen der Labien (Abb. 3-5). Der Allgemeinzustand der Patientin ist mäßig bis stark beeinträchtigt. Sie klagt über zunehmende Schmerzen und ein Druckgefühl im Vulvabereich. Medial einer großen Schamlippe imponiert dann eine rundliche, rote, hochdolente, zystische Geschwulst. Durch eine Infektion der Drüse oder ihres Gangsystems kommt es zur entzündlichen Verklebung der Drüsenausführungsgänge. Die Drüse schwillt an.

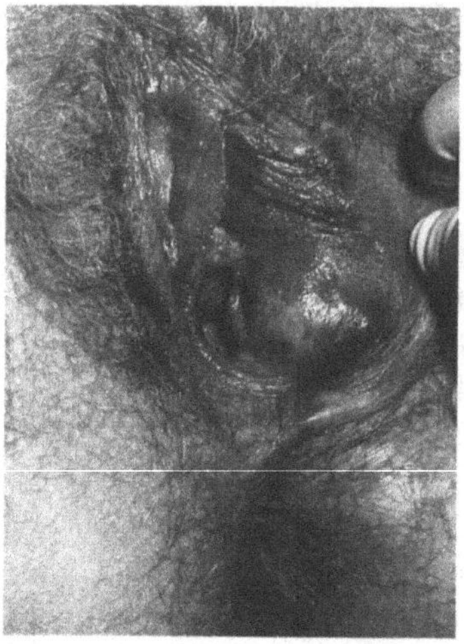

Abb. 3-5: (Pseudo-) Abszeß der Bartholin-Drüse.

Abszeßreifung
- Fluktuation

Einen reifen Bartholin-Abszeß (korrekt: Empyem) erkennt man an der Fluktuation des Inhaltes. Die darüberliegende Haut ist pergamentartig ausgedünnt.

- Spontanperforation

Unbehandelt kann es zu einer Spontanperforation kommen. Die Therapie der Wahl besteht in der Spaltung und der Marsupialisation (Vollnarkose!) sowie in postoperativen desinfizierenden Sitzbädern. Ein bakteriologischer Abstrich ist obligat (Gonorrhoe?). Die Wunde granuliert von selbst aus, was noch einige Zeit Beschwerden machen kann. Der Allgemeinzustand der Patientin bessert sich jedoch schlagartig.

Bartholin-Zyste
- Tumor

Tastet man im Bereich der Bartholin-Drüsen nur eine rundliche Geschwulst ohne Entzündungszeichen, so handelt es sich wahrscheinlich um eine Bartholin-Zyste, die bei Beschwerden marsupialisiert oder ausgeschält werden kann.

– kleine Entzündungszeichen

Ein Karzinom der Bartholin-Drüse gehört zu den onkologischen Raritäten.

kein Eingriff ohne Histologie!

3.1.2.2 Kondylome

Zu den häufigen Erkrankungen der Vulva gehören die Feigwarzen. Man unterscheidet spitze Kondylome (*Condylomata acuminata*) von flachen Kondylomen (*Condylomata lata* = vulväre Manifestationen der Syphilis). Die durch HPV (6, 11) hervorgerufenen Condylomata acuminata findet man im Vulva-, Vaginal- und Analbereich (Abb. 3-6).

Condylomata accuminata
Ätiologie – HPV 6,11
Condylomata lata

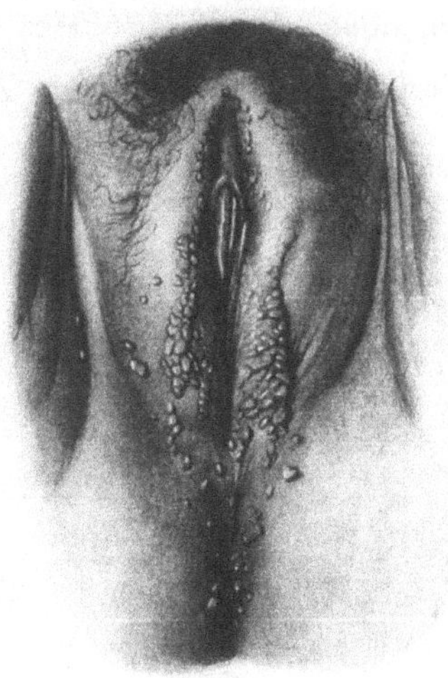

Abb. 3-6: Condylomata acuminata.

Sie wachsen beetförmig, selten solitär, meist gruppiert. Bei der Untersuchung muß immer geprüft werden, ob die Condylomata acuminata auch Scheide, Zervix oder die inneren Anteile des Analkanals befallen haben.

Scheide und Anus prüfen!

3.1.2.3 Geschlechtskrankheiten

Klagt die Patientin über ziehende Unterbauchschmerzen oder Symptome einer Adnexitis (s. Kap. 3.2.5.2), sollten bakterielle Abstriche nicht nur von der Zervix uteri, sondern auch aus der Urethra entnommen werden. Dies gilt auch für Patientinnen mit Zervizitis, Proktitis, Bartholinitis und Urethritis. In diesen Fällen muß eine Gonorrhoe (Tripper) als Entzündungsursache ausgeschlossen werden.

Abstriche von
– Zervix
– Urethra

DD: Gonorrhoe
Inzidenz $400/10^5$/Jahr
Erreger: Neisseria gonorrhoeae

Nachweistechniken
- Methylenblau
- Gramfärbung
- Kultur

Beweisend für die Diagnose einer Gonorrhoe ist nur der Erregernachweis in der Kultur. Dennoch liefern die Abstrichfärbungen mit Methylenblau und die Gramfärbung wertvolle Hinweise für das therapeutische Vorgehen. Im Methylenblau-Präparat färbt sich Neisseria gonorrhoeae blau, in der Gramfärbung rot (intrazellulär).

Einteilung
- obere Gonorrhoe
- untere Gonorrhoe

Komplikationen
- Endomyometritis
- Salpingitis, Sterilität
- Pelveoperitonitis
- Arthritis, Karditis etc.

Man unterscheidet bei der Frau zwischen einer *unteren* und einer *oberen Gonorrhoe.* Während Pollakisurie, Algurie, putrid-grünlicher Fluor sowie ein entzündlich-dolenter, geröteter Introitus mehr für eine untere Gonorrhoe sprechen, deuten die Symptome einer Adnexitis auf eine obere Gonorrhoe hin. Zu den *Komplikationen* des Trippers zählen, neben einer möglichen Endomyometritis, die Salpingitis und seltener die Pelveoperitonitis. Häufig verläuft eine Gonorrhoe bei der Frau auch völlig asymptomatisch. Die Gonorrhoe kann zur tubaren Sterilität führen.

Syphilis
Inzidenz $10/10^5$/Jahr
Ätiologie: Treponema pallidum

Syphilitische Primäraffekte manifestieren sich vor allem im Bereich der Vulva (Abb. 3-7).

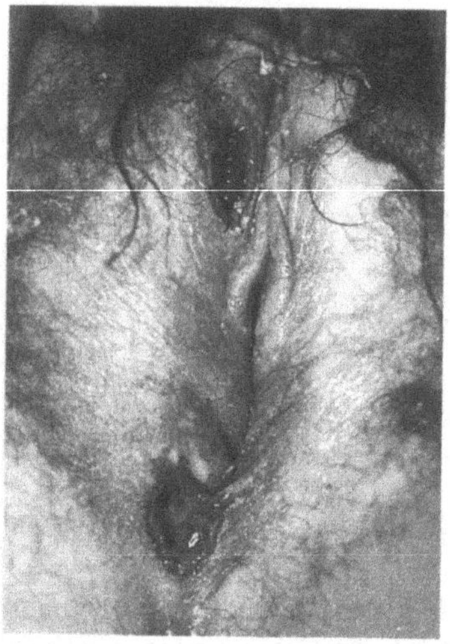

Abb. 3-7: Syphilitischer Primäraffekt im Klitorisbereich und an der hinteren Kommissur.

Die Syphilis wird durch *Treponema pallidum* hervorgerufen und zählt neben der Gonorrhoe, dem Ulcus molle, dem Lymphogranuloma inguinale sowie dem Granuloma venereum zu den klassischen venerischen Erkrankungen.

Stadien der Syphilis
- *Primärstadium*
  Primäreffekt mit inguinalen Lymphknotenschwellungen

Die Syphilis verläuft in mehreren Stadien. Ungefähr drei Wochen nach der Infektion kommt es zum Auftreten des sog. *Primäraffektes.* Meistens handelt es sich um ein lackartig glänzendes, schmutzig-braunrotes Ulkus mit derbem Randwall (Ulcus durum), das von einem Labienödem begleitet sein kann. Die Leistenlymphknoten sind vergrößert, sehr derb, aber schmerzlos. Unbehandelt bilden sich diese Befunde innerhalb der nächsten 6 Wochen zurück.

Nach ca. 8 Wochen tritt die Erkrankung in ihr *Sekundärstadium*. An den Hand- und Fußflächen bilden sich makulo-papulöse Exantheme und im Bereich der Mundschleimhaut die sogenannten Plaques lisses, hellgraue Beläge und indolente Schleimhauterosionen. Im Anogenitalbereich entstehen breite, nässende, hochkontagiöse Papeln (Condylomata lata: Abstrich!). Die klassische mottenfraßähnliche, reversible Alopecia syphilitica sieht man im Zeitalter des Penizillins in den Industrieländern nur noch selten (spezifische Diagnostik: TPHA/FTA-Abs).

- *Sekundärstadium*
  - papilläres Exanthem
  - generalisierte Lymphadenopathie

- *Tertiärstadium*
  - Neurolues
  - kardiovaskuläre Lues

Ebenfalls mit einer Ulkusbildung im Vulvabereich kann das durch Haemophilus ducreyi hervorgerufene *Ulcus molle* verlaufen. Neben papulopustulösen Veränderungen kommt es nach ca. 5 Tagen zu einem schmerzhaften Ulkus mit weichem Rand. Als weiterer Unterschied zum Primäraffekt der Syphilis sind die vergrößerten inguinalen Lymphknoten schmerzhaft verbacken (Bubonen) und neigen zu Einschmelzung und Spontanperforation.

Ulcus molle
- dolentes Ulkus
- weicher Rand
- Bubonen

Sowohl für das durch die Filzlaus (Phthirus pubis) hervorgerufene Krankheitsbild der *Pediculosis pubis* als auch für die durch Milben (Sarcoptes scabiei) verbreitete Krätze (*Scabies*) ist das typische klinische Symptom der Pruritus.

parasitäre Erkrankungen
- Filzläuse
- Scabies

Mit dem Kolposkop, einer Lupe oder mit bloßem Auge lassen sich die Filzläuse oder ihre Nissen in den Schamhaaren bzw. die charakteristischen Papeln auf der Haut nachweisen. Genauer muß man hinsehen, wenn man die wenige Millimeter langen Milbengänge in der Hornhaut finden will. Dissiminierte Papeln und superinfizierte Kratzwunden gehören zum klinischen Bild.

klinisches Bild
- Papeln
- Kratzwunden

3.1.2.4 Klitorishypertrophie

Eine Klitorishypertrophie findet man in Kombination mit einer Virilisierung (Abb. 3-8).

Ursachen für ein erhöhtes Androgenangebot können u. a. hormonaktive Ovarialtumoren (z. B. Arrhenoblastom, Thekom, Hiluszelltumor), Krankheiten oder Tumoren der Nebennierenrinde (z. B. NNR-Adenom, NNR-Karzinom, AGS, M. Cushing), eine ektope ACTH-Sekretion (z. B. bei einem Bronchialkarzinom), Hypophysentumoren oder Medikamente (z. B. Anabolika, Danazol, Glukokortikoide, ACTH, Hydantoin u.v.a.) sein.

Ursachen
- hormonaktive Tumore
- ektope ACTH-Sekretion
- Medikamente

Verbunden ist dieses Merkmal mit Zyklusstörungen, Akne, Seborrhoe, einer recht tiefen Stimme, Hirsutismus sowie gelegentlich einer Alopecia androgenetica. Es müssen nicht alle aufgezählten Symptome vorhanden sein, um die Verdachtsdiagnose

Nebenbefunde
- Akne, Seborrhoe
- Zyklusstörungen
- Hirsutismus

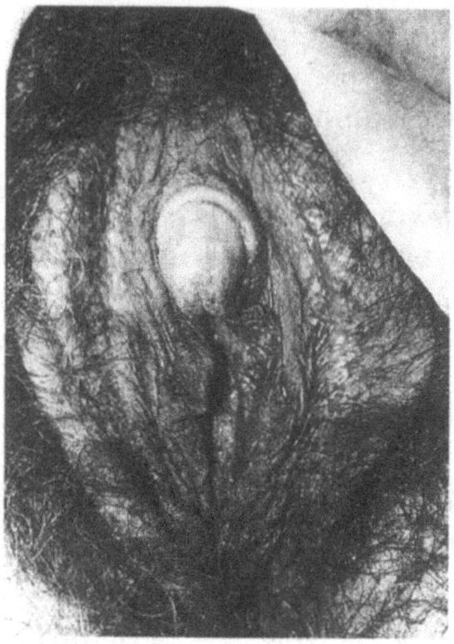

Abb. 3-8: Klitorishypertrophie [3].

– Alopecia androgenica

einer internistisch-endokrinologischen oder einer gynäkologisch-endokrinologischen Störung mit oder ohne onkologischem Hintergrund zu stellen.

3.1.2.5 Lichen sclerosus und VIN

klinisches Bild des Lichen sclerosus

Findet man bei der Inspektion die Labien teilweise oder ganz geschrumpft und die Haut in ein narbenähnliches, weißlich-glänzendes, perlmuttfarbenes, gespanntes Gewebe umgewandelt, so handelt es sich meistens um einen *Lichen sclerosus et atrophicans.*

chronisch-degenerative Erkrankung der Dermis
Altersgipfel: ca. 50. Lebensjahr

Bei dieser chronisch-degenerativen Erkrankung der Dermis kommt es zu einem Schwund der elastischen Fasern verbunden mit Koriumödem, Hyperplasie, Leukoplakie und Hyperkeratose in jeweils unterschiedlicher Ausprägung.

Symptome
- Hautveränderungen
- Stenosen
- Schmerzen, Pruritus
- Exkoreationen
- Superinfektion

Die Labien und auch die Klitoris der betroffenen Frauen können völlig aufgebraucht sein. Eine Untersuchung der inneren Genitalorgane kann wegen der schmerzhaften Stenose des Introitus unmöglich werden. Die Frauen klagen über brennende Schmerzen und einen unerträglichen Juckreiz im Genitalbereich, der charakteristischerweise nachts (im Bett) zunimmt. Entsprechend findet man die Vulva oft voller Kratzspuren, was über bakterielle Superinfektionen zu sekundären Vulvitiden führen kann.

Die Abgrenzung einzelner Formen des Lichen sclerosus (bzw. von vulvären Dystrophieformen) von den Präkanzerosen der Vulva kann große Schwierigkeiten bereiten, besonders wenn es sich um hyperkeratotische oder durch Infektionen komplizierte Befunde handelt. Die Frauen klagen seit Jahren über Juckreiz und ein Wundheitsgefühl im Vulvabereich. Viele haben langjährige Salben- und Sitzbadbehandlungen hinter sich.

Zu den echten Präkanzerosen zählt *die vulväre intraepitheliale Neoplasie* (hier VIN III), zu den Sonderformen des Carcinoma in situ der M. Bowen, die Erythroplasia Queyrat, seltene atypische Kondylome und der M. Paget. Die Diagnose wird immer histologisch gestellt.

vulväre Präkanzerosen
- VIN III
- M. Bowen
- Erythroplasia Queyrat
- M. Paget

Klinisch können scharf umrissene, erhabene Herde mit rötlichen, teilweise psoriasisähnlichen Hautveränderungen hinweisend sein. Die Befunde sind oft multizentrisch; Leukoplakien sind möglich. Die Veränderungen finden sich überwiegend im Bereich der unbehaarten Vulva.

klinisches Bild der vulvären intraepithelialen Neoplasie
Auftreten ab 20. Lebensjahr

Während die VIN schon ab dem 20. Lebensjahr beobachtet wird, tritt der *Morbus Paget* ab dem 60. Lebensjahr auf. Die meist unilateralen Veränderungen breiten sich entlang der Hautanhangsdrüsen aus. Scharf begrenzte, teils gerötete, girlandenförmige, gelegentlich schuppende, teils leukoplakische Herde mit Indurationen und einem möglichen Übergang auf die perianale oder inguinale Haut werden beschrieben.

klinisches Bild des M. Paget
Auftreten meist ab dem 60. Lebensjahr

Diagnostische Hilfsmittel stellen die kolposkopische Betrachtung und in begrenztem Maße auch der zytologische Abstrich dar. Man sollte nie zögern, Patientinnen jeden Alters in unklaren Fällen einer Spezialsprechstunde (Dysplasie-Sprechstunde) zuzuführen.

anamnestische Angaben + Zytologie + Kolposkopie + gezielte Probeentnahme

3.1.2.6 Vulvamalignome

Die Karzinome der Vulva sind selten und stellen ca. 4% aller Genitalmalignome. Meist sind ältere Frauen betroffen. Das durchschnittliche Alter bei Diagnosestellung beträgt 70 Jahre.

Vulvakarzinom
Inzidenz $1{,}8/10^5$/Jahr

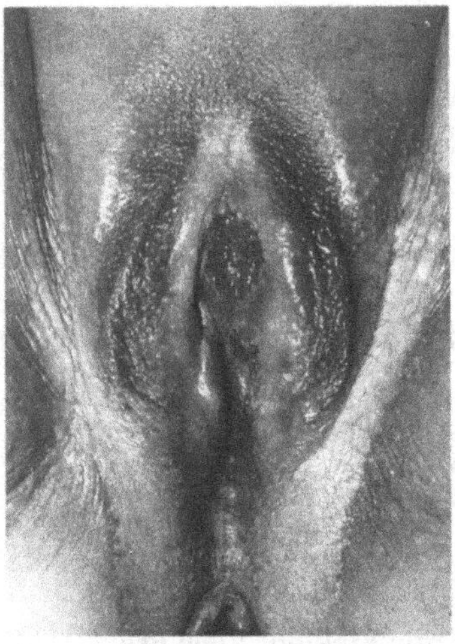

Abb. 3-9: Vulvakarzinom im Bereich der linken oberen kleinen Labie.

Histologie

Plattenepithelkarzinome stellen mit ca. 86% aller Fällen den häufigsten histologischen Typ dar, gefolgt vom Vulvamelanom mit ca. 5%. Die restlichen 9% stellen Basaliome, Sarkome und Metastasen anderer Primärlokalisationen.

Symptome
- Hautindurationen
- Pruritus
- nässende Ulzera
- exophytische Tumore
- inguinale Lymphknotenschwellungen

Juckende, teilweise nässende Ulzerationen im Vulvabereich können primär auf ein Malignom hinweisen (Abb. 3-9). Fast 70% der Vulvakarzinome findet man im Bereich der großen oder kleinen Labien. Das Erscheinungsbild ist vielfältig. Frühe Tumorstadien können noch als gerötete, flächenhafte, verschiebbare Hautindurationen auffallen. In fortgeschrittenen Stadien (Tab. 3-2) erscheint das Vulvakarzinom als leicht vulnerable Ge-

Ausbreitungsdiagnostik
- Zystoskopie
- Rektoskopie
- CT/MRT Retroperitoneum
- Tumormarker (CEA, SCC, CYFRA)

Tab. 3-2: FIGO-und TNM-Stadieneinteilung des Vulvakarzinoms

FIGO	TNM	Beschreibung
0	Tis	Carcinoma in situ (CIS)
I	T1	Tumor auf Vulva begrenzt, <2 cm, keine LKM
Ia		Tumor <2 cm, Stromainvasion <1 mm
Ib		Tumor <2 cm, Stromainvasion >1 mm
II	T2	Tumor auf Vulva begrenzt, >2 cm
III	T3	Befall von Anus, Vagina, Peritoneum, Tumor kann beliebiger Größe sein
IVa	T4	Urethra-, Blasenmukosa-, Rektummukosainfiltration, Tumor kann beliebiger Größe sein
IVb	M1	Fernmatastasen
	N0	LK unauffällig
	N1	beweglicher, einseitiger LK
	N2	bewegliche, zweiseitige LK
	N3	verbackene, fixierte ein- oder beidseitige LK

schwulst oder als flächiges Ulkus mit derbem Randwall, gelegentlich auch als exophytisch wuchernder Tumor, der zentral nekrotisierend zerfällt. Die inguinalen Lymphknoten können frühzeitig vergrößert sein. Sie sind meistens nicht dolent. Bei der Untersuchung muß man die Größe des Tumors (Länge × Breite × Höhe) und seine Verschieblichkeit dokumentieren. Auch die kontralaterale Seite der Vulva muß genau inspiziert werden (erweiterte Kolposkopie), da „Abklatschmetastasen“ beobachtet werden.

Befunddokumentation
- Größe?
- Lokalisation?
- Verschiebbarkeit?
- Übergreifen auf andere Strukturen?

histologische Sicherung

Die *histologische Sicherung* des Befundes gehört in die Hand eines Gynäkopathologen oder Pathologen. Die exzidierte Probe muß alle Hautschichten und auch gesunde Areale enthalten.

anamnestische Angaben

Anamnestisch findet man gehäuft langjährige und frustrane Behandlungen wegen Lichen sclerosus oder Vulvadystrophie, Kondylomen bzw. persistierenden Genitalinfekten. Viele Frauen sind Raucherinnen.

Das *Klitoriskarzinom* ist eine Rarität und wird zu den Vulvakarzinomen gerechnet. Aufgrund seines zentralen Sitzes und den damit verbundenen komplexen Lymphabflußwegen gehört es zu den gynäkologischen Problemtumoren.

Klitoriskarzinom (selten)

Das *Vulvamelanom* fällt durch seine charakteristische Pigmentierung auf (Abb. 3-10). Größenzunahme, Pigmentwechsel, Vulnerabilität, Pruritus oder Konsistenzänderungen eines bekannten oder neu aufgetretenen Naevus sind immer melanomverdächtig.

Vulvamelanom
immer Abklärung suspekter Naevi!

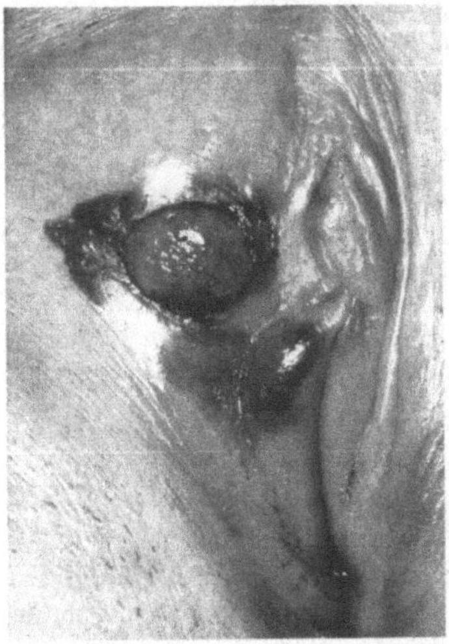

Abb. 3-10: Malignes Melanom im Bereich der rechten oberen großen Labie.

In diesen Fällen empfiehlt sich immer die interdisziplinäre Kooperation mit einem *Onkodermatologen*. Die Probeentnahme muß in sano erfolgen. Die stadiengerechte Therapie des Vulvamelanoms richtet sich – wie beim Vulvakarzinom – in erster Linie nach der Invasionstiefe der Geschwulst.

Kooperatioan mit Onkodermatologen!

3.2 Untersuchung des inneren Genitale

Die gynäkologische Untersuchung ist ein Eingriff in die Intimsphäre der Frau. Sie muß so kurz wie nötig und so gründlich wie möglich, in jedem Fall aber dezent vorgenommen werden.

So kurz wie nötig – so gründlich wie möglich und immer in Anwesenheit einer Schwester!

Eine Untersuchung ohne die Anwesenheit einer Schwester verbietet sich, gleichgültig, ob es sich beim Untersucher um einen Arzt oder eine Ärztin handelt, aus klinischen (Anreichen vom Instrumenten etc.) und juristischen Gründen.

3.2.1 Allgemeine Hinweise

bimanuelle Untersuchung
- Vorbereitung
- Lagerung
- individuelle Erfahrung

Die Resultate der bimanuellen Untersuchung des weiblichen Genitale hängen – mehr noch als bei anderen Untersuchungsmethoden – von der optimalen Vorbereitung und Lagerung der Frau sowie von der individuellen Erfahrung des Untersuchers ab. Beim Erlernen der Untersuchungstechnik empfiehlt es sich, die gynäkologische Untersuchung zusammen mit einem erfahrenen Frauenarzt bei Frauen mit nicht allzu komplizierten Befunden vorzunehmen.

Empfehlungen zum Erlernen der Untersuchungstechnik:
- genaue Besprechung der Tastbefunde
- Vergleich mit Ultraschallbefunden

Am einfachsten ist es, wenn der Erfahrene die Patientin voruntersucht und erst dann der „Schüler" nachuntersucht. Während dieser Nachuntersuchung sollte der Befund dem Lernenden mitgeteilt werden, damit dieser weiß, was er tasten und worauf er achten muß. Auch die Möglichkeiten der Narkoseuntersuchung sollten genutzt werden, da erfahrungsgemäß Frauenärzte und Frauenärztinnen zu Beginn ihrer beruflichen Laufbahn zu sanft oder zu forciert untersuchen. Nach einer größeren Anzahl so durchgeführter Untersuchungen sollte man die Reihenfolge der Untersucher wechseln, d. h. der Lernende untersucht zuerst, während der erfahrenere Arzt nachuntersucht. Gelegenheit hierzu bietet die präoperative Untersuchung der bereits narkotisierten Patientin (Narkoseuntersuchung).

Möglichkeiten des Vergleiches der individuellen Tastbefunde nutzen!

Hinweis: Jede Möglichkeit, die eigenen Tastbefunde mit der Realität zu vergleichen, muß genutzt werden. Ultraschallbefunde, MRT- oder CT-Aufnahmen mit metrischen Angaben sowie die Teilnahme an laparoskopischen Operationen oder Laparotomien helfen bei der Vermittlung eines räumlichen Vorstellungsvermögens, welches anfänglich nicht mit unserem Tastsinn übereinstimmt. Nach Hysterektomien sollte man selbst den Uterus und die Adnexen betrachten und betasten, um einen Eindruck von der tatsächlichen Größe und Konsistenz der zuvor in vivo untersuchten Organe zu gewinnen.

Befunddokumentation
- schriftlich
- Skizze

Jeder gynäkologische Untersuchungsbefund muß schriftlich dokumentiert werden. Man sollte sich angewöhnen, den Palpationsbefund in Worten und in Form einer schematischen Zeichnung festzuhalten.

Nur Zeichnungen geben die räumliche Vorstellung des Untersuchers vom Tastbefund wieder. Wer zeichnet, legt sich fest! Dabei ist es im Lernprozeß nicht wichtig, daß sofort alle Befunde stimmen. Man muß auch kein Leonardo da Vinci sein, um einen Uterus in seiner Beziehung zu anderen Organen zu zeichnen. Wichtig ist, daß sich der Lernende unter Anleitung eines erfahrenen Frauenarztes ein plastisches, räumliches Vorstellungsvermögen von den normalen und pathologischen Befunden an den weiblichen Genitalorganen aktiv erarbeitet. Untersuche viel! Vergleiche viel! Zeichne viel! Nur so gewinnt man das nötige Maß an diagnostischer Sicherheit – und nur so lernt man auch die Grenzen der Untersuchungstechnik kennen.

Vorbereitung der Patientin
- Entleerung von Blase und Rektum

Vor jeder gynäkologischen Untersuchung muß dafür gesorgt werden, daß die Patientinnen Blase und Rektum entleert haben. Die volle Blase legt sich sonst wie ein Wasserkissen zwischen die

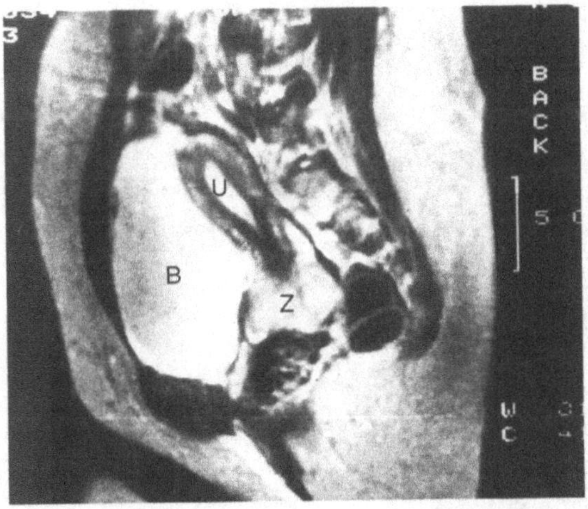

Abb. 3-11: MRT-Befund einer Patientin mit Zervixkarzinom (Z). Beachte die volle Blase (B) vor dem Uterus (U).

äußere und die innere Hand, drängt den Uterus und die Adnexe nach dorsal und kann so gegebenenfalls einen zystischen Tumor vortäuschen (Abb. 3-11). Dieser Irrtum läßt sich bei der Ultraschalluntersuchung leicht berichtigen. Das kostet aber Zeit. Außerdem kann die Untersuchung bei gefüllter Blase schmerzhaft sein.

Die Notwendigkeit einer Katheterisierung ist nur bei psychischen oder funktionellen Harnentleerungsstörungen, Karzinomstenosen, Blasentamponaden o. ä. gegeben. Auch ein gefülltes Rektum kann zu Fehldiagnosen führen (Skybala versus retrouteriner Tumor) oder eine Untersuchung erschweren bzw. unmöglich machen.

- Indikation zur Katheterisierung
- Gründe zum Entleeren des Rektums

Für eine effiziente gynäkologische Untersuchung ist die sachgerechte Lagerung der Patientin wichtig (Abb. 3-12).

richtige Lagerung der Patientin
- günstig: Kyphose der Lendenwirbelsäule
- ungünstig: Lordose der Lendenwirbelsäule

Gesäß und Lendenwirbelsäule müssen einer etwas erhöhten Unterlage dicht aufliegen. Dadurch kommt es zu einer leichten Kyphose der Lendenwirbelsäule mit Verringerung der Beckenneigung, was zu einer weitgehenden Entspannung der Bauch- und Beckenmuskulatur führt. Die Organe des kleinen Beckens „verschieben" sich so in Richtung Beckenboden. Eine Lordose der Lendenwirbelsäule bewirkt eine Verstärkung der Beckenneigung, eine Spannung der Bauch- und Beckenbodenmuskulatur und somit die Entfernung der Genitalorgane in Richtung großes Becken: die Untersuchung wird unnötig erschwert. Die modernen gynäkologischen Untersuchungsstühle sind auf diese Problematik ausgerichtet. Trotzdem sollte man die Lagerung der Patientin vor der Untersuchung kurz überprüfen.

Empfehlung zur Lagerung
- Herunterstreichen des Gesäßes

Günstig wirkt es sich aus, wenn die zu untersuchende Frau gebeten wird, ihr Gesäß leicht anzuheben um es dann auf die Hände des Untersuchers niederzulassen. Zieht der Untersucher nun seine Hände sanft unter dem breit aufliegenden Körper hervor, so werden auf diese Weise die Gesäß-

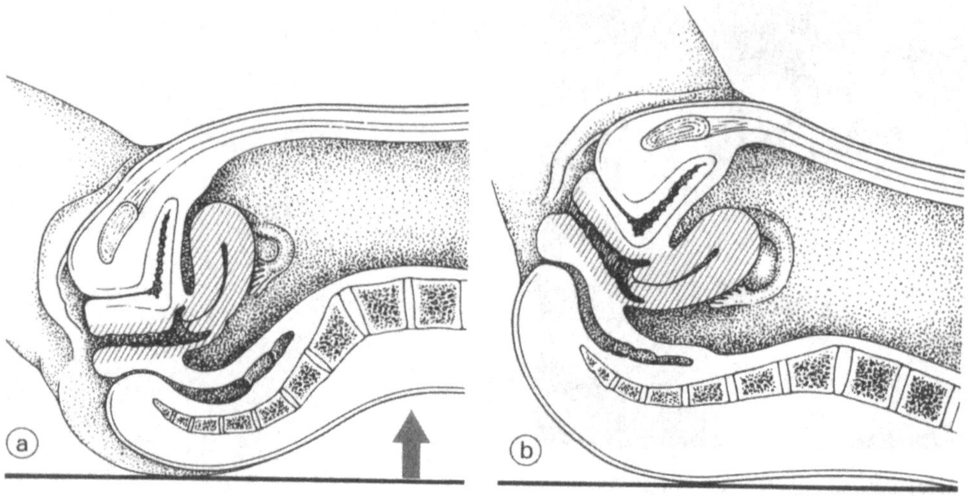

Abb. 3-12: Lagerung der Patientin [1]: **a** falsch, **b** richtig.

- Verschränken der Arme vor der Brust
- sensibles Vorgehen
- keine Ermahnungen

hälften auf dem Untersuchungsstuhl „ausgestrichen", was die Lagerung optimiert. Die Erschlaffung der Mm. recti abdominis wird dadurch gefördert, daß die Frau ihre Arme auf der Brust verschränkt. Ungeduldige Ermahnungen seitens des Arztes, die Patientin möge doch die Bauchdekken entspannen, bewirken meist das Gegenteil.

3.2.2 Vagina

Alle Anteile des weiblichen Genitale, die einer direkten Betrachtung durch den untersuchenden Arzt zugänglich sind, müssen auch betrachtet werden. Dies gilt für die Scheide und die Portio ebenso wie für die Vulva oder die Analregion.

3.2.2.1 Untersuchungstechnik und Hinweise

Inspektion der Scheide
- warme Spekula
- Öl, Wasser
- Entfaltung der Vagina

Zur Inspektion von Scheide und Portio uteri muß die Scheide zunächst entfaltet werden. Dies erfolgt bei der bequem und möglichst entspannt auf dem Untersuchungsstuhl liegenden Patientin mit Hilfe blattförmiger Spiegel, der Spekula.

Hinweis

> Die Spekula werden vor der Untersuchung mit lauwarmem Wasser oder Öl benetzt, um eine gute Gleitfähigkeit der Instrumente in der Scheide zu gewährleisten. So werden auch bei trockener Scheide Schmerzen und damit verbundene Verspannungen vermieden. Angewärmte Spekula sind immer besser als kalte!

Einführen des hinteren Blattes
- keine Gewalt
- richtige Spekulumgröße

Zuerst wird das hintere, rinnenförmige Blatt eingeführt. Dazu wird die Vulva mit den Fingern der linken Hand gespreizt. Das hintere Blatt wird in den Schrägdurchmesser des Introitus eingesetzt und sanft in den geraden Durchmesser gedreht. Gleichzeitig wird das Blatt tiefer in die Scheide geschoben, ohne dabei die Portio zu alterieren. Zieht man nun das Spekulum nach unten und betont man dabei die Spekulumspitze, so entfernt sich die hintere Scheidenwand von der vorderen.

- nicht bis zur Portio vorschieben
- Assistenz durch versierte Schwester

Das hintere Blatt verbleibt während der Untersuchung oder einer Manipulation in der Hand des Untersuchers, das nun einzuführende vordere Blatt kann nach Bedarf vom Arzt selbst oder von der instrumentierenden Schwester in der gewünschten Position gehalten werden.

Das kleinere, vordere Spekulumblatt wird auf dem hinteren Blatt in die Scheide eingeführt. Dabei ist darauf zu achten, daß der höchste Punkt des vorderen Blattes im vorderen Scheidengewölbe und nicht auf der Urethra liegt. Durch spreizende Bewegungen oder Rotation beider Blätter kann man nun bei optimaler Ausleuchtung jeden beliebigen Punkt der Scheide und der Portio betrachten.

Einführen des vorderen Spekulumblattes
- kein Druck auf die Urethra
- optimale Lichtquelle = Conditio sine qua non

Die selbsthaltenden, sog. Entenschnabel-Spekula nach Cusco werden ebenfalls im Schrägdurchmesser eingeführt und dann in den Geraddurchmesser rotiert. In der gewünschten Stellung werden die beiden Blätter gespreizt und durch die Schraubvorrichtung in ihrer Position fixiert. Diese Spiegel haben den Vorteil, daß der Untersucher nun beide Hände frei hat. Deshalb werden die Cusco-Spekula meist bei der Kolposkopie oder bei Probeentnahmen von der Portio verwendet.

Vorteile der Cusco-Spekula
- Arzt hat Hände frei
- Kolposkopie
- Zytologie
- Probeentnahmen

Bei der Inspektion muß der Untersucher außer der Portio tatsächlich alle Anteile der Vagina beurteilen, d. h. die Vorderwand, die Hinterwand und die Seitenwände. Pathologische Befunde unter einem Spekulum dürfen nicht übersehen werden!

alle Anteile der Scheide betrachten!
- Vorderwand
- Hinterwand
- Seitenwände
- Portio

Bei der Entfernung der Spekula sollte man diese langsam aus der Scheide herausgleiten lassen. Dabei legt sich unter Sichtkontrolle die vordere Scheidenwand von kranial nach kaudal auf die hintere.

Auf folgende Aspekte muß bei der Inspektion geachtet werden: Senkungen von Scheide und/oder Uterus? Zysto- und/oder Rektozelen? Inkontinenz? Entzündungen? Fluor? Prurituszeichen? Tumoren? Fehlbildungen? Fisteln?

worauf ist zu achten?

3.2.2.2 Senkungszustände und Inkontinenz

Senkungszustände des inneren Genitale beruhen meist auf einer Insuffizienz des Beckenbodens und/oder des Halteapparates. Geburten bzw. Geburtsverletzungen, Adipositas per magna bzw. körperliche Belastungen sind die üblichen Ursachen.

Ursachen für Senkungen des inneren Genitales:
- Beckenbodeninsuffizienz
- Insuffizienz des Halteapparates
- Kombination

häufige Symptome
- Schmerzen, Druckgefühl
- Fremdkörpergefühl
- rezidivierende Zystitiden etc.

Neben Inkontinenzproblemen klagen Frauen mit Senkungen des Genitale über Schmerzen im Unterleib, im Rücken, über ein Fremdkörpergefühl oder ein unangenehmes Druckgefühl im Vulvo-Vaginalbereich. Rezidivierende Zystitiden (hohes Restharnvolumen), verstärkter Ausfluß als Zeichen einer Kolpitis,

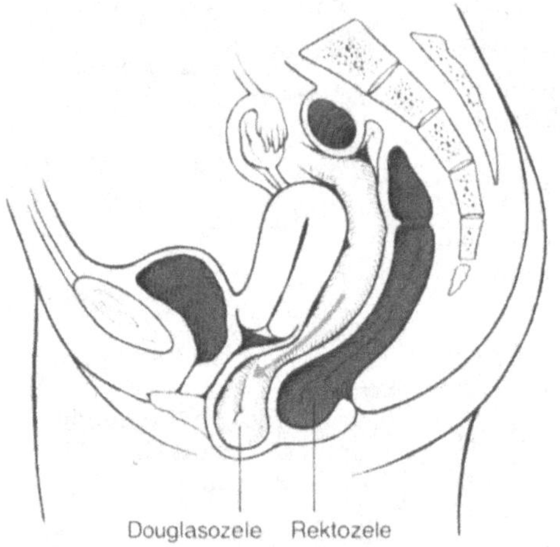

Abb. 3-13: Enterozele [11].

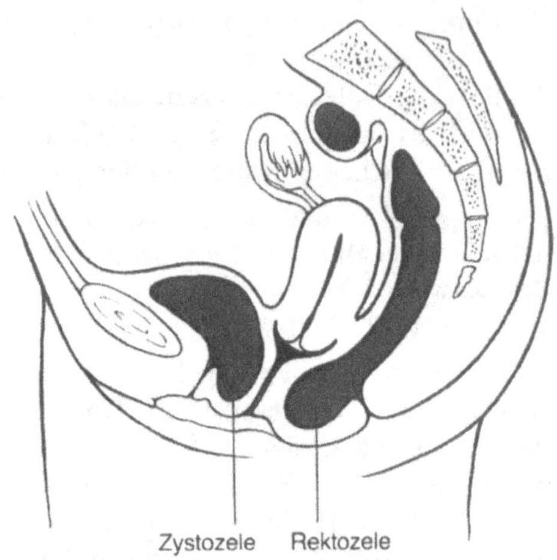

Abb. 3-14: Kombination von Zystozele und Rektozele [11].

Schmierblutungen (Druckulzera?) und Obstipation werden angegeben.

Inspektionsbefunde
- Zystozele
- Rektozele
- Zysto-Rektozele
- Descensus, Prolaps
- Descensus uteri
- Subtotalprolaps
- Totalprolaps

Vor dem Einsetzen der Spekula bittet man die Patientin, kräftig nach unten zu pressen oder zu husten. Durch die Erhöhung des intraabdominalen Druckes kommen Senkungen der Scheide oder des Uterus sehr gut zur Darstellung.

Im Bereich der Scheide kann es zu einer Senkung der vorderen oder der hinteren Vaginalwand bzw. beider Wände kommen. Tritt der Blasenboden tiefer, handelt es sich um eine Zystozele (Abb. 3-13), bei Vorwölbung des Rektums in die Scheide oder vor den Introitus um eine Rektozele. Die Kombination beider Befunde ist häufig (Abb. 3-14).

Einteilung des Descensus
- geringgradiger
- mittelgradiger
- hochgradiger

Beim *Descensus uteri* kann sich die Gebärmutter bis zum Introitus senken, beim Subtotalprolaps tritt sie teilweise vor die Vulva und beim Totalprolaps völlig vor den Scheideneingang (Abb. 3-15, Abb. 3-16). In Abhängigkeit vom Stand der Portio in der Scheide unterscheidet man einen geringgradigen (Portio im oberen Scheidendrittel), einen mittelgradigen (Portio im mittleren Scheidendrittel) und einen hochgradigen Descensus uteri (unteres Scheidendrittel).

Inkontinenz als Hauptproblem
– 70% Streßinkontinenz

Fast immer wird die Inkontinenz von Patientinnen mit Descensus als eines der Hauptprobleme genannt. Dabei handelt es sich um eine Streß- bzw. Belastungsinkontinenz, der häufigsten Form der Harninkontinenz überhaupt (ca. 60–80%), bei der eine Insuffizienz der Urethraverschlußfunktion besteht. Der unwillkürliche, meist geringgradige Harnabgang erfolgt ohne Vor-

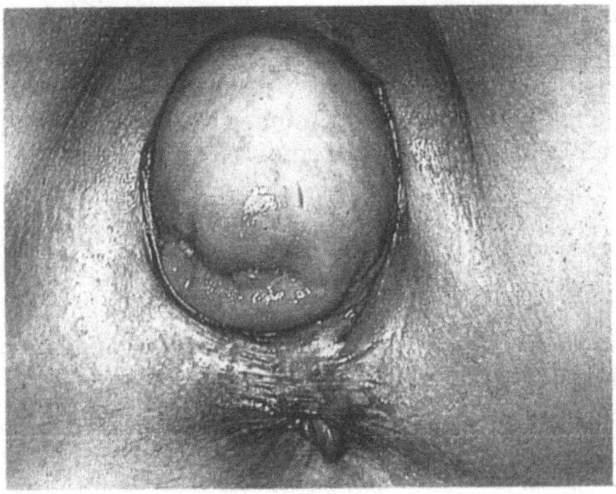

Abb. 3-15: Subtotalprolaps uteri.

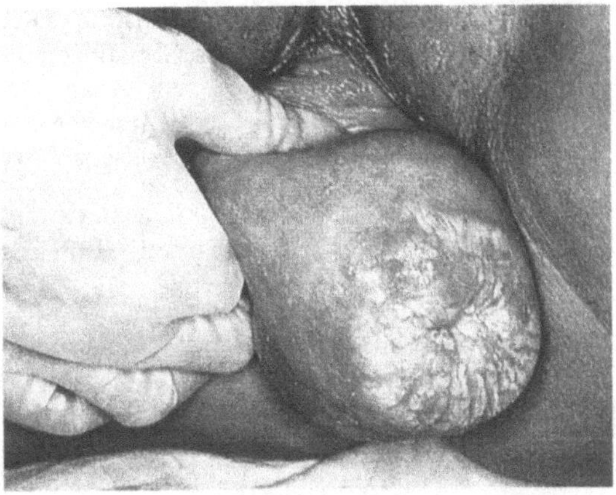

Abb. 3-16: Totalprolaps des Uterus.

ankündigung bei intraabdomineller Drucksteigerung. In der Anamnese werden Geburten, schwere Arbeit, chronische Hustenzustände und Obstipation angegeben. Die Frauen sind adipös.

Symptome und Anamnese
- Multipara
- Belastung
- Adipositas
- Hypertonie

Für die Beurteilung des Schweregrades einer Streß bzw. Belastungsinkontinenz wurde eine einfache und klinisch gut handhabbare Einteilung (nach Ingelmann-Sundberg) eingeführt:

Ingelmann-Sundberg-Schema zur Beurteilung der Streßinkontinenz

Harninkontinenz I. Grades	Urinabgang beim Husten, Niesen, Lachen, Pressen oder schwerer körperlicher Arbeit
Harninkontinenz II. Grades	Urinabgang beim Treppensteigen, Aufstehen, Laufen bzw. leichter körperlicher Arbeit
Harninkontinenz III. Grades	Urinabgang ohne körperlicher Belastung, im Stehen, nicht im Liegen

Das Miktionsintervall beträgt ca. 3 Stunden, ein willkürlicher Miktionsstop ist meist noch möglich.

Zu den weiteren Inkontinenzformen zählen die Urge-Inkontinenz, die Reflexinkontinenz, die Überlaufinkontinenz und die extraurethrale Inkontinenz:

weitere Inkontinenzformen

Bei der **Urge-(Drang-)Inkontinenz** (ca. 10–15%) kommt es wegen nicht unterdrückbarer Kontraktionen des Musculus detrusor vesicae (Detrusorhyperreflexie) zu einem imperativen Harndrang mit unwillkürlichem Urinabgang ohne körperliche Belastung, häufig kurz vor dem geplanten Wasserlassen („auf dem Weg zur Toilette"). Die Beschwerden können auch nachts auftreten. Das Miktionsintervall ist nicht selten kürzer als eine Stunde, ein willkürlicher Miktionsstop ist eher die Ausnahme.

- *Urge-Inkontinenz* (10–15% aller Fälle)
  - imperativer Harndrang
  - unwillkürlicher Urinabgang ohne jede Belastung
  - kurzes Miktionsintervall
  - Miktionsstop nicht möglich

anamnestische Hinweise

Gehäufte Entzündungen der Blase und der Urethra, Steinleiden, Genitaloperationen, Dysmenorrhoen und Dyspareunie finden sich in der Anamnese dieser Patientinnen. Allgemeinanamnestisch werden Allergien, Nikotin- und Alkoholabusus und Traumata beschrieben sowie berufsanamnestisch überwiegend geistige Berufe angegeben.

Die anatomischen Verhältnisse von Blase, Urethra und pelvinem Halteapparat sind bei der reinen Form der Urge-Inkontinenz intakt.

- *Reflexinkontinenz*

Seltener wird man in der Gynäkologie mit der **Reflexinkontinenz** konfrontiert, bei der aufgrund anormaler spinaler Reflexaktivitäten überhaupt kein Harndrang besteht. Dies ist z. B. beim Querschnittssyndrom der Fall.

- *Überlaufinkontinenz*

Übersteigt der intravesikale Druck den Urethraverschlußdruck und geht ohne Detrusoraktivität (z. B. nach Wertheim-Operation oder komplizierter Hysterektomie) bei voller Blase Urin ab, so spricht man von einer Überlaufblase bzw. einer **Überlaufinkontinenz**.

Ursachen
- Nervenläsion
- Diabetes mellitus
- Zytostatika
- Neurolues
- Abflußhindernis
- Detrusordekompensation
- Senkungen

Ursächlich kommen eine operativ bedingte Nervenläsion, aber auch eine diabetische Neuropathie, seltener eine zytostatikabedingte Polyneuropathie oder Tabes dorsalis in Frage. Eine weitere Ursache für die Überlaufinkontinenz liegt in Abflußhindernissen oder einer Detrusordekompensation, z. B. bei Harnröhrenstenose oder Sphinktersklerose (gynäkologische Strahlentherapie) bzw. auch bei hochgradigen Senkungen des inneren Genitale (Quetschharnmechanismus bei Subtotalprolaps bzw. Totalprolaps).

- *extraurethrale Harninkontinenz*

Bedeutung der Anamnese

Bei Harnwegsfisteln oder Fehlbildungen findet man im Sinne einer **extraurethralen Harninkontinenz** ohne Belastung einen kontinuierlichen, tröpfelnden Harnabgang (absolute Harninkontinenz). Eine gründliche Anamnese in Verbindung mit den klinischen Symptomen weist auf die vorliegende Form der Inkontinenz hin.

Problem: Mischformen
- Zystotonometrie
- Fragebögen
- extremer Leidensdruck

Mischformen sind jedoch häufig, so daß vor jeder therapeutischen Intervention zumindest eine Zystotonometrie durchgeführt werden sollte, um neurologische oder Urge-Inkontinenzursachen auszuschließen. Nur eine exakte Diagnose erlaubt Aussagen über den möglichen Erfolg eventueller Operationen. Der Leidensdruck der Frauen ist oft groß, denn eine Harninkontinenz kann die betroffene Patientin kontinuierlich ins soziale Abseits zwingen. Ständiger Urinabgang, der Uringeruch und die daraus resultierende psychische Unsicherheit führen nicht nur bei älteren Frauen zur Isolation.

weitere Untersuchungsmethoden

Zum Methodenspektrum der Abklärung einer Harninkontinenz gehören neben der Anamnese, der Inspektion und der Palpation auch Funktionstests und die Harnuntersuchung. Außerdem wurden verschiedene Interview-Fragebögen (Gaudenz) entwickelt und standardisiert.

3.2.2.3 Entzündungen

Kolpitiden = häufigste Scheidenerkrankungen
Ursachen

Die häufigsten Erkrankungen der Scheide sind Entzündungen (Kolpitiden). Sie entstehen durch bakterielle Infektionen, Mykosen, virale, chemische oder mechanische Alterationen des Scheidenmilieus, nicht selten im Gefolge systemischer Erkrankungen (Abb. 3-17).

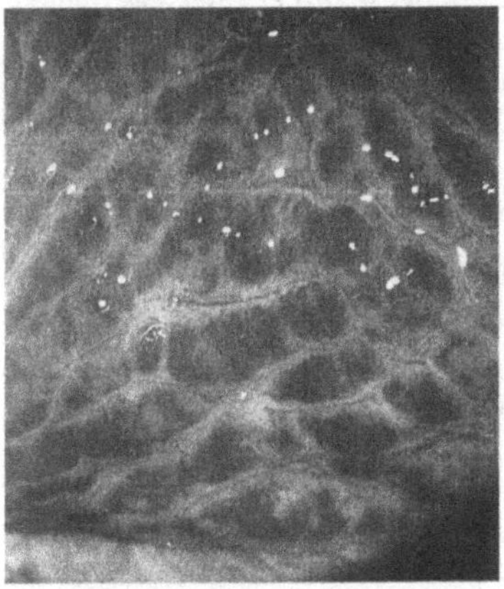

Abb. 3-17: Typisches Kolposkopie-Bild („Trichomonadenstraßen") bei einer Trichomonaden-Kolpitis [9].

Schutzmechanismen der Scheide
- intaktes Epithel
- normale Sekretion
- Scheiden-pH
- Döderlein-Flora
- H_2O_2-Bildung
- Glykogengehalt

Das Scheidenepithel unterliegt einer andauernden, zyklusabhängigen Regeneration. Die oberflächlichen Zellschichten gehen zugrunde und werden in das Scheidenlumen abgeschilfert. Die zerfallenden Epithelien bilden zusammen mit dem Transsudat der Scheide und dem Zervixsekret den physiologischen Fluor vaginalis. Das Glykogen der Epithelien wird von den Döderleinschen Milchsäurebakterien (produzieren auch H_2O_2) in Lactat gespalten. Daraus resultiert ein Scheiden-pH von 3,8–4,5, der zu den effektivsten Faktoren der Selbstreinigung der Scheide zählt. Die meisten Keime können sich bei diesem pH nicht oder kaum vermehren. Wesentlich für das normale Scheidenmilieu sind drei Faktoren: 1. die normale Scheidenflora, 2. der Glykogengehalt des Scheidenepithels und 3. der saure pH der Scheide.

Einteilung der Kolpitiden

Nach ihrem Entstehungsmechanismus unterscheidet man eine *primäre* von einer *sekundären Kolpitis.*

– primäre

Primäre Kolpitis: massive Einschwemmung pathogener oder fakultativ pathogener Keime (Geschlechtsverkehr, falsche Intimhygiene). Die Schutzmechanismen der Scheide brechen zusammen.

– sekundäre

Sekundäre Kolpitis: Das Scheidenmilieu wird durch internistische Erkrankungen (z. B. Diabetes mellitus), durch Östrogenmangel, Antibiotika, Chemo- oder Strahlentherapie alteriert. Bei einem basischen Scheiden-pH ($pH > 5$) kommt es zur Keimvermehrung.

Symptome
– Rötung, Schwellung

Das Überwiegen pathogener oder fakultativ pathogener Keime führt zu einer in der Scheidenhaut ablaufenden Entzündung.

– Vulnerabilität
– Fluor, Brennen, Pruritus

Die *Leitsymptome* sind Rötung, Schwellung und Vulnerabilität des Epithels, Brennen, eventueller Juckreiz und ein starker vaginaler Ausfluß.

Fluordiagnostik
– Farbe, Aussehen
– Geruch
– Konsistenz

Aussehen, Farbe, Konsistenz und Geruch des Ausflusses (Fluor) können Hinweise auf die ursächlichen Keime geben. Weißlich-gelber, bröckliger Fluor vaginalis spricht für eine Candidose, während gelb-grünlicher, schaumiger Fluor auf eine Trichomonadeninfektion hindeutet. Grau-wäßrigen, fischig riechenden Ausfluß findet man bei einer Gardnerella vaginalis-Infektion (bakterielle Vaginose). Bei bräunlich-wäßrigem, blutig tingiertem Ausfluß sollte auch an ein Malignom der Zervix, des Korpus uteri oder – selten – der Tube (Hydrops tubae profluens) gedacht werden.

Nativpräparat:
einfach und schnell

Zur schnellen Beurteilung des Vaginalsekretes wird ein Nativpräparat hergestellt und unter dem Mikroskop untersucht. Diese Untersuchung ist einfach durchführbar:

Vorteile:
– praktikabel
– kostengünstig
– schnelle Orientierung
– relativ leicht zu erlernen

Aus dem hinteren Scheidengewölbe wird mit dem hinteren Spekulumblatt oder einer Metallöse Sekret gewonnen und auf zwei Obektträgern dünn ausgestrichen. Auf den einen Objektträger gibt man einen Tropfen physiologischer Kochsalzlösung und deckt das aufgeschwemmte Material mit einem Deckglas ab. Anstelle der Kochsalzlösung tropft man auf den anderen Abstrich 10% Kalilauge (KOH). Verstärkt sich nun ein typisch fischartiger Geruch, so erhärtet sich der Verdacht auf eine sogenannte Aminkolpitis, hervorgerufen durch Gardnerella vaginalis.

im Zweifelsfall:
bakteriologischen Abstrich durchführen:
– genaue Diagnose
– Antibiogramm
– jedoch teuer

In den Nativpräparaten können nun folgende Befunde erhoben werden:

- Candida albicans – fadenförmiges, verzweigtes Pseudomyzel
- Kokken – massenweise runde Zellen
- Gardnerella – kurze Stäbchenbakterien, clue cells
- Leptothrix – dünne, unverzweigte, haarförmige Fädchen
- Trichomonaden – Geißeltierchen
- Mischflora – Differenzierung im Präparat nicht möglich: Kultur

Chlamydien
Mykoplasmen

Mykoplasmen und *Chlamydien* lassen sich im Nativpräparat nicht darstellen. Beide Erregerformen haben große klinische Bedeutung. Es wurden verschiedene Spezialtests entwickelt (ELISA, PCR).

3.2.2.4 Fehlbildungen

embryologische Grundlagen
– Müller-Gänge
– Wolff-Gänge

Embryologisch entwickelt sich das weibliche Genitale aus den bilateralen Müller- und den Wolff-Gängen. Die Wolff-Gänge bilden sich beim weiblichen Individuum wegen des fehlenden Testosterons zurück: Gartner-Gang, Paroophoron. Die oberen Anteile der Gänge bilden die Tuben. Die mittleren und unteren Anteile der Müller-Gänge verschmelzen und bilden den Uterus sowie die oberen Anteile des Sinus urogenitalis. Störungen der Embryogenese in Urogenitalbereich können verschiedenste klinische Ausprägungen zur Folge haben. Sie reichen von der Hy-

Gynatresien
– primäre Amenorrhoe?
– Kohabitationsstörung?

Beispiele
– Vaginalagenesie

menalatresie, Fehlbildungen der Scheide (Agenesie, Aplasie, Atresie) bis hin zum Fehlen von Scheide und Uterus.

- Vaginalaplasie
- Vaginalatresie

Auf die klinische Symptomatik der Hymenalatresie (Molimina menstrualia sine menstruatione, Hämatokolpos, Hämatometra, Hämatosalpinx, Hämatoperitoneum) wurde bereits hingewiesen (s. Kap. 2.1). Die häufigste und zugleich extremste Form dieser Entwicklungsstörung ist das *Mayer- von Rokitansky-Küster-Syndrom*, eine Aplasie von Scheide und Uterus (Abb. 3-18). Der Phänotyp ist aufgrund der funktionell intakten Gonaden unauffällig. Die Brustentwicklung ist vorhanden. Die Hormonwerte sind meistens im Normbereich. Der Tastbefund wird aufgrund der fehlenden oder stark verkürzten Scheide bei unauffälliger Vulva (aber häufig fehlendem Introitus) immer rektal erhoben.

Hymenalatresie

Mayer-Rokitansky-Küster-Syndrom
- Aplasie von Uterus und Scheide
- normale Gonaden
- rektale Palpation
- US/Laparoskopie

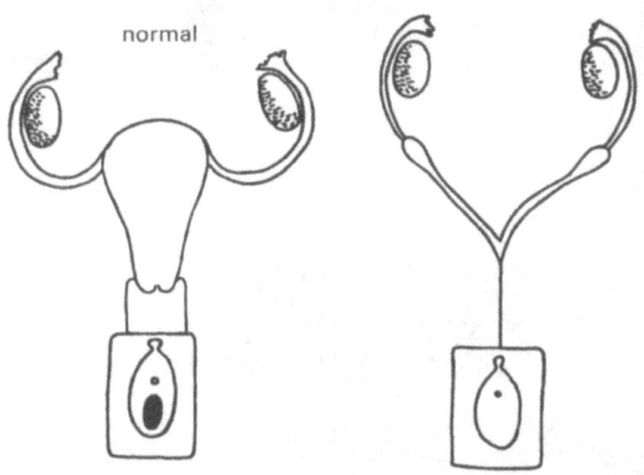

Abb. 3-18: Befunde beim Mayer-v. Rokitansky-Küster-Syndrom [3].

Folge einer unvollständigen Verschmelzung der Müller-Gänge sind auch *Uterussepten* und/oder *Vaginalsepten*. Uterussepten sind bei der bimanuellen Untersuchung nicht zu diagnostizieren. Inkomplette oder komplette Vaginalsepten werden bei der gynäkologischen Untersuchung oft zufällig gefunden. Häufig machen sie keine Beschwerden. Probleme ergeben sich manchmal bei einer Entbindung (Abb. 3-19).

Vaginalsepten
Uterussepten
- Zufallsbefund
- oft ohne Krankheitswert
- Probleme bei Entbindung
- Kohabitation oft möglich

Vaginalsepten können Hinweiszeichen für Septierungen oder Doppelbildungen des Uterus sein. Bei der inneren Untersuchung fallen Doppelbildungen des Uterus, z. B. Uterus bicornis unicollis, manchmal aufgrund der Unregelmäßigkeiten im Fundusbereich auf. Manchmal wird die Verdachtsdiagnose *Uterus myomatosus* gestellt, da ein Uterushorn als myomatöse Ausbuchtung gedeutet wird. Auch eine Verwechslung mit dem Piskaczek-Schwangerschaftszeichen oder einer Extrauteringravidität ist palpatorisch (Schwangerschaftstest!) möglich. Einen Uterus bicornis bicollis erkennt man an der doppelten Portio bei der Spekulumeinstellung (Abb. 3-20).

Vaginalsepten als Hinweis für Uterusdoppelbildungen:
- Palpation
- transvaginaler Ultraschall

DD:
- Uterus myomatosus
- Extrauteringravidität
- Piskaczek-Zeichen

Uterus bicornis bicollis
Spekulumeinstellung

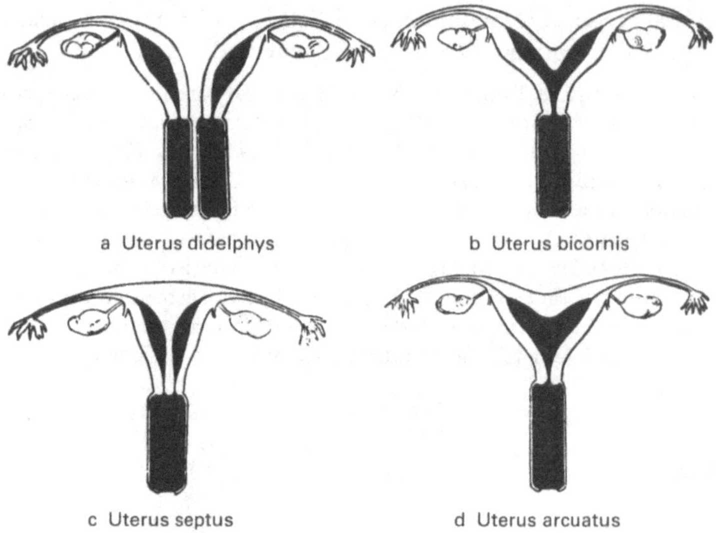

Abb. 3-19: Beispiele für Fehlbildungen (a–d) [aus 10].

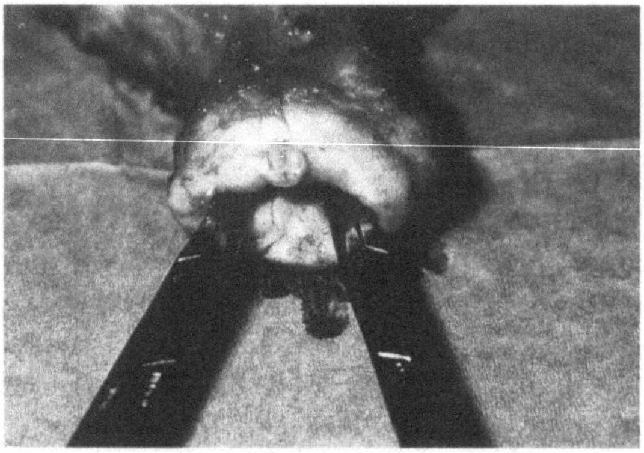

Abb. 3-20: Uterus bicornis bicollis: Die Nadelhalter liegen jeweils in einem Zervikalkanal.

wichtig: Untersuchungen der Nieren
- kombinierte Entwicklungsstörungen (ca. 20–30%)

Alle Fehlbildungen von Vagina und Uterus sollten Untersuchungen der Nieren sowie der ableitenden Harnwege zur Folge haben, da kombinierte Entwicklungsstörungen beider Organsysteme (Doppelniere, Ureter duplex etc.) häufig sind!

3.2.2.5 Fisteln

Blasenscheidenfistel
- postoperativ
- malignombedingt
- traumatisch

Wenn die Patientin während der Anamneseerhebung angibt, daß nach einer komplizierten Entbindung, einer gynäkologischen Operation oder in Zusammenhang mit einer Krebserkrankung (z. B. nach Radiatio) ständig unwillkürlich Urin abgeht, so han-

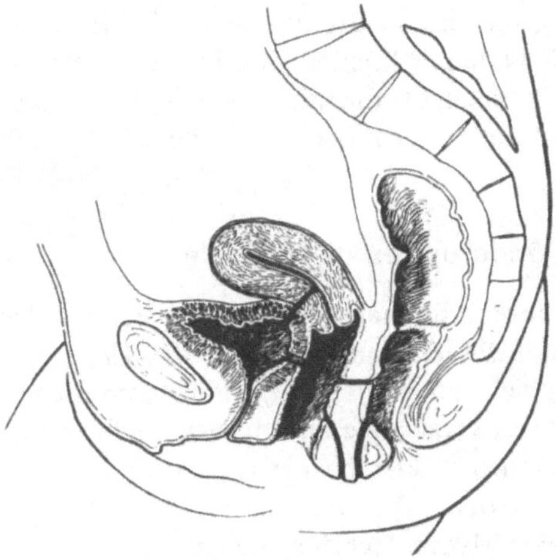

Abb. 3-21: Fistelmöglichkeit im Bereich des weiblichen Genitale [8].

delt es sich mit großer Wahrscheinlichkeit um eine Fistel, wenn keine anderen Inkontinenzursachen vorliegen (Abb. 3-21). Man unterscheidet

– radiogen
Urinfisteln

- Ureterscheidenfisteln
- Blasenscheidenfistel
- Blasenzervixfisteln.

Abklärung

Neben der Inspektion, der Palpation und gegebenenfalls einer Sondierung der Fistel sollte die Verdachtsdiagnose durch eine *retrograde Farbstoffauffüllung* der Blase oder eine Chromozystoskopie abgeklärt werden.

praktische Durchführung der retrograden Farbstoffauffüllung

Dazu legt man in die Scheide einen weißen Tupfer ein und füllt die Blase langsam mit lauwarmer, indigokarmingefärbter physiologischer Kochsalzlösung auf. Dann klemmt man den Blasenkatheter ab und überprüft den Tupfer. Eine Blaufärbung spricht für eine Blasenscheidenfistel.

Chromozystoskopie

Weist der Tupfer keine Blaufärbung auf, wird der Patientin im Rahmen einer Zystoskopie Indigokarmin intravenös appliziert. Im Zystoskop kann man nach 2 bis 4 Minuten den Austritt des Farbstoffes aus den Ureteren in die Blase beobachten, da der tiefblaue Farbstoff renal ausgeschieden wird. Wird nun nur durch einen Harnleiter Urin in die Blase abgegeben, während der andere keine Funktion zeigt, so besteht bei gleichzeitigem Urinabgang in die Scheide (blaugefärbter Tupfer!) eine Ureterscheidenfistel. Ein i. v. Pyelogramm wird später den Defekt genau lokalisieren. Die eventuelle transurethrale Sondierung des Harnleiters sollte von Urogynäkologen oder Urologen vorgenommen werden.

Kotfisteln
– postoperativ
– malignombedingt
– radiogen

Nach größeren Karzinomoperationen nach kurativen oder palliativen Strahlentherapien oder bei fortgeschrittenen Genitaltumoren können Frauen auch über Gas- oder Stuhlabgang aus der Scheide klagen. Diese Beschwerden sind typisch für *Kotfi-*

Diagnostik
- Anamnese
- Inspektion
- Palpation
- ggf. Rektoskopie

steln (DD: M. Crohn!), die sich in der hinteren Scheidenwand oder im Dammbereich befinden können. Bei fortgeschrittenen Zervixkarzinomen (z. B. nach Strahlentherapie) ist manchmal das gesamte innere und äußere Genitale in eine einzige Kloake umgewandelt.

3.2.2.6 Gutartige Veränderungen der Scheide

gutartige Vaginaltumore
- Vaginalzysten
- Fibrome
- Myome
- Scheidenendometriose
- Kondylomata
- Ulzera

Zu den gutartigen Tumoren, die man besonders im Bereich der seitlichen Scheidenwände finden kann, gehören die *Vaginalzysten*. Dabei handelt es sich um glatte, gelegentlich durchscheinende Tumoren, bei denen verzweigte oder bizarre Gefäße auffallen. Vaginalzysten können zufällig bei der rektovaginalen Untersuchung gefunden werden. Oft machen sie keinerlei Beschwerden. Fibrome oder Myome der Scheide sind selten.

Scheidenendometriose
- Zyklusanamnese
- Inspektion
- Palpation
- Retrozervikalregion beachten!

Eine Scheidenendometriose läßt sich häufiger beobachten (Abb. 3-22). Im hinteren Scheidengewölbe sieht man bläuliche Knötchen, die bluten können. Man tastet derbe, dolente Infiltrate, deren Abgrenzung gegenüber einer Douglas-Endometriose oft nicht möglich ist (Abb. 3-23). Endometrioseherde können aber in allen Bereichen der Scheide auftreten. Bei der Palpation tastet man zusätzlich derbe Infiltrate oder zarte Narbenstränge. Die anamnestische Angabe von Dysmenorrhoen (und anderen Endometriosesymptomen) untermauert den klinischen Verdacht.

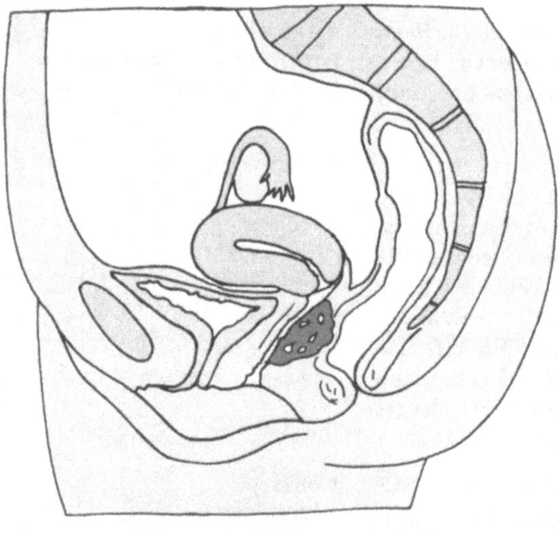

Abb. 3-22: Endometriose im mittleren Scheidendrittel [11].

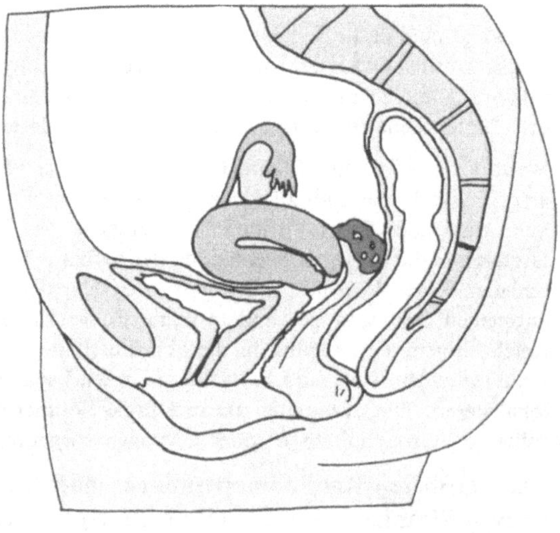

Abb. 3-23: Douglas-Endometriose: Beachte die kurze Distanz zur Scheide [11].

Patientinnen, die wegen eines Descensus uteri ein Scheidenpessar tragen, haben gelegentlich Druckulzera. Nach Ausschluß bösartiger Veränderungen (Zytologie, Kolposkopie, Probeentnahme) kann die Scheide mit östrogenhaltigen Salben behandelt werden.

Ulzerationen bei
- Pessarträgerinnen
- vulnerable Scheide
- Atrophie

> Im Falle vulvärer Kondylome ist die Suche nach vaginalen, zervikalen und analen Kondylommanifestationen (Analverkehr?) obligat.

Kondylomata

3.2.2.7 Malignome der Scheide

Bei den bösartigen Tumoren der Scheide handelt sich entweder um das seltene primäre Vaginalkarzinom (1–2% aller gynäkologischen Malignome) oder – häufiger – um *Metastasen* (von Malignomen der Zervix oder des Korpus uteri).

Malignome der Scheide
- primäres Vaginalkarzinom
- Metastasen von Zervix oder Korpus uteri

Das primäre Vaginalkarzinom findet man vor allem im Fornix vaginae oder an der Vaginalhinterwand. Die primären bzw. sekundären Vaginalmalignome bilden Ulzera, die flach, beetartig, hart oder brüchig und von einem derben Wall umgeben sind. Sie infiltrieren die Vaginalwand. Die gesamte Scheide kann auch tumorös in ein starres, kaum durchgängiges Rohr umgewandelt sein. Exophytisch wachsende Tumore sind eher selten. Blutiger oder fleischwasserfarbener Fluor genitalis, Kontaktblutungen, in fortgeschrittenen Fällen auch Schmerzen, Dysurie, Hämaturie sowie blutige Stuhlauflagerungen werden angegeben. Bei vulvanahem Tumorsitz können die inguinalen Lymphknoten früh indolent vergrößert sein.

Lokalisation
- Fornix vaginae
- Vaginalhinterwand
- oberes Scheidendrittel

Symptome
- Indurationen
- Ulzera
- Fluor, Schmerzen
- Blutungen
- Dys- oder Hämaturie
- Stuhlauflagerungen
- Lymphknotenschwellungen

Bei der Untersuchung stellt man die Tumorgröße, den Tumorsitz (in welchem Scheidendrittel?) und die eventuelle Ausbreitung auf das umgebende Gewebe fest (Tab. 3-3). Man untersucht rektal oder rektovaginal, ob das paravaginale Gewebe weich oder hart, d. h. infiltriert ist, ob sich feine oder grobe Knoten tasten lassen und ob die Rektumschleimhaut über dem Tumor verschieblich ist.

gynäkologische Untersuchung
- Tumorgröße?
- Tumorsitz?
- Übergreifen auf Nachbarstrukturen?

Tab. 3-3: FIGO-TNM-Stadieneinteilung des Vaginalkarzinoms

FIGO	TNM	Beschreibung
0	Tis	Carcinoma in situ
I	T1	Tumor auf die Vaginalwand beschränkt
II	T2	Tumor infiltriert das paravaginale Gewebe, ohne die Beckenwand zu erreichen
III	T3	Tumorausdehnung bis zur Beckenwand
IVa	T4	Mukose-Infiltration von Blase oder Darm
IVb	M1	Fernmetastasen

Präkanzerosen = vaginale Intraepitheliale Neoplasie (VAIN)
- multilokulär
- selten
- oberes Scheidendrittel

Ist die Schleimhaut unverschieblich, so hat der Tumor wahrscheinlich bereits auf die Rektumwand übergegriffen. Nach der rektalen Untersu-

rektovaginal untersuchen!!!
- Rektumkarzinom?

- Blut am Fingerling?
- Hämookkult-Test?
- Darmdiagnostik bei Verdacht auf primäres Rektumkarzinom

chung muß unbedingt darauf geachtet werden, ob sich Blut am Fingerling befindet. Die sichere klinische Abgrenzung eines fortgeschrittenen Vaginalkarzinoms von einem Rektumkarzinom ist schwierig. Die Mehrzahl der primären Vaginalkarzinome sind Plattenepithelkarzinome (90%). Neben einem Hämookkult-Test müssen Rektoskopie bzw. Rekto-Sigmoideoskopie veranlaßt oder durchgeführt werden.

diagnostisches Vorgehen
- Kolposkopie/Zytologie
- Probeentnahme mit eiliger Histologie
- Kürettage
- Zystoskopie
- Darmdiagnostik
- CT? MRT?
- Sonographie (transvaginal und transrektal)

DD:
- primäres Vaginalkarzinom?
- Zervixkarzinom FIGO II a?
- Vulvakarzinom?

Zu den obligaten Untersuchungen zählen: Kolposkopie mit Zytologie, repräsentative Probeentnahme in Vollnarkose mit gleichzeitiger fraktionierter Kürettage, Zystoskopie, Rekto-Sigmoidoskopie, ggf. Computertomographie oder MR-Tomographie.

Bei hohem Tumorsitz ist nicht immer klar, ob es sich tatsächlich um ein primäres Vaginalkarzinom oder um ein in die Scheide hinunterwachsendes Zervixkarzinom handelt: Das gleiche Problem ergibt sich bei tiefen Sitz unter Einbeziehung der Vulva. Viele dieser Fälle bleiben unklar und werden entweder wie ein Zervixkarzinom oder wie ein Vulvakarzinom behandelt.

3.2.3 Portio vaginalis

Die Portio kann bei der Inspektion und mit dem tastenden Finger oberflächlich gut beurteilt werden.

3.2.3.1 Technik und Hinweise

Untersuchungstechniken
- Inspektion/Kolposkopie
- Palpation
- Zytologie

Die Darstellung der Portio erfolgt entsprechend den Hinweisen, die für die Untersuchung der Scheide beschrieben wurden (s. Kap. 3.2.2.1). Die Portio wird inspiziert, betastet und kolposkopisch betrachtet. Mikrobiologische und zytologische Abstriche werden in Abhängigkeit vom Grund der Untersuchung entnommen.

3.2.3.2 Makroskopische Inspektionsbefunde

Portioform

Emmet-Riß

Der äußere Muttermund ist bei Nulliparae meist rund und grübchenförmig, bei Frauen, die geboren haben, eher quergespalten. Unter der Geburt kann es zu relativ weiten seitlichen Einrissen der Zervix uteri kommen (Emmet-Risse).

Portiokonsistenz und Portiofarbe
- unauffällig?
- livide?
- entzündlich gerötet?
- derb-elastisch?
- aufgelockert?
- ödematös?
- Sekret?

Die Konsistenz der Portio ist gewöhnlich elastisch-derb. Bei Auflockerungen der Portio mit gleichzeitiger livider Verfärbung muß man an eine Schwangerschaft denken (unsicheres Schwangerschaftszeichen: β-HCG! Ultraschall!). Durch frische Entzündungen, Kolpitiden oder Zervizitiden kann der Eindruck einer ödematösen Schwellung entstehen. Die Portio ist dann gerötet, aus dem Zervikalkanal kann putrides Sekret austreten.

Elongatio colli

Manchmal findet man bei der gynäkologischen Untersuchung eine verlängerte Zervix uteri (*Elongatio colli*). Andererseits kann es nach dem Klimakterium oder im Senium zu einer derartigen

Uterus- und Zervixatrophie kommen, daß es schwerfällt, überhaupt noch eine Portio auszumachen. Dann findet man im Niveau des Scheidendomes gerade noch einen häufig verklebten Muttermund. Die Entnahme eines zytologischen Abstriches sowie Kürettagen können dadurch erschwert werden.

Zervixatrophie, verstrichene Portio
- Senium
- nach Konisation
- Perforationsgefahr

3.2.3.3 Kolposkopische Inspektionsbefunde

Zur Inspektion der Portio genügt die Betrachtung mit dem bloßen Auge nicht, da sich die charakteristischen physiologischen und pathologischen Veränderungen des Epithels häufig nur mit Hilfe eines Kolposkopes (s. Kap. 5.2) darstellen lassen.

wichtig: Kolposkopie!

Die Portio uteri ist von normalem Plattenepithel überzogen (Abb. 3-24). Kolposkopisch sieht man bei der geschlechtsreifen Frau eine glatte, spiegelnde, blaßrötliche Portiooberfläche. Gefäße sind wegen der Epitheldichte nur vereinzelt oder gar nicht sichtbar. Bei der älteren Frau wird das Plattenepithel dünner, d. h. Gefäße stellen sich gut dar. Sieht man bei der geschlechtsreifen Frau in der Umgebung des äußeren Muttermundes ein hellrotes, samtartiges, manchmal auch feinkörniges, gegenüber dem Plattenepithel scharf abgegrenztes und scheinbar aus dem Zervikalkanal hervorwachsendes Areal, so handelt es sich um eine *Ektopie* (Zylinderepithel) (Abb. 3-25).

originäres Plattenepithel

Ektopie = Zylinderepithel

Betupft man diese Ektopie mit 3 oder 5% Essigsäure (Einwirkdauer ca. 20–30 Sekunden), so erscheint bei der kolposkopischen Betrachtung die feine oder grobe Träubchenbildung des Zylinderepithels.

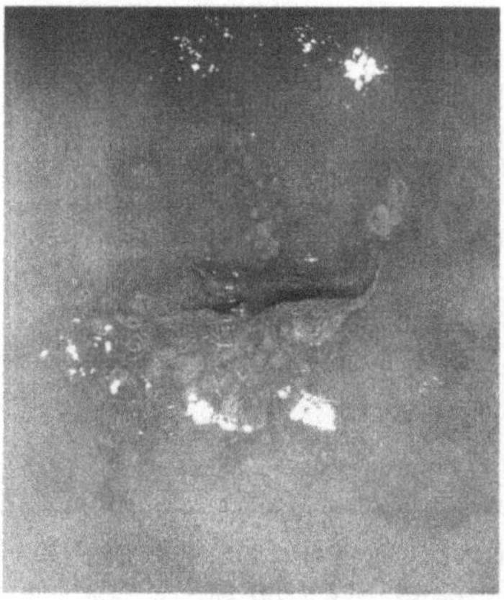

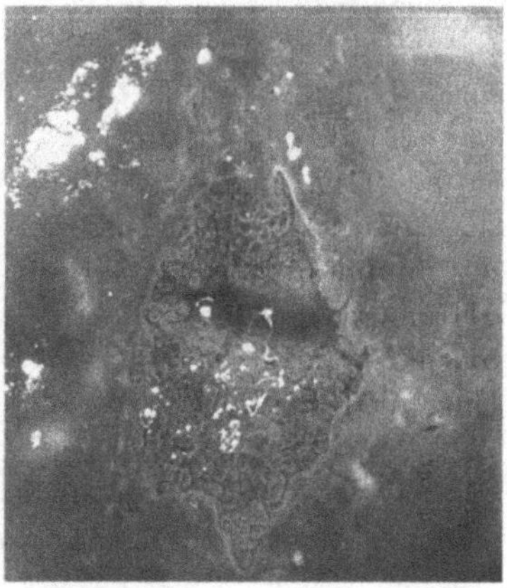

Abb. 3-24: Transformationszone. Deutlich sichtbar sind die von Plattenepithel umhäuteten Drüsenausführungsgänge [9].

Abb. 3-25: Ektopie. Gut sichtbar das träubchenförmige Zylinderepithel des Zervikalkanals und seine scharfe Abgrenzung vom ektozervikalen Plattenepithel [9].

klinischer Hinweis
- Neugeborenes
- Adoleszentin
- Greisin

Das ektope Zylinderepithel ist an der Portio weiblicher Neugeborener oder junger Mädchen vor der Menarche wenig ausgeprägt. Gleiches gilt für das Senium, wo sich das Zylinderepithel tief in den Zervikalkanal zurückzieht.

keine destruierenden Maßnahmen ohne Histologie!

Große Ektopien können zu lästigem Fluor oder zu Kontaktblutungen bei der Kohabitation führen. Destruierende Maßnahmen (Laservaporisation, Kryotherapie) dürfen erst nach Ausschluß eines CIN III oder invasiven Karzinoms durchgeführt werden.

Transformationszone

Ovula Nabothi

Portioerosion

Der häufigste kolposkopische Befund wird unter dem Begriff Umwandlungszone (*Transformationszone*) zusammengefaßt: Auf der Portio überwiegt das Plattenepithel. Nur vereinzelte ektopische Zylinderepithelinseln bleiben sichtbar bestehen. Andererseits kann auch eine Ektopie so massiv überwiegen, daß nur einzelne Plattenepithelareale vom Rand dachförmig oder zentralmetaplastisch auffallen. Zwischen diesen Extremen sind alle Variationen möglich. Bei älteren Umwandlungsprozessen sieht man offene oder geschlossene Drüsen. Die geschlossenen, manchmal fast 0,5 cm großen Drüsen bilden Retentionszysten, die *Ovula Nabothi.* Diese sind oft von zweigartigen Gefäßen überzogen (Abb. 3-26). Portioerosionen sind umschriebene, flache Epitheldefekte, die entzündlicher Genese sein können.

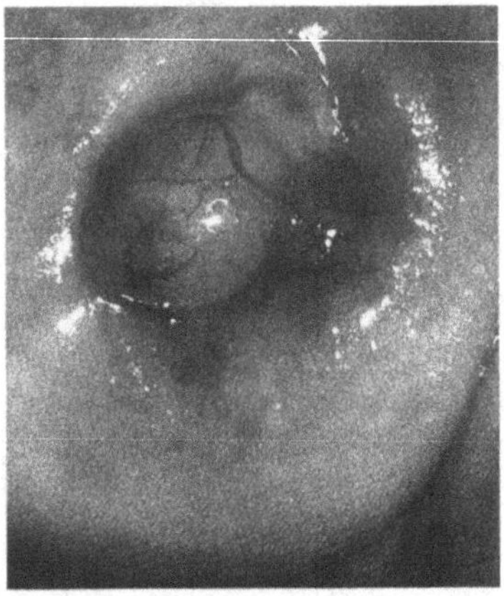

Abb. 3-26: Ovulum Nabothi [9].

Problemfälle
- Erosion
- Entzündung

Erosionen sind solange malignomverdächtig, bis durch eine gezielte Probeentnahme histologisch das Gegenteil bewiesen ist. Gerade vor dem Hintergrund einer *Entzündung* ist die kolposkopische Beurteilung der Erosion aufgrund der diffusen Vaskularisation und der multiplen kleinen, eventuell blutenden Läsionen extrem kompliziert. Lokale Behandlungsversuche (Östrogen, Braunovidon, Betaisodona) sollten nicht protrahiert werden.

Bei atrophischen Veränderungen findet man ein dünnes, durchschimmerndes, leicht vulnerables Epithel, in dem nicht selten petechiale Einblutungen beobachtet werden. Die Atrophie ist für postmenopausale Frauen oder für jungen Frauen mit ovarieller Insuffizienz (oder nach medikamentöser, radiogener bzw. chirurgischer Kastration) charakteristisch.

Portioatrophie
- Senium
- Ovarialinsuffizienz
- iatrogene Kastration

3.2.3.4 Gutartige Tumoren

Kondylome können – wie oben beschrieben – auch die Portio befallen und sollten nicht übersehen werden.

Kondylomata

Neben den vielfältigen und für den Anfänger nicht einfach beurteilbaren, meist physiologischen Epithelveränderungen findet man im Bereich der Portio verschiedene Polypformen. Dabei kann es sich um Portiopolypen, Zervix- oder Korpuspolypen handeln (Abb. 3-27).

Polypformen
- Portiopolyp
- Zervixpolyp
- Korpuspolyp

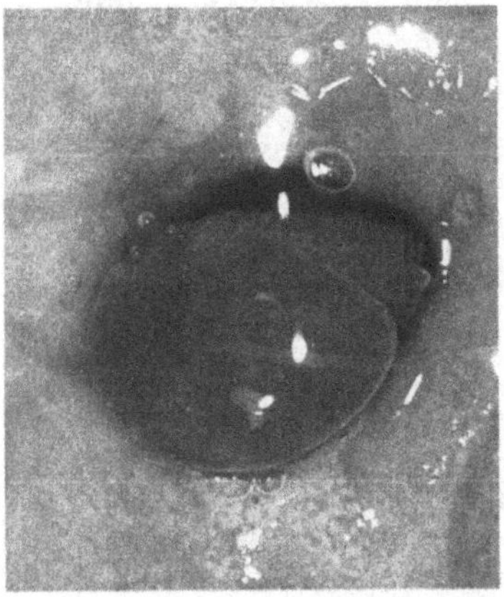

Abb. 3-27: Kolposkopisch dargestellter Zervikalpolyp [9].

Die Frauen kommen oft wegen Zusatzblutungen zum Arzt. Bei der Spiegeleinstellung sieht man einen meist gut durchbluteten, rot-samtig erscheinenden Tumor von der Portio ausgehend oder aus dem Zervikalkanal herausragend. Polypen können alle möglichen Größen und Formen haben.

klinisches Bild

Eine definitive Klärung der Herkunft kann nur *histologisch* erfolgen. Maligne Entartungen sind selten, dennoch empfiehlt sich die Entfernung durch eine eventuell mit einer Zervixkürettage verbundene Polypabdrehung. Bei der Therapie ist darauf zu achten, daß bei der Polypentfernung auch sicher die Basis des Polypen oder seines Stiels mitentfernt wird (Histologie obligat!).

histologische Klärung zum Malignomausschluß!
- Karzinom?
- Karzinomsarkom?
- Sarkom?

seltene Befunde = **Myome**

Zu den seltenen Befunden der Portio gehören die meist intramuralen *Portio-* oder *Zervixmyome*. Manchmal kann ein vom Cavum uteri ausgehendes Myoma in statu nascendi bei der Inspektion einen Polypen oder ein Karzinom vortäuschen.

3.2.3.5 Zervixkarzinom

Prädeliktionsstellen

Das Zervixkarzinom entsteht überwiegend im Bereich des Überganges von Plattenepithel (Portio) zum Zylinderepithel (Zervikalkanal).

Inzidenz $20/10^5$/Jahr
- 6% aller weiblichen Karzinome
- Altersgipfel ~50. LJ
- CIS ~40. LJ
- Dysplasie ~30. LJ

In den letzten Jahren konnte eine Abnahme der Inzidenz des Zervixkarzinoms festgestellt werden. Gleichzeitig kam es zu einer Zunahme diagnostizierter intraepithelialer Neoplasien (Carcinoma in situ), was wohl auf die vermehrte Inanspruchnahme von Früherkennungsuntersuchungen (Pap-Abstrich, Kolposkopie) zurückzuführen ist (s. Kap. 5.2). Dabei verlagerte sich der Gipfel des Alters bei Erstdiagnose hin zu jüngeren Frauen.

Bei allen Frauen mit suspekten Portiobefunden (Pap-Befunde, Kolposkopie) und auffälliger Anamnese (frühe Kohabitarche, häufig wechselnde Sexualpartner, Familienanamnese, Nikotinabusus u. a.) muß ein Zervixkarzinom ausgeschlossen werden.

Anamnese
Nikotinabusus?
frühe Kohabitarche?
häufig wechselnde Sexualpartner?
frühe Gravidität?
mangelnde Sexualhygiene?

Weder das Carcinoma in situ noch das mikroinvasive Zervixkarzinom machen Frühsymptome. Bei Tumorulzerationen können Fluor vaginalis oder Kontaktblutungen hinweisend sein. Schmerzen treten erst beim Überschreiten der Organgrenzen durch das Karzinom auf.

Abstrich nach Papanicolaou

> Die Pap-Abstrichtechnik ist entscheidend für eine sichere Karzinomfrüherkennung. Wenn möglich, sollte zusätzlich ein Virus- und ein DNA-Abstrich entnommen werden, da in ca. 80% aller Zervixkarzinome virale DNA nachweisbar ist (HPV 6, 11, 16, 18).

frühes Zervixkarzinom
- Zytologie
- Kolposkopie
- Histologie

Die Verdachtsdiagnose eines *frühen Zervixkarzinoms* wird überwiegend zytologisch-kolposkopisch gestellt und histologisch durch eine gezielte Probeentnahme, eventuell mit Zervixkürettage bzw. durch eine Konisation mit fraktionierter Abrasio gesichert.

histologische Sicherung
- 90% Plattenepithel-Ca
- 5% Adenokarzinome
- Komplikationsmöglichkeit
- Blutung

Manchmal „fällt" während der Spiegeleinstellung bei exophytischen Tumoren Gewebe auf das hintere Spekulum, welches für die histologische Untersuchung asserviert werden sollte (Achtung: wegen Nekrosen oft eingeschränkte Beurteilbarkeit!).

Prozedere:
a) Vaginaltamponade
b) Gefäßumstechung
c) Afterloading
d) Embolisation

Probeentnahmen sind beim Zervixkarzinom nicht unproblematisch, heftige Blutungen aus atypischen Karzinomgefäßen sind keine Seltenheit. Wie bei der spontanen, anämisierenden Karzinomblutung kann man beim Zervixkarzinom versuchen, diese Blutung durch eine kräftige vorübergehende Vaginaltamponade zum Stehen zu bringen. Iodoformhaltige Gaze wird mit einer langen Pinzette an die Blutungsquelle gebracht und dann Schicht für Schicht fest in die Scheide gestopft. Spritzende Gefäße versucht man in Narkose vorsichtig zu umstechen, was wegen der Brüchigkeit des Gewebes riskant und frustran sein kann. Bekommt man die Blutung aus einem größeren Zervixkarzinom nicht zum Stehen, so kann man sie mit einer intrazervikale Afterloading-Applikation (z. B. ED 8 Gy in Punkt A) angehen. Als letzter Ausweg bleibt nur die Embolisation, was die Prognose der Patientin verschlechtert, da eine Radiatio kaum noch wirksam ist. Eine Vaginaltamponade darf bei starken uterinen Blutungen, z. B. bei Korpuskarzinom oder Myomen, nie verwendet werden.

keine Tamponade bei uterinen Blutungen!

Bei der Spiegeleinstellung orientiert man sich über die vermeintliche Tumorgröße und die Wachstumsform. Die sichtbare Tumorgröße entspricht meist nicht der tatsächlichen Tumorausdehnung.

Wachstumsformen
- exophytisch
- endophytisch
- Tonnenkarzinom

Neben den einfach erkennbaren, blumenkohlartigen (exophytischen) oder kraterförmigen (endophytisch) Wachstumsformen des Tumors gibt es noch das in seinen frühen Stadien schwer zu diagnostizierende endozervikal ausbreitende Tonnenkarzinom.

sichtbares Karzinom oft nur „Spitze des Eisberges“

Die *rektovaginale Untersuchung* beurteilt den Tumor und seine Beziehungen zu den Nachbarorganen oder Geweben. Zunächst klärt man jene Tastbefunde, die sich als auffälligste Anomalie präsentieren und orientiert sich dann über deren Größe, Form, Lage, Mobilität etc.

immer rektovaginal untersuchen!

Systematik der Untersuchung

Bei kleinen *Zervixkarzinomen* (FIGO Ia und Ib) kann der Uterus palpatorisch unauffällig sein. Wichtig ist die rektovaginale Beurteilung der Parametrien.

Befund beim *Zervixkarzinom* FIGO Ia/Ib
- normaler Uterus
- unauffällige Adnexe
- Parametrieninfiltration?

Kriterien der Operabilität

> Das Zervixkarzinom kann im Unterschied zum Korpuskarzinom schon früh ins Parametrium hineinwuchern und die Nachbarorgane Blase oder Rektum befallen. Kriterien der Operabilität sind Tumorgröße, Parametrieninfiltration, Beckenwandbefall, Blasenbefall, Rektuminfiltration und Fernmetastasen.

Ist das Karzinom auf die Zervix beschränkt und das benachbarte Bindegewebe noch tumorfrei, so fühlen sich die zwischen Zeige- und Mittelfinger der inneren Hand liegenden Parametrien weich und elastisch an. Tastet man seitlich neben der Zervix in den Parametrien strangförmige oder fein- bis grobknotige indolente Verhärtungen, die von der Zervix ausgehend bis an die Beckenwand reichen bzw. mit der Beckenwand breit verbacken sind, dann muß man klinisch von Karzinomen der FIGO-Stadien IIb-IIIB ausgehen (s. Tab. 3-4).

Befund beim *Parametrienbefall*

Fühlt sich ein Teil des Scheidengewölbes derb, derb-knotig oder rauh an, so besteht der Verdacht auf eine Infiltration der entsprechenden Vaginalanteile (Stadien IIa oder IIIa).

Befund beim *Vaginalbefall*

Tab. 3-4: FIGO-und TNM-Stadieneinteilung des Zervixkarzinoms

FIGO*	TNM	Beschreibung (*FIGO 1994)
	Tx	Primärtumor kann nicht beurteilt werden
	T0	Kein Anhalt für Primärtumor
0	Tis	Carcinoma in situ (CIS)
I	T1	Karzinom auf Zervix uteri beschränkt
Ia	T1a	Invasives Karzinom, das nur mikroskopisch identifiziert wird. Gemessene Stromainvasion mit einer maximalen Tiefe von 5 mm und einer maximalen Oberflächenausdehnung von 7 mm. Alle makroskopisch erkennbaren Läsionen werden dem Stadium Ib zugerechnet
Ia1	T1a1	Stromainvasion bis 3 mm, Oberflächenausdehnung maximal bis 7 mm
Ia2	T1a2	Stromainvasion bis 5 mm, Oberflächenausdehnung bis maximal 7 mm
Ib	T1b	Klinisch erkennbare Läsionen bzw. alle anderen Fälle, die größer als Ia2 sind.
II	T2	Uterus ist überschritten, Beckenwand und unteres 1/3 der Scheide nicht erreicht
IIa	T2a	Nur die Vagina befallen
IIb	T2b	Parametrien oder Parametrien und Vagina befallen
III	T3	Befall der Parametrien bis zur Beckenwand und/oder Befall des unteren Scheidendrittels und/oder Hydronephrose oder stumme Niere
IIIa	T3a	Befall des unteren Scheidendrittels
IIIb	T3b	Befall der Beckenwand und/oder Hydronephrose oder stumme Niere
IVa	T4	Infiltration von Blasen- und/oder Rektumschleimhaut
IVb	M1	Metastasen außerhalb des kleinen Beckens
	Nx	Lymphknoten nicht beurteilbar
	N0	Kein Lymphknotenbefall
	N1	Regionäre Lymphknoten befallen (bis Lig. inguinale und Bifurcatio aortae)
	N4	Lymphknotenbefall unterhalb des Lig. inguinale oder oberhalb der Aortenbifurkation

Gründe für die rektovaginale Untersuchung
- bessere Beurteilung der Parametrien
- bessere Beurteilung der Beckenwand
- bessere Beurteilung der Retrozervikalregion
- Rektumaustastung

Die Tumorausbreitung kann nur durch die kombinierte rektovaginale Untersuchung beurteilt werden, denn von der Scheide her lassen sich höchstens die unteren Anteile der eventuell infiltrierten Parametrien tasten (Abb. 3-28). Die Beziehung des Tumorinfiltrates zur Beckenwand ist vom Rektum her besser zu beurteilen. Bei der rektalen Austastung kann man gleichzeitig prüfen, ob der maligne Prozeß bereits auf den Darm übergegriffen hat (Abb. 3-29). Die Rektumschleimhaut über dem Tumor oder dem Infiltrat ist dann unverschieblich. In fortgeschrittenen Fällen tastet man an der Stelle, an der das Karzinom die Rektumwand durchbrochen hat, ein in Größe, Form und Ausprägung sehr variables Ulkus. Blut am Fingerling ist dann mehr oder weniger obligat.

Problemfall: **Blaseninfiltration** indirekte Hinweise bei Palpation

Palpatorisch schwierig oder unmöglich ist die Beurteilung einer *Infiltration der Blase*. Oft lassen sich durch die bimanuelle Palpation nur indirekte Hinweise für einen Blasenbefall finden. Eine Blaseninfiltration ist wahrscheinlich, wenn das vordere Scheidengewölbe eingezogen, tumorös fixiert und induriert ist

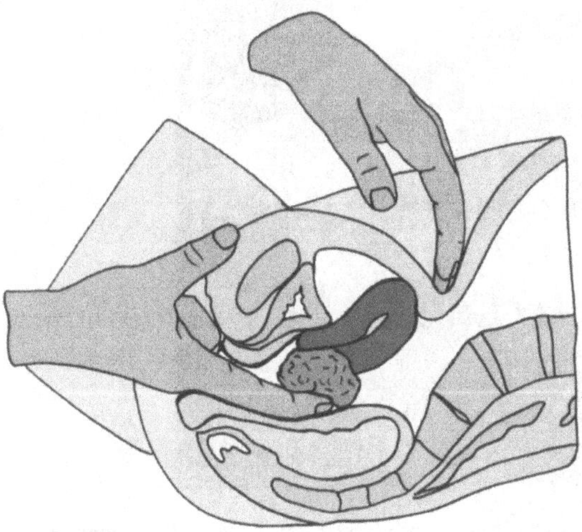

Abb. 3-28: Bimanuelle Palpation eines von der hinteren Muttermundslippe ausgehenden Zervixkarzinoms [8].

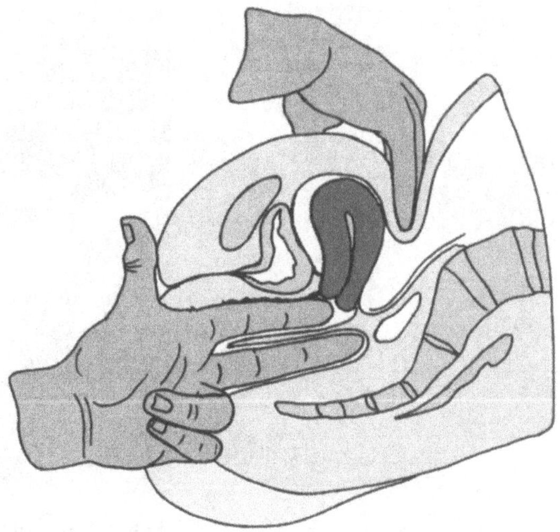

Abb. 3-29: Prinzip der kombinierten rektovaginalen Untersuchung.

oder wenn das vordere Scheidengewölbe nur noch aus einer Tumorplatte besteht.

Zystoskopie, Ultraschall, CT oder MRT bringen wesentlich effizientere diagnostische Ergebnisse. Ein i. v. Pyelogramm gibt zusätzliche Informationen über den Zustand der Harnleiter, ihren Verlauf und die Passagefähigkeit. Wenn das Karzinom einen oder beide Harnleiter ummauert, kommt es zu einem Harnstau, später zu einer stummen Niere oder zu einer postrenalen Niereninsuffizienz. In fortgeschrittenen Fällen führt dies zu einer Urämie mit letalem Ausgang.

Zusatzdiagnostik
- Zystoskopie
- Sonographie
- CT/MRT
- i. v. Urogramm

Urämie

Zur *Stadieneinteilung des Zervixkarzinoms* (FIGO vs. TNM, Tab. 3–4) werden bisher nur die Ergebnisse der gynäkologischen Untersuchung, der Zysto- und Rektoskopie, des Röntgen-Thorax und des Urogramms herangezogen. Dennoch sollten vor der definitiven Stadieneinteilung die Befunde bildgebender Verfahren (Vaginalsonographie, MRT) berücksichtigt werden (Abb. 3-30).

Stadieneinteilung
- FIGO 1994
- TNM

Die Klassifikation des Stadiums I erfolgt histologisch (Ia1 und Ia2) oder klinisch (Ia2 oder Ib).

Spezialfall FIGO I

Folgende Untersuchungen gehören zur obligaten Ausbreitungsdiagnostik: Gynäkologische Untersuchung, Vaginalsonographie, Zysto-Rektoskopie, Röntgen-Thorax, CT oder MRT des Beckens, i. v. Pyelogramm oder wenigstens eine Nierensonographie. Tumormarker (SCC, CEA, CYFRA 21) haben nur geringe klinische Relevanz.

obligate Untersuchungen
- gynäkologische Untersuchung
- Vaginalsonographie
- Zysto-Rektoskopie
- Rö-Thorax, Marker
- CT/MRT

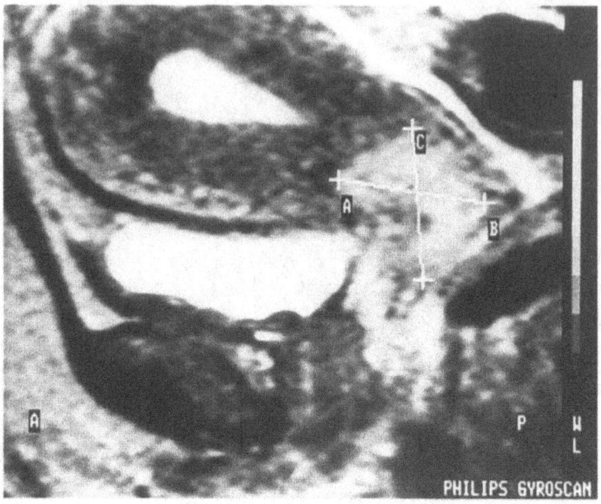

Abb. 3-30: MRT-Befund bei Zervixkarzinom FIGO Ib: Beachte die Tumorausmessung und die Serometra.

- i. v. Urogramm
- Palpation der Skalenus-Lymphknoten

Man sollte nie darauf verzichten, die Skalenus-Lymphknoten zu palpieren. Bei suspekten Halslymphknotenschwellungen oder bei Verdacht auf Fernmetastasierung muß eine Staging-Biopsie mit eiliger histologischer Aufarbeitung erfolgen.

3.2.4 Korpus uteri

„Der Uterus ist das Tastzentrum für die innere Untersuchung, zu dem alle anderen Tastbefunde in Beziehung gebracht werden." W. Stoeckel

3.2.4.1 Untersuchungstechnik und Hinweise

Worüber muß man sich bei der Gebärmutter-Palpation des Korpus orientieren?
- Uterusgröße
- Uteruslage und -stellung
- Konsistenz
- Mobilität
- Dolenz

Das Korpus uteri wird immer bimanuell untersucht.

Es ist für die Palpation der Gebärmutter günstig, aber nicht unbedingt erforderlich, wenn zwei Finger der inneren Hand eingesetzt werden können, da räumlich-taktile Reize vom Untersucher plastischer, verarbeitet werden können. Gewöhnlich ist das bei Frauen, die geboren haben, problemlos möglich. Man sollte mit den Fingerbeeren und nicht mit den Fingerspitzen zu palpieren.

Vorgehen

Die Finger der inneren Hand liegen an der Portio bzw. im hinteren Scheidengewölbe, während die äußere Hand flach, mit sanftem Druck über der Symphyse den Fundus uteri in die Tiefe drückt. Die innere Hand dient dabei als eine Art Widerlager. Sie schiebt bzw. hebt den Uterus der äußeren Hand sanft entgegen. Bei schlanken Frauen kann Größe, Lage, Konsistenz, Druckdolenz und Mobilität problemlos geprüft werden (Abb. 3-31 bis 3-34). Bei adipösen Patientinnen oder retroflektierten Organen ist die Befundinterpretation schwieriger und abhängig vom

Probleme
- Adipositas
- Retroflexio
- voller Darm

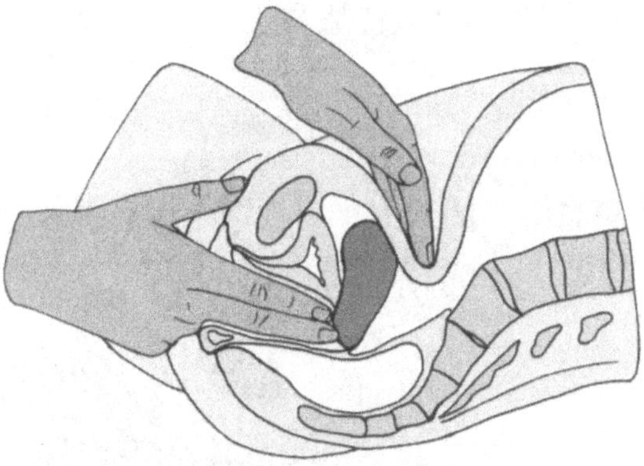

Abb. 3-31: Die innere Hand wird zur Portio geführt. Die äußere Hand sucht über der Symphyse den Fundus uteri [8].

Grad der Adipositas bzw. von Lage und Größe der Gebärmutter (Abb. 3-35 bis 3-37).

Vom Uterus gleitet die äußere Hand nach rechts bzw. links zur Beckenwand, während die innere Hand sich „im Prozeß dieses Suchens und Findens" (Stoeckel) schräg gegen das entsprechende Vaginalgewölbe vorschiebt. Zur Prüfung der Uterusmobilität drängt die äußere Hand das Korpus nach dorsal, während die innere Hand die Portio nach vorn oder hinten, rechts bzw. links schiebt. Diese Untersuchung kann schmerzhaft sein.

- mangelnde Kooperation
- Schmerzen

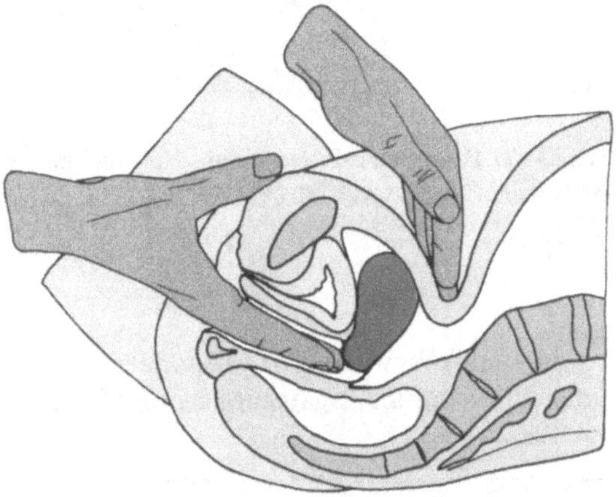

Abb. 3-32: Prüfung der Uterusgröße. Die innere Hand ist das Widerlager. Die äußere Hand findet den Fundus uteri [8].

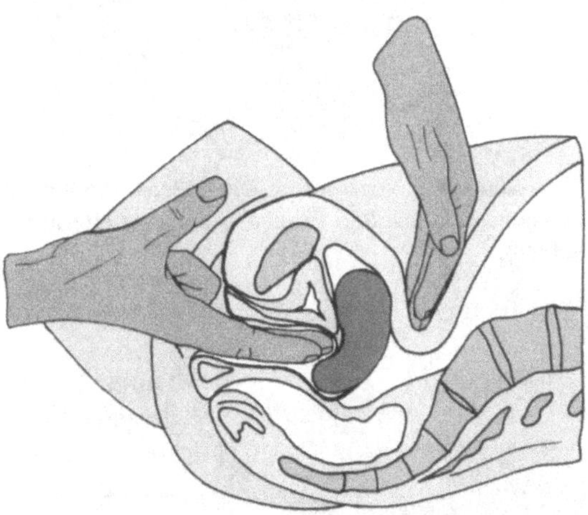

Abb. 3-33: Das Korpus uteri liegt zwischen der inneren und der äußeren Hand: Prüfung der Größe, der Konsistenz und der Druckdolenz [8].

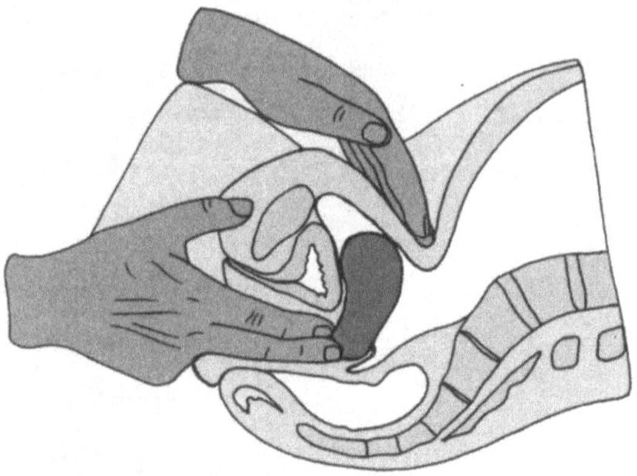

Abb. 3-34: Die innere Hand liegt im hinteren Scheidengewölbe und schiebt den Uterus nach ventral. Die äußere Hand tastet den Fundus uteri [8].

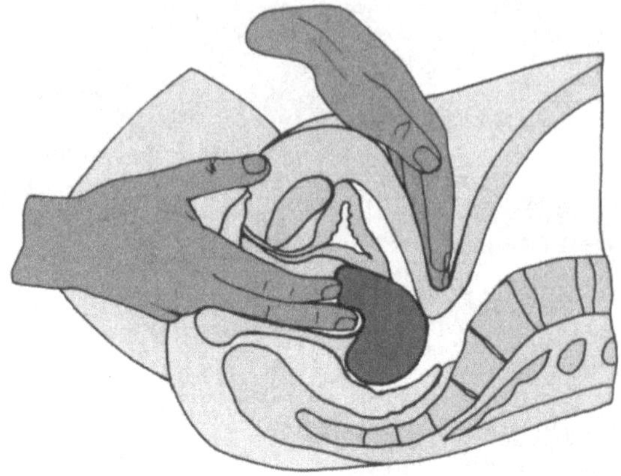

Abb. 3-35: Retroflexio uteri: Die äußere Hand findet keinen Fundus uteri [8].

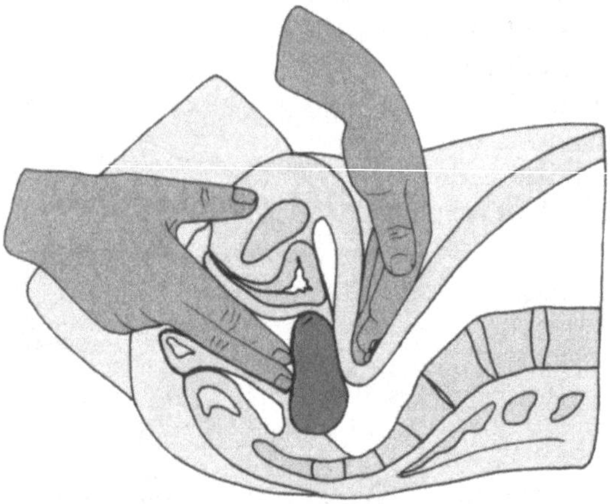

Abb. 3-36: Retroversio uteri: Die äußere Hand tastet nur bei sehr schlanken Frauen isthmische Uterusanteile [8].

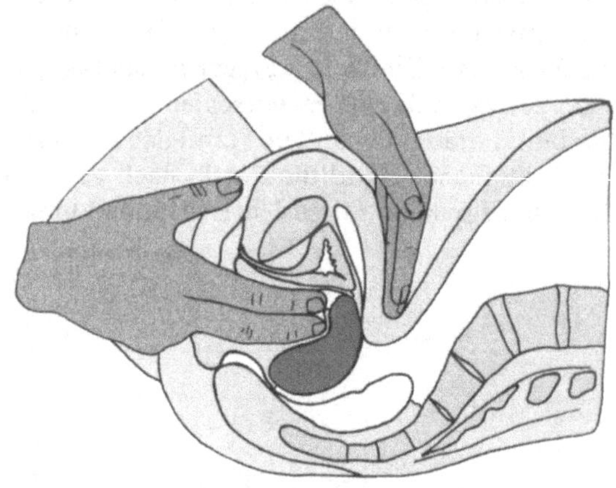

Abb. 3-37: Retroflexio-Retroversio: Nur die innere Hand tastet den Uterus [8].

Durch horizontal palpierende Bewegungen im hinteren Scheidengewölbe kann man V-förmig die Ligamenta sacrouterina tasten.

klinischer Hinweis

Während der Untersuchung sollte man unauffällig auf das Gesicht der Patientin achten. Schmerzbedingte Gesten, leichtes Zucken der Mundwinkel, Schließen der Augen oder laute Schmerzäußerungen werden registriert. Die druckempfindliche Stelle am inneren Genitale wird im Verlauf der Untersuchung noch einmal berührt, um sich zu vergewissern. Andrerseits achten die untersuchten Frauen auch genau auf das Mienenspiel des Untersuchers. Weder Überraschung noch Ratlosigkeit noch Bestürzung sollten bei der Untersuchung zum Ausdruck gebracht werden.

3.2.4.2 Entzündungen

Ursachen der Endometritis
- Keimaszension im Wochenbett
- postmenstruationem
- iatrogen
- Malignom

Die *Gebärmutterschleimhautentzündung* (Endometritis) wird meist durch aszendierende Keime (E. coli, Staphylokokken, Streptokokken u. a.) hervorgerufen.

Am häufigsten beobachtet man die Endometritis im Wochenbett, nach verschleppten oder artifiziellen Aborten, selten bei alten Frauen im Rahmen einer malignen Gebärmuttererkrankung. Mangelnde Sterilität des Instrumentariums bei diagnostischen und therapeutischen Eingriffen begünstigt die Keimeinschleppung. Die Folge einer Endometritis ist die *Endomyometritis*, d. h. das Übergreifen der Entzündung auf das Myometrium. Letztlich gehören zu den Folgen der Keimaszension auch die Salpingitis bis hin zum akuten Abdomen. Die Diagnose wird durch Anamnese und Klinik gestellt.

Komplikationen

Beschwerden erst bei **Endomyometritis**
- Unterbauchschmerzen?
- Druckschmerz?
- Spottings?
- Fluor?
- Blutsenkung? Leukozytose?
- CRP?
- Uteruskantenschmerz?
- Begleitzystitis?

Bei Beschwerden handelt es sich gewöhnlich bereits um eine *Endomyometritis*. Die Frauen beschreiben zunehmende Unterbauchschmerzen nach Entbindungen, Schwangerschaftsabbrüchen oder kleineren gynäkologischen Eingriffen. Zusätzlich werden häufig Blutungsanomalien wie Menometrorrhagien oder „spottings“ angegeben. Das Allgemeinbefinden kann bei schweren Verläufen stark reduziert sein.

Bei der für die Patientin unangenehmen Untersuchung des inneren Genitale fällt ein Druckschmerz im Bereich des Korpus uteri (Uteruskantenschmerz) auf. Die Gebärmutter kann dezent vergrößert und etwas aufgelockert sein. Eine Begleitzystitis kann differentialdiagnostische Probleme aufwerfen.

3.2.4.3 Endometriose

Einteilung der Endometriose

Unter einer Endometriose versteht man ektope Absiedlungen von Gebärmutterschleimhaut außerhalb des Cavum uteri (Abb. 3-38).

E. genitalis interna
E. genitalis externa
E. extragenitalis

Man unterscheidet die *Endometriosis genitalis interna* (Adenomyosis uteri, Salpingitis isthmica nodosa) und die *Endometriosis genitalis externa* (Ovar, Peritoneum, Vulva, Vagina, Douglas, Lig. rotundum) von der *Endometriosis extragenitalis* (Bauchraum, extraperitoneal). Als Ursache werden die Verschleppungstheorie (im Rahmen einer retrograden Menstruation) sowie die Theorie von der Entstehung vor Ort und Metaplasie diskutiert.

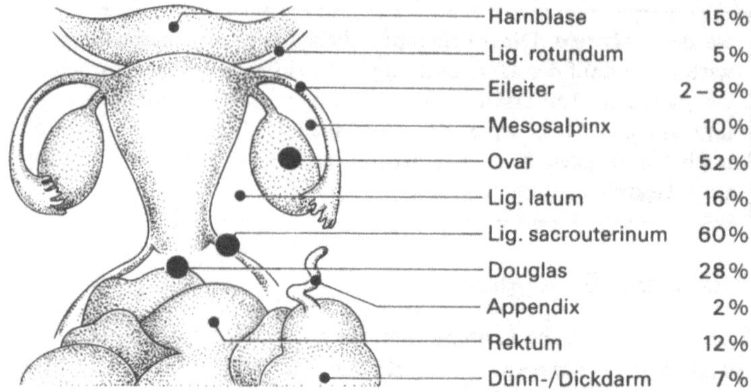

Abb. 3-38: Verteilung der Endometrioselokalisation [1].

Symptome
- Dysmenorrhoen
- zyklusabhängige oder chronische Unterleibsschmerzen
- Infertilität
- diffuse Beckenschmerzen
- Schmierblutungen
- Hypermenorrhoen
- Defäkationsschmerzen

Patientinnen mit Endometriose klagen häufig über schwere, teilweise unerträgliche Dysmenorrhoen, über progrediente zyklusabhängige oder zyklusunabhängige Schmerzen im Beckenbereich (Abb. 3-22, 3-23).

Meistens handelt es sich um eine sekundäre Dysmenorrhoe. Bei der primären Dysmenorrhoe (seit der Menarche bestehend) liegt selten eine Endometriose vor.

Die Endometriose ist häufig mit Sterilität verbunden. In fortgeschrittenen Fällen werden diffuse Beckenschmerzen, prämenstruelle Schmierblutungen, Hypermenorrhoen, suprapubische

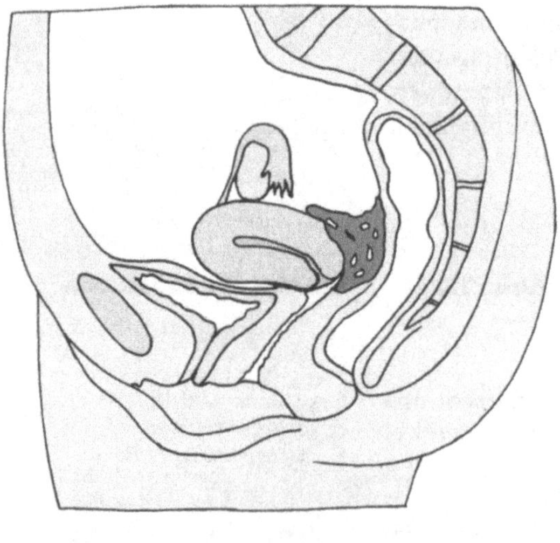

Abb. 3-39: Ausgeprägte Douglas-Endometriose mit Befall des hinteren Scheidengewölbes [11].

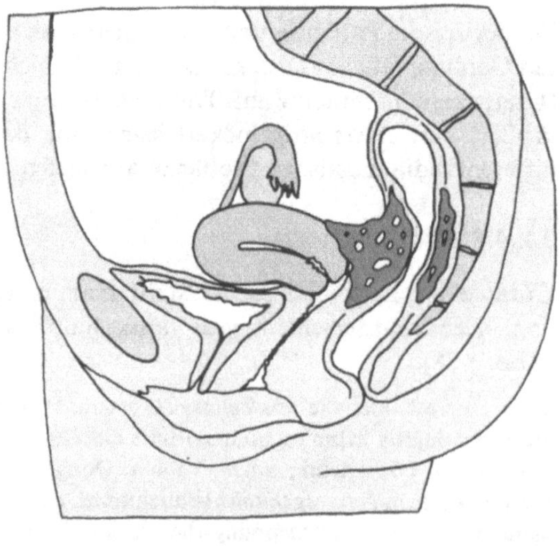

Abb. 3-40: Ausgeprägte Douglas-Endometriose mit perirektaler Absiedelung [11].

Schmerzen, Dyspareunien oder schmerzhafte Defäkationen angegeben.

Bei der äußeren Untersuchung ist auf eventuelle vulväre Endometriosemanifestationen zu achten, die offenbar narbige Veränderungen (z. B. Episiotomienarben) bevorzugen. Während der Inspektion von Scheide und Portio ist besonders das hintere obere Scheidengewölbe sowie die retrozervikale Region nach leicht vulnerablen, bläulich schimmernden Knötchen sorgfältig abzusuchen (Abb. 3-39, 3–40). Der richtige Umgang mit den Spekula ist hier extrem wichtig: Anheben der Portio mit dem vorderen Blatt!

Der Schweregrad der Erkrankung und die Intensität der Symptome müssen nicht korrelieren. Kleine Endometrioseherde können mit massiven Beschwerden einhergehen, während ausgeprägte endometriotische Veränderungen auch symptomlos bleiben können. Das typische Alter bei der Erstdiagnose liegt zwischen dem 20. und dem 40. Lebensjahr.

Diagnostik
- Klinik
- Inspektion/Palpation
- Sonographie
- Laparoskopie
- CA 125

3.2.4.4 Frühschwangerschaft und Abort

Die Diagnose einer Schwangerschaft erfolgt heute meistens in den ersten 5–10 Schwangerschaftswochen post menstruationem (ß-HCG, Ultraschall).

Schwangerschaftszeichen
- unsichere
- wahrscheinliche
- sichere

Typischerweise führen *unsichere Schwangerschaftszeichen* die Frau zum Hausarzt oder zum Gynäkologen: Amenorrhoe, Übelkeit, morgendliches Erbrechen, häufiges Wasserlassen, Obstipation, mentale Verstimmungen, Hautveränderungen (Chloasma uterinum), Vergrößerung der Mammae, Spannen in den Brüsten, Vormilch.

Im Verdachtsfall sollte die Patientin noch vor der gynäkologischen Untersuchung Urin für den obligaten Schwangerschaftstest abgeben (Vorteil: leere Blase). Durch den HCG-Nachweis im Urin hat man die Möglichkeit, sich noch während der Anamneseerhebung über eine eventuelle Gravidität zu orientieren (z. B. letzte Regel? Schwangerschaften? Geburten? Rötelnschutz? etc.)

- Nachweis von β-HCG im Urin oder Serum
- Sonographie

Bei der Untersuchung beginnt man mit der Inspektion von Vulva, Introitus, Damm und Anus. Neben den üblichen Aspekten wird besonders auf die *Scheidenzeichen* (Lividität des Introitus und der Vagina infolge der Hyperämie) geachtet.

Scheidenzeichen
- Lividität
- Rauhigkeit
- Dehnbarkeit

Die bimanuelle Untersuchung dient der Größenbestimmung des Uterus, der Höhe des Fundusstandes sowie der Gebärmutterkonsistenz. Dabei erfolgt ein orientierender Vergleich mit den Angaben der Frau bezüglich der letzten Regelblutung und dem sich daraus errechneten Schwangerschaftsalter (Gravidarium, Naegel-Regel).

Möglichkeiten der bimanuellen Untersuchung
Vergleich des errechneten Schwangerschaftsalters mit
- Uterusgröße
- Fundusstand
- Konsistenz

Zur Beurteilung der Uterusgröße entsprechend der Schwangerschaftsdauer haben sich folgende Kriterien etabliert (nach Kyank):

Kriterien nach Kyank

Schwangerschaftswoche	Uterusgröße
normal	hühnereigroß
Ende 4. SSW	kaum vergrößert, aber aufgelockert
Ende 8. SSW	gänseeigroß
Ende 12. SSW	mannsfaustgroß
Ende 16. SSW	kindskopfgroß, Fundus zwischen Nabel und Symphyse
22. SSW	Nabelhöhe

Nach der 16. Schwangerschaftswoche erfolgt der Vergleich zwischen dem errechneten Schwangerschaftsalter und der Uterusgröße durch die äußere Untersuchung.

wahrscheinliche Schwangerschaftszeichen

Die schwangerschaftsbedingten Veränderungen des Uterus („Uteruszeichen") werden als *wahrscheinliche Schwangerschaftszeichen* bezeichnet. Hierzu zählen:

- *Vergrößerung des Korpus*

1. Vergrößerung des Korpus uteri. Die Feststellung der Uterusgröße in der Frühgravidität ist kein genaues Maß für das Schwangerschaftsalter, da die Größe des graviden und nichtgraviden Uterus individuell sehr verschieden ist. Bei Mehrgebärenden bildet sich der Uterus post partum nicht immer vollständig zurück, so daß bei gleichem Schwangerschaftsalter a priori ein Größenunterschied im Vergleich zu einer Erstgebärenden in der Frühschwangerschaft bestehen kann. Zudem zeigt die Größenzunahme des Uterus in den ersten Schwangerschaftswochen von Frau zu Frau eine unterschiedliche Dynamik.

Stellt sich der Uterus bei der Untersuchung kleiner dar, als es der errechneten Schwangerschaftsdauer entsprechen würde, ergibt sich der Verdacht auf eine missed abortion. Wird zusätzlich über Blutungen berichtet, muß ein Abort ausgeschlossen werden. Wird der Uterus größer getastet als dies zu erwarten wäre, so ist an eine Blasenmole, ein Hydramnion, an Mehrlinge oder vor allem an eine ältere Gravidität, an unkorrekte Angaben zur letzten Regel bzw. eine mißdeutete Blutung in der Frühgravidität zu denken.

- *Auflockerung der Uterusmuskulatur*

2. Auflockerung der Uterusmuskulatur. Im Vergleich zum derben, nichtgraviden Uterus tastet sich der schwangere Uterus weicher und eindrückbarer an.

- *Konsistenzwechsel*
- *Holzapfel-Zeichen*

3. Konsistenzwechsel. Die bimanuelle Untersuchung kann zu einer lokalen oder allgemeinen Kontraktion der Uterusmuskulatur führen, die einen passageren Konsistenzwechsel und Verformungen des Korpus uteri bewirkt. Dieser Konsistenzwechsel findet auch spontan während der gesamten Frühgravidität statt.

- *Piskaczek-Zeichen*

4. Ausladung des Korpus an der Nidationsstelle (Abb. 3-41). In Abhängigkeit vom Nidationsort kommt es häufig zu asymmetrischen Veränderungen der Korpusform. Differentialdiagnostisch sollte wegen ähnlicher Tastbefunde an eine Tubargravidität, an

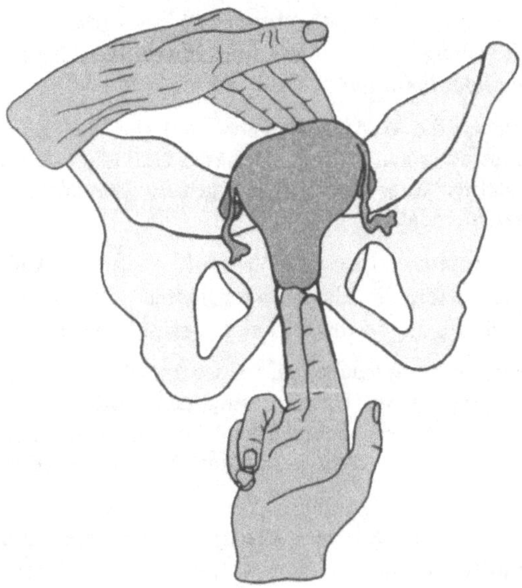

Abb. 3-41: Piskaček-Schwangerschaftszeichen [8].

entzündliche Adnexprozesse, subseröse Myome oder Ovarialzysten gedacht werden (Sonographie!)

5. Kugelform des Uterus.

- *Nobel-Zeichen*

6. Leichte Zusammendrückbarkeit des unteren Uterinsegmentes. Die Auflockerung der Gebärmutter in der Frühschwangerschaft betrifft nicht alle uterinen Strukturen zeitgleich. So weist das dünne untere Uterinsegment als erstes eine weiche Konsistenz auf. Die leichtere Komprimierbarkeit des unteren Uterinsegmentes bei noch derber Zervix uteri ist am eindrucksvollsten im 3. und 4. Schwangerschaftsmonat zu prüfen.

- *Hegar-Zeichen*

7. Verschiebbarkeit der Zervix gegen das Korpus uteri.

- *Gauß-Zeichen*

8. Palpierbare Pulsationen der Arteria uterina vom seitlichen Scheidengewölbe aus.

- *Osiander-Zeichen*

9. Konsistenzunterschiede innerhalb der Portio vaginalis (*Stock-Tuch-Zeichen* nach W. Pschyrembel).

- *Stock-Tuch-Zeichen n. Pschyrembel*

Man tastet einen derben, zentralen Teil, der von einem weichen Gewebemantel umgeben ist. Die Vergleichbarkeit mit einem Stock, der in weiches Tuch gehüllt ist, hat diesem Schwangerschaftszeichen den Namen gegeben (Pschyrembel).

10. Ballottement von Kindsteilen. Vor vollendeter 16. SSW ist das Pinard-Zeichen nicht nachweisbar.

- *Pinardsches Zeichen*

Relativierung der Bedeutung dieser klinischen Zeichen

Die beschriebenen Zeichen einer (Früh-)Schwangerschaft werden heute bei der Erstuntersuchung nicht mehr vollzählig ge-

1) Immunologischer Schwangerschaftstest
2) Vaginalsonographie

Möglichkeiten der Vaginalsonographie

prüft. Ihre Bedeutung relativiert sich vor dem Hintergrund der immunologischen *Schwangerschaftstests* und durch die Exaktheit der frühen *Ultraschallbefunde*!

Der Frühultraschall sichert die Verdachtsdiagnose und gibt Aufschluß über den regelrechten intrauterinen Sitz einer intakten Gravidität. Über die Messung der Scheitelsteißlänge wird eine sehr genaue Einschätzung des Schwangerschaftsalters möglich.

Kontrolliert werden heute meist nur die Vergrößerung und Auflockerung der Gebärmutter, die als die wichtigsten schwangerschaftsbedingten Veränderungen des inneren Genitale gelten.

immer Adnexen mitbeurteilen!

Zum Abschluß der Untersuchung macht sich der Untersucher auch ein Bild über den *Adnexstatus*. Dieser Untersuchungsgang unterscheidet sich jedoch nicht von der üblichen bimanuellen Adnexpalpation. Eine kleine oder größere Corpus luteum-Zyste gehört zum Normalbefund in der Frühgravidität.

Abortformen
- Abortus imminens
- Abortus incipiens
- Abortus incompletus
- Abortus completus
- missed abortion

Diagnostik
- Palpation
- Inspektion
- Vaginalsonographie
- β-HCG-Test

cave:
- habitueller Abort?
- krimineller Abort?
- septischer Abort?

Bei der Diagnose der verschiedenen *Abortformen* spielen die Größe der Gebärmutter sowie die Beschaffenheit der Zervix uteri eine wichtige Rolle. So werden unterregelstarke, schmerzlose, vaginale Blutungen bei palpatorisch geschlossenem Muttermund, normentsprechendem Uterus und sonographisch intakter Gravidität als *Abortus imminens* definiert. Bei regelstarker oder überregelstarker Blutung mit Koagula- oder Gewebeabgang aus dem geöffneten Zervikalkanal bei normalgroßem oder verkleinertem, jedenfalls kontrahiertem Uterus, spricht man von einem *Abortus incipiens*. Dieser geht mit wehenartigen Schmerzen einher und kann als *Abortus incompletus* (Abortgewebe in der Vagina) oder Abortus completus enden.Tastet man bei positivem HCG-Test einen (zu) kleinen, nicht der letzten Regel entsprechend vergrößerten, derben Uterus mit geschlossenem Zervikalkanal und gibt die Patientin zusätzlich bräunliche Schmierblutungen an, so liegt die Verdachtsdiagnose „missed abortion" nahe, welche sonographisch zu sichern ist.

3.2.4.5 Gutartige Tumoren

Myoma uteri
Inzidenz 20% aller Frauen >30 LJ

Die häufigsten gutartige Neubildungen der Gebärmutter sind die Fibromyome (*Myoma uteri*). Sie führen zur Vergrößerung des Uterus und sind häufig Ursache von Blutungsanomalien. Die Myome führen zur Beeinträchtigung der Uteruskontraktilität und zu Zirkulationsstörungen in der Schleimhaut, was Hypermenorrhoen zur Folge hat.

Myome/Fibrome
- submukös
- subserös
- intramural

Das Wachstum der Myome ist hormonabhängig. Im Alter kommt es gewöhnlich zur Regression der Tumore. Die Myome entwickeln sich direkt in der Gebärmutterwand (*intramural*) oder unter der Mucosa uteri (*submukös*) bzw. unter der Serosa (*subserös*) (Abb. 3-42). Sie können solitär oder multipel auftreten (Abb. 3-43). Multiple intramurale oder subseröse Myome können dem Uterus eine höckerige, z. T. bizarre Form geben, während submukös wachsende Myome mehr zu einer homogenen Vergrößerung der Gebärmutter führen (Abb. 3-44).

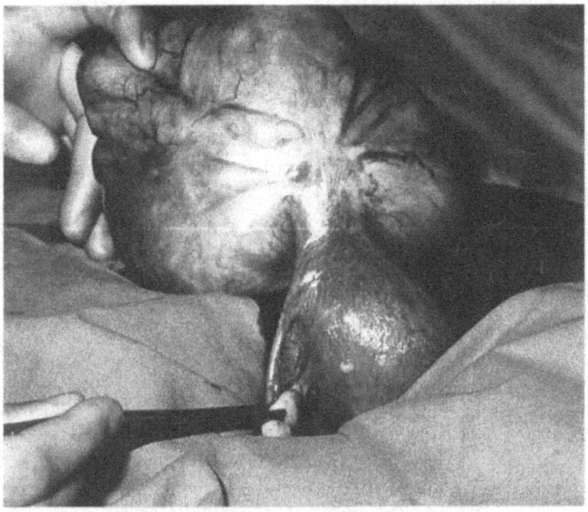

Abb. 3-42: Linksseitiges gestieltes subseröses Myom. Die Pinzette demonstriert das linke Ovar und die linke Tube (DD: Adnextumor).

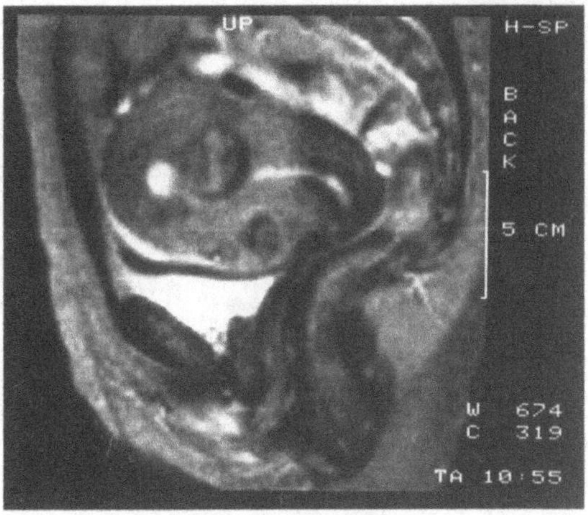

Abb. 3-43: MRT-Befund bei Uterus myomatosus. In das Cavum uteri ragt ein intramurales, fast schon submuköses Myom hinein.

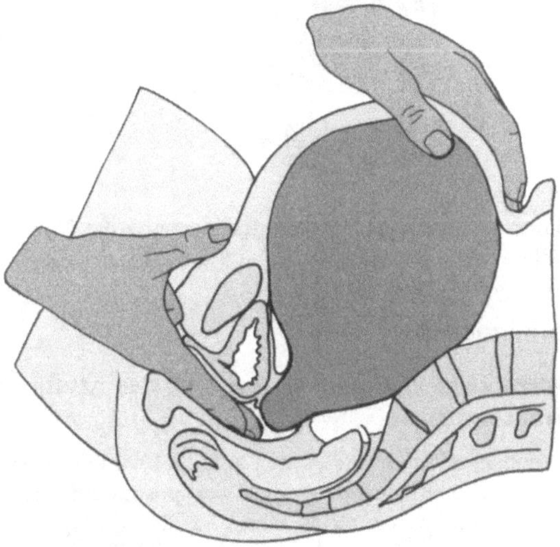

Abb. 3-44: Bimanuelle Palpation eines großen homogenen Uterus myomatosus [8].

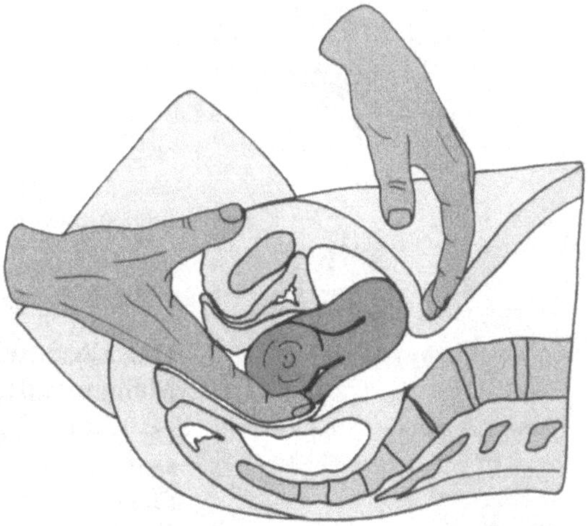

Abb. 3-45: Bimanuelle Palpation eines Myoma in statu nascendi. Beachte den von der Korpushinterwand ausgehenden Myomstiel [8].

Palpationsbefunde
- Uterusvergrößerung
- homogen
- bizarr
- Konsistenzunterschiede

Der Uterus ist durch Myome vergrößert. Die Schwankungsbreite reicht von leicht vergrößert bis hin zu den riesigen, das kleine Becken und sogar den ganzen Mittelbauch völlig ausfüllenden Tumoren.

Myoma in statu nascendi
Diagnostik
- Palpation
- Vaginalsonographie

Die Konsistenz der Myome ist unterschiedlich. Durch Kalkeinlagerungen können sie härter als das eigentliche Uterusgewebe sein. Nekrosen, Zirkulationsstörungen oder Ödeme können selten zu einer Myomerweichung, meist verbunden mit Unterleibsschmerzen, führen. Stielbildungen führen bei submukösen Myomen zur klinischen Problematik eines *Myoma in statu nascendi* (Abb. 3-45). Intraligamentäre Myome können bei der Palpation Adnextumore unterschiedlicher Größe vortäuschen: Sonographie obligat! (Abb. 3-46).

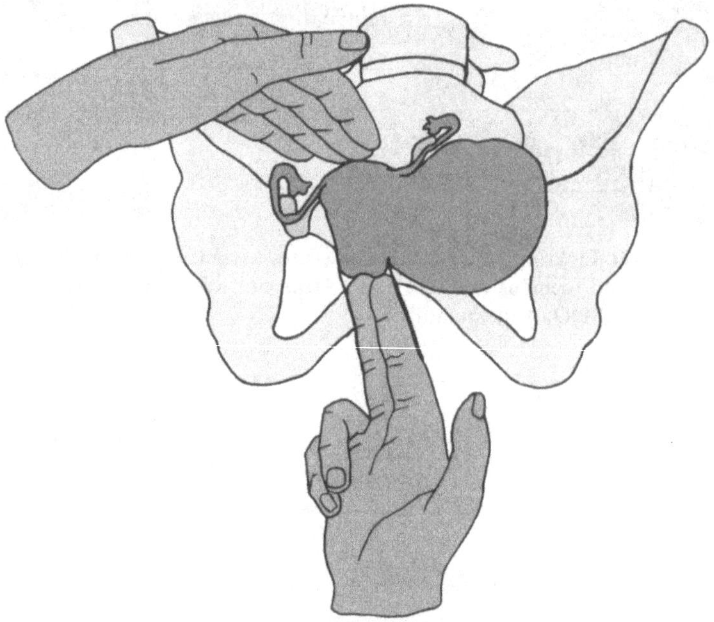

Abb. 3-46: Beurteilung der Uterusgröße bei intraligamentärem Myom. DD: Adnextumor [8].

3.2.4.6 Korpusmalignome

Endometriumkarzinom

Das Korpuskarzinom (*Endometriumkarzinom*) ist das häufigste Malignom der Gebärmutter.

Inzidenz 10–25/10^5/Jahr

Anamnese-Trias
- Adipositas?
- Hypertonie?
- Diabetes mellitus?

zusätzlich:

Die Inzidenz des Korpuskarzinoms beträgt ca. 20 Fälle/100000 Frauen/Jahr. In 75% der Patientinnen handelt es sich um postmenopausale Frauen, ca. 5% von ihnen sind jünger als 40 Jahre. Für die Ätiologie des Tumors ist eine langandauernde exogene oder endogene Östrogenzufuhr ohne Progesteroneinfluß wesentlich. Von vielen Frauen wird eine frühe Menarche und eine späte Menopause angegeben. Nulliparität erhöht das Erkrankungsrisiko. Häufig sind die Patientinnen adipös, leiden an Hypertonie oder Diabetes mellitus (diese Trias bei der Untersuchung immer beachten!).

- Nulliparität?
- Tamoxifen?

Präkanzerosen

Zu den obligaten *Präkanzerosen* zählt man die adenomatöse Hyperplasie mit Atypien Grad III (Entartungsrisiko ca. 29%) und das Carcinoma in situ. Beide werden nur zufällig diagnostiziert.

Erstsymptome
- Ausfluß
- postmenopausale Blutungen

Koinzidenz von Korpuskarzinomen und Uterus myomatosus

Die Erstsymptome sind sehr charakteristisch: blutig tingierter, fleischwasserfarbener, teilweise fötide riechender Fluor, postmenopausale Blutungen oder „spottings". Ein bestehender, kleiner Uterus myomatosus kann durch Blutungsunregelmäßigkeiten das Karzinom maskieren. Schmerzen, Stuhlunregelmäßigkeiten oder Dysurie zählen zu den Spätsymptomen.

Diagnostik
- Inspektionsbefunde
- Palpationsbefunde
- obligat. Sonographie

Bei der bimanuellen (immer rektovaginalen!) Untersuchung tastet man einen normalgroßen oder dezent vergrößerten, meist nicht altersentsprechenden Uterus (FIGO I, siehe Tab. 3-5: FIGO-Stadieneinteilung). Natürlich kommen auch deutliche Organvergrößerungen vor, so z. B. im Stadium FIGO III (Abb. 3-47). In fortgeschritteneren Fällen ist es neben der Vergrößerung des Uterus die inhomogene Konsistenz des Organs, die klinisch insbesondere bei älteren Frauen an ein Malignom denken lassen. Selten findet man noch jene Fälle, bei denen hochsuspektes Gewebematerial aus dem leicht eröffneten Zervikalkanal quillt.

Wachstumsformen

Befall von Nachbarstrukturen

Das Korpuskarzinom wächst langsam exophytisch in das Cavum uteri oder endophytisch-infiltrierend in das Myometrium. Wesentlich später als z. B. das Zervixkarzinom geht dieser Tumor auf die umgebenden Gewebe über, d. h. der Uterus ist gewöhnlich noch mobil und die Para-

FIGO-Stadieneinteilung

Tab. 3-5: FIGO-Stadieneinteilung des Korpuskarzinoms

FIGO	Beschreibung
0	Carcinoma in situ (CIS)
I	Tumor auf Corpus uteri beschränkt
Ia	Tumor auf Endometrium beschränkt
Ib	<50% Myometriuminfiltration
Ic	>50% Myometriuminfiltration
II	Tumor auf Uterus beschränkt, Infiltration der Zervix
IIa	Endozervikale glanduläre Infiltration
IIb	Invasion des Zervixstromas
III	Tumorausdehnung über Uterus hinaus, aber beschränkt auf das kleine Becken
IIIa	Utrusserosa- oder Adnexbefall, positive intraoperative Zytologie
IIIb	Infiltration der Scheide
IIIc	Befall pelviner und/oder paraaortaler Lymphknoten
IVa	Infiltration von Blasen- oder Rektumschleimhaut oder Tumorwachstum über das kleine Becken hinaus
IVb	Fernmetastasen (auch intraabdominale oder inguinale Lymphknoten)

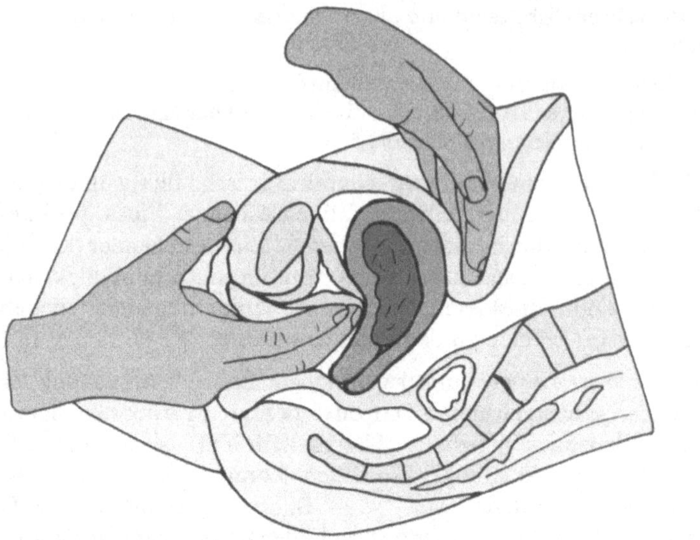

Abb. 3-47: Palpationsbefund bei Korpuskarzinom: Uterus etwas vergrößert und relativ weich. Beachte: der Tumor füllt das Cavum uteri aus [8].

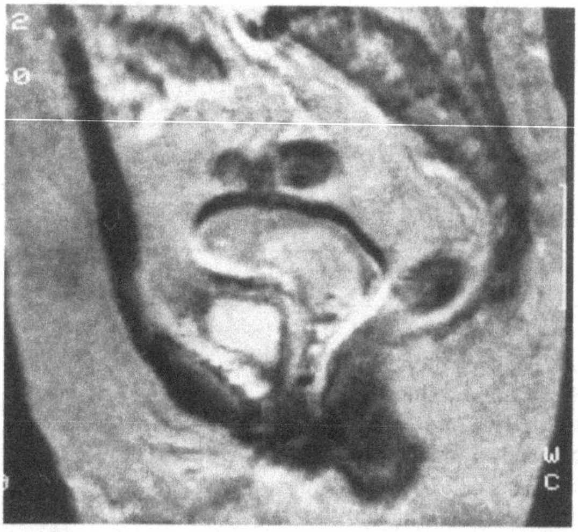

Abb. 3-48: MRT-Aufnahme eines Korpuskarzinoms FIGO II (Zervixbefall).

metrien sind nicht infiltriert (Abb. 3-48). Der Befall der Nachbarstrukturen bzw. -organe erfolgt durch kontinuierliches Wachstum (z. B. Zervix, Tuben, Blase und Rektum).

Metastasierungswege

Die Metastasierung kann lymphogen, hämatogen und per continuitatem (Tuba uterina) erfolgen.

obligate Untersuchungstechniken

Zur obligaten Staging-Diagnostik zählen: klinische Untersuchung, zytologischer Abstrich, Vaginalsonographie, fraktionierte Kürettage, Zystoskopie, Rektoskopie, i. v.-Pyelogramm,

CT oder MRT, Rö-Thorax, ggf. Oberbauchsonographie, ggf. Darmdiagnostik.

Bei sehr schnell wachsendem „Uterus myomatosus" mit Blutungsanomalien und eventuell uncharakteristischen Zusatzsymptomen (z. B. Gewichtsabnahme) muß man an das seltene Uterussarkom denken. Die Symptome und der palpatorische Befund weisen meist auf ein weiches „Myom" hin.

Uterussarkom
- Inzidenz $3/10^5$/Jahr
- Zufallsbefund
- anamnestische Hinweise
- spezifische Symptome

Sonographie oder Computertomographie liefern oft falsch-negative Befunde. Auch eine Kürettage bringt nicht immer die notwendige diagnostische Sicherheit, so daß Uterussarkome, insbesondere die Leiomyosarkome, selten primär diagnostiziert, sondern als überraschende Zufallsbefunde nach einer vaginalen oder abdominalen Hysterektomie gefunden werden.

diagnostische Probleme

3.2.5 Adnexe

Die Diagnostik von Adnextumoren ist heute eine Domäne des transvaginalen Ultraschalls. Dennoch steht die bimanuelle Untersuchung immer am Anfang der Adnexdiagnostik, da sie wichtige orientierende Informationen liefern.

klinischer Hinweis

Unter einem *Adnextumor* versteht man eine Erkrankung, die vom Ovar, von der Tube, vom Parovarium ausgeht oder alle genannten Strukturen einbeziehen kann. Es ist palpatorisch nicht immer möglich, das erkrankte Organ klar von anderen abzugrenzen. Der Begriff „Tumor" ist im Sinne einer Geschwulst weit gefaßt, ohne eine Aussage über die Dignität zu treffen. Also können sowohl entzündliche Prozesse, Funktionszysten oder Extrauteringraviditäten als auch das Ovarialkarzinom zunächst unter dem Begriff Adnextumor subsumiert werden.

Definition „Adnextumor"
- Ovar?
- Tube?
- Parovarium?

keine Aussage über Dignität!

3.2.5.1 Untersuchungstechnik und Hinweise

Die meisten Adnextumore sind palpatorisch vom Uterus relativ gut abgrenzbar (Abb. 3-49). Bei der bimanuellen Untersuchung tastet man eine Resistenz, die meist seitlich, aber auch hinter oder seltener vor dem Uterus liegt (Abb. 3-50, Abb. 3-51).

Uterus als palpatorisches Bezugsorgan
- Abgrenzbarkeit?
- Lage neben, hinter, über, vor Uterus?

Bei Tumoren, die vor dem Uterus in der Excavatio vesicouterina liegen, handelt es sich oft um kleine, derbe Dermoidtumoren oder Parovarialzysten.

Dermoide

Die palpablen Konturen eines Adnextumors sind gut umschrieben, wenn kein Aszites, keine Adipositas oder Verwachsungen vorliegen. Er kann rund, oval, posthorn- oder wurstförmig, aber auch völlig unregelmäßig zu tasten sein. Die Konsistenz der Tastbefunde variiert von derb, weich bis prall-elastisch. Häufig ist der Tumor frei beweglich, jedenfalls wesentlich beweglicher, als dies beim Uterus der Fall sein kann. Aber auch wenig mobile oder ganz unbewegliche Befunde werden erhoben.

Tastbefunde
- Form?
- Konsistenz?
- Mobilität?
- Dolenz?
- Oberflächenkontur?

Bei schlanken Frauen oder schlaffen Bauchdecken können manchmal stielähnliche Strukturen zwischen Uterus und Tumor getastet werden. Palpatorisch versucht man einen Adnextumor

selten auch stielähnliche Strukturen zwischen Uterus und Tumor

Verdachtsdiagnose Adnextumor

vom Uterus abzugrenzen. Das gelingt nicht immer sicher, da die Tumore dem Uterus auch eng anliegen können (Abb. 3-52). Findet man zwischen Uterus und Tastbefund keine Verbindung, liegt der Befund weit an der Beckenwand oder handelt es sich eventuell um einen bilateralen Tastbefund, so kann man palpatorisch die Verdachtsdiagnose eines *Adnextumors* stellen.

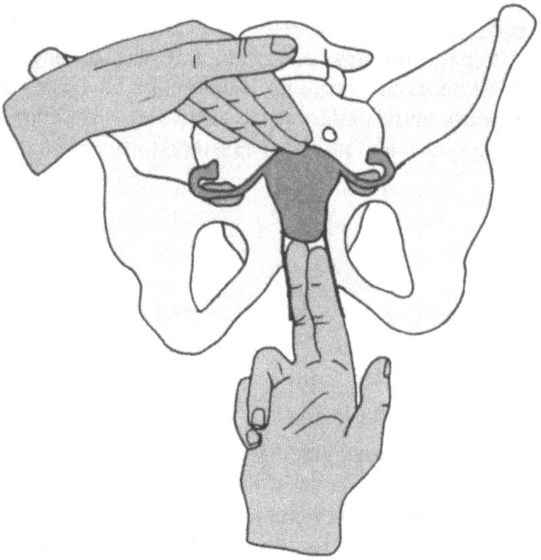

Abb. 3-49: Erster Schritt der Adnexpalpation: Abgrenzung des Uterus [8].

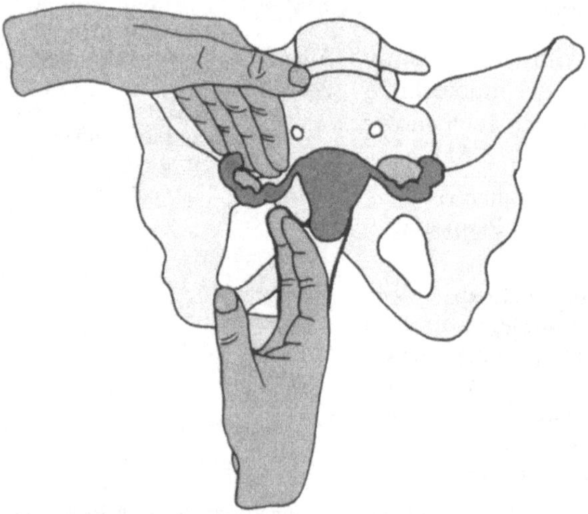

Abb. 3-50: Zweiter Schritt der Adnexpalpation: Darstellung der rechten Adnexe [8].

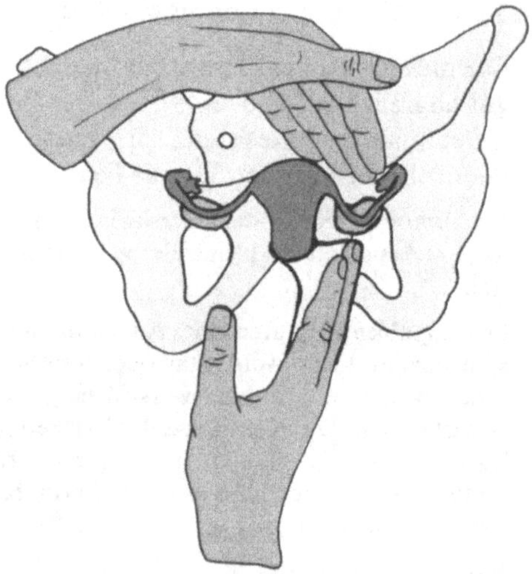

Abb. 3-51: Dritter Schritt der Adnexpalpation. Darstellung der linken Adnexe [8].

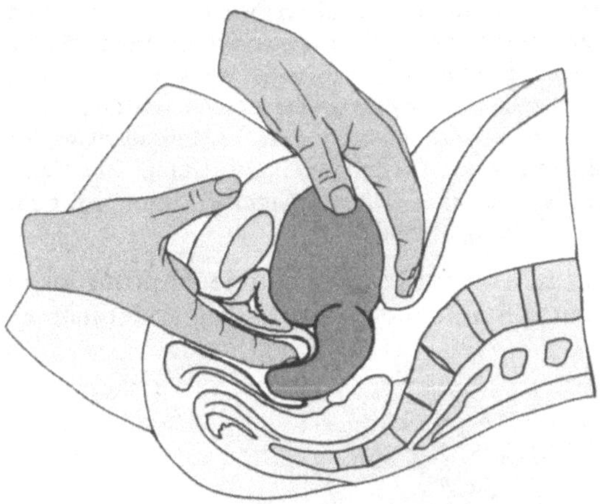

Abb. 3-52: Rechtsseitiger Adnextumor. Palpatorisch wird versucht, den Befund vom Uterus abzugrenzen [8].

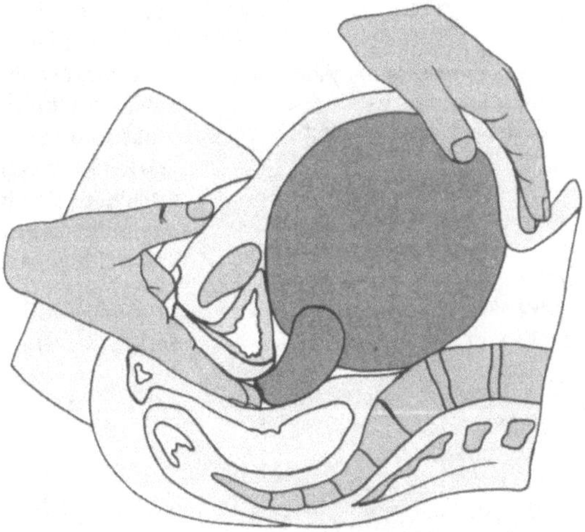

Abb. 3-53: Palpationsbefund bei großem rechtsseitigem Ovarialkystom. Der Uterus ist nur noch rektal vom Adnextumor abgrenzbar [8].

Adnextumoren sind unbeweglich, wenn sie einen großen Teil der Bauchhöhle einnehmen oder, eingekeilt im Douglas-Raum, scheinbar das gesamte kleine Becken ausmauern. Weiterhin sind Adnexprozesse, die sich zwischen den Blättern des Ligamentum latum entwickeln, recht immobil. Postentzündliche oder entzündliche Adhäsionen bzw. tumorbedingte Infiltrationen schränken die Beweglichkeit eines Adnextumors ebenfalls ein oder heben sie völlig auf (Adhäsionen).

immobile Befunde
- große Tumore
- intraligamentäre Tumore
- postentzündliche oder entzündliche Befunde
- Adhäsionen

Adnextumoren können den Uterus erheblich zur Seite oder nach hinten verdrängen. Manchmal ist die Gebärmutter dann nur noch von rektal zu tasten (Abb. 3-53).

Vorgehen bei der Palpation
Komplikationsmöglichkeiten
- Zystenruptur
- Follikelruptur
- Tubarruptur

> Die Palpationstechnik kann nur durch ständige Übung erlernt werden. Niemals sollte ein Tastbefund erzwungen werden. Grobe Manipulationen können zu gefährlichen Rupturen von Zysten, Eileitergraviditäten oder Pyosalpingitiden führen.

3.2.5.2 Entzündungen

Die Entzündungen der Adnexe werden überwiegend durch *aszendierende Infektionen* hervorgerufen. Daraus können schwere Verwachsungen resultieren. Besonders bei bilateralen Prozessen kann es dann schwer sein, den Uterus von einem entzündlichen oder postentzündlichen Konglomerat abzugrenzen.

entzündliche Prozesse
- durch Infektionen
- seltener hämatogen

In solchen Fällen versucht man, mit den Fingern der inneren Hand die Portio zur Seite oder nach ventral der äußeren Hand rhythmisch entgegenzudrücken. Der Fundus uteri befindet sich dort, wo die die Bauch-

Vorgehen bei der Untersuchung

keine Untersuchung ohne Ultraschall, kein Ultraschall ohne vorherige Untersuchung!

decke tief eindrückende äußere Hand einen Gegendruck erzeugt. Bei entzündlichen Adnexerkrankungen kann dieses Manöver der Patientin Beschwerden im Sinne eines Portioschiebeschmerzes unterschiedlicher Intensität bereiten. Bei der akuten Adnexitis ist diese Untersuchung nicht möglich. Wenn der Uterus tief ins kleine Becken verdrängt oder stark retroflektiert ist, dann hilft oft auch diese Technik nicht weiter. Gleiches gilt für adipöse Frauen. Die innere Untersuchung ohne transvaginalen Ultraschall ist obsolet – der transvaginale Ultraschall ohne vorherige innere Untersuchung ebenso.

akute Adnexitis
- Portioschiebeschmerz
- Abwehrspannung
- reduzierter Allgemeinzustand
- Temperaturen

Der entzündete Eileiter ist verdickt, teigig und sehr druckdolent (Abb. 3-54). Im akuten Stadium der Entzündung findet man ei-

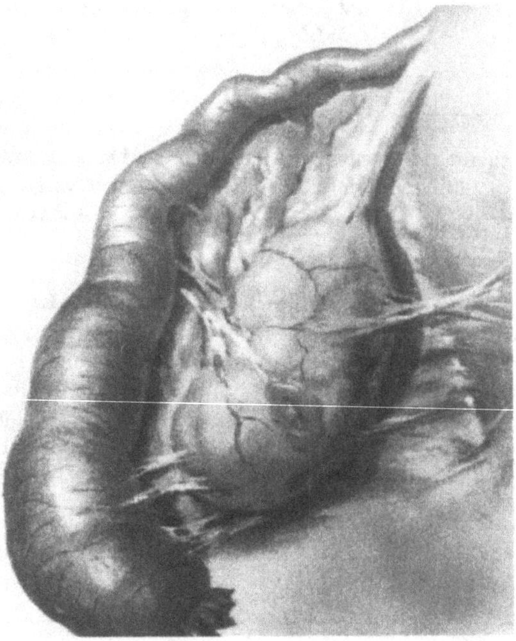

Abb. 3-54: Posthornförmig aufgetriebene Tube mit Verwachsungen [12].

nen ausgeprägten Portioschiebeschmerz und eine Abwehrspannung bei insgesamt reduziertem Allgemeinzustand, verbunden mit Temperaturen.

Anamnestisch kann ein Zusammenhang mit Kohabitationen, der abklingenden Menstruation, einem Abort oder kleineren ärztlichen Eingriffen gegeben sein.

Folgen der Adnexitis
- Hydrosacktosalpinx
- Pyosalpinx

Tastbefunde
- Postkonform

Verklebt der Fimbrientrichter, schwillt die Tube und nimmt eine charakteristische Posthornform an. Bei der bimanuellen Untersuchung weist die unregelmäßige Form und der weiche, weniger pralle Tastbefund auf eine Hydro- oder Pyosalpinx eher hin als auf eine Ovarialzyste. Bei einer Hydrosalpinx läßt sich gelegentlich, ebenso wie bei der Hämatosalpinx, eine gewisse Mobilität des Befundes feststellen, während bei einer Pyosalpinx der Befund meist entzündungsbedingt immobil-adhärent ist. Bleibt die distale Tubenverklebung aus, so kann sich eine Pelveoperitonitis bzw. ein Douglas-Abszeß entwickeln, bei Befall des Ovars eine Perioophoritis oder ein Tuboovarialabszeß. Bei der chronischen Adnexitis findet sich ein geringer Druckschmerz in der strängigen Adnexregion (Abb. 3-55).

– ähnlich wie Ovarialzyste
– unterschiedliche Mobilität
Komplikationen
– Pelveoperitonitis
– Tuboovarialabszeß
– Douglas-Abszeß

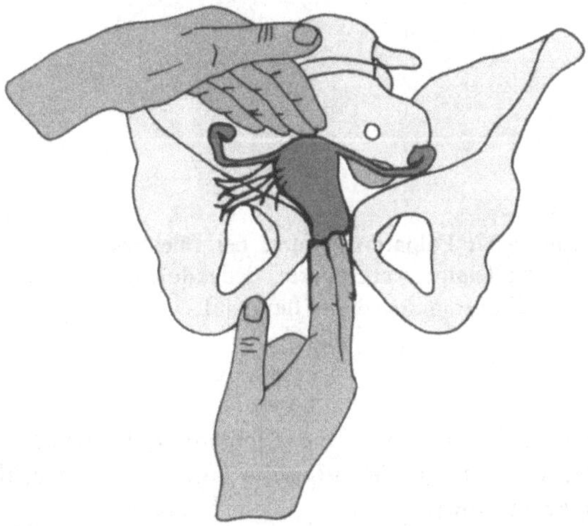

Abb. 3-55: Postentzündliche Verwachsungen in der rechten Adnexregion. Der Uterus wird durch die Adhäsionen nach rechts verzogen [8].

Zwischen dem Appendix vermiformis und dem rechten Ovar bestehen enge anatomische Beziehungen. Eine Appendizitis kann auf die Adnexe übergreifen, und umgekehrt kann eine Adnexentzündung den Blinddarm alterieren.

DD Appendizitis
– Temperaturdifferenz axillär vs. rektal?
– Einseitigkeit?
– Virgo intacta?
Komplikationen

Bei fortgeschrittenen Appendizitiden oder gar perforierten Entzündungen kann man aufgrund der starken Peritonealreizung keine Unterschiede mehr tasten. Das akute Abdomen zwingt zur Operation (Laparoskopie, Laparotomie).

Differentialdiagnostischer Hinweis: Die Keimaszension betrifft zuerst die Zervix uteri, dann das Cavum uteri und schließlich die Eileiter. Im Nativabstrich von der Zervix (CK-Abstrich) findet man neben Bakterien massenweise Leukozyten. Merke: (Fast) keine Adnexitis ohne Zervizitis! Bei einer Appendizitis werden fast keine Leukozyten im CK-Abstrich nachgewiesen.

Hinweis

3.2.5.3 Extrauteringravidität

Bei der Extrauteringravidität kommt es zur Nidation der befruchteten Eizelle außerhalb des Gebärmutterkörpers, meist in der Tuba uterina (Abb. 3-56). Für die Diagnose sind Zyklus-

Extrauteringravidität
Inzidenz steigend – ca. 2%
Infertilität nach EUG – ca. 50%

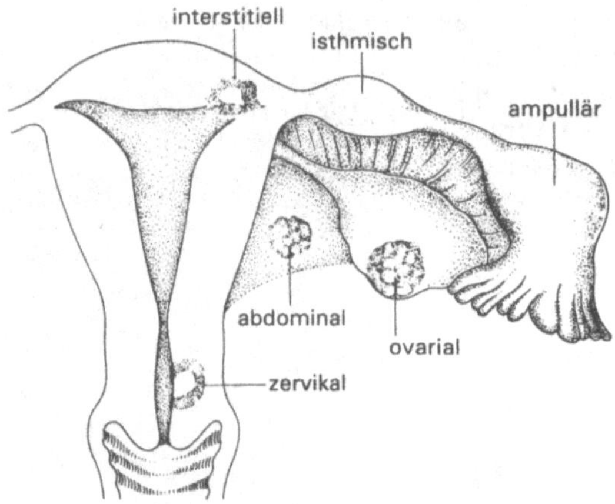

Abb. 3-56: Mögliche Nidationsstellen einer Extrauteringravidität [1].

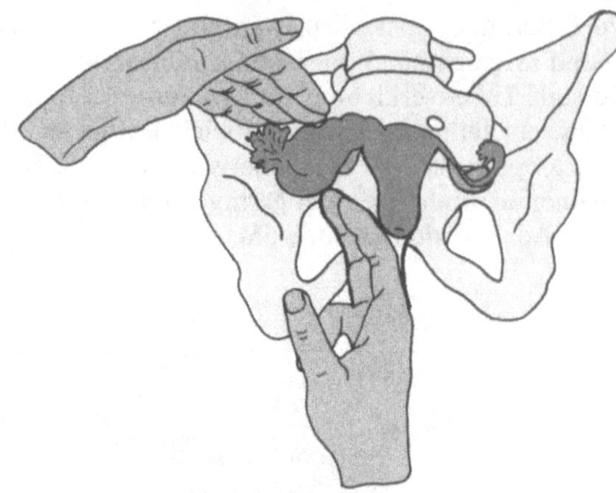

Abb. 3-57: Palpationsbefund bei Eileiterschwangerschaft: teigige, vergrößerte, druckdolente Resistenz lateral oder hinter dem Uterus [8].

Wiederholungsrisiko – ca. 15%

Diagnostik
- Zyklusanamnese
- Vaginalsonographie
- β-HCG-Test

Tastbefunde bei EUG
- teigige Adnexe
- druckdolent
- aufgelockerter Uterus
- kleiner Uterus
- Abwehrspannung
- oft kein Tastbefund

Verlauf und Komplikationen
- Resorbtion
- Tubarabort
- Tubarruptur

Komplikationen
- heftige Schmerzen
- akutes Abdomen

anamnese und die Durchführung eines Schwangerschaftstests ebenso entscheidend wie die gynäkologische Untersuchung und ein Vaginalultraschallbefund.

Anamnestisch werden unsichere Schwangerschaftszeichen wie Brustspannen oder morgendliche Übelkeit bei sekundärer Amenorrhoe angegeben. Bräunliche, ältere oder frische Schmierblutungen unterschiedlicher Stärke werden beobachtet oder bei der Spekulumeinstellung festgestellt.

Bei der inneren Untersuchung tastet man in Abhängigkeit von der Gestationsdauer eine etwas teigig vergrößerte, druckdolente Resistenz lateral oder knapp hinter dem Korpus uteri (Abb. 3-57). Der Befund ist immer einseitig (cave: kontralaterales Corpus luteum!), der Uterus selbst aufgelockert, aber kleiner als es dem errechneten Schwangerschaftsalter entsprechen würde. Schmerzbedingte abdominale Abwehrspannung und ein unterschiedlich ausgeprägter Portioschiebeschmerz sind die Regel. Eine frühe Extrauteringravidität ist oft nicht tastbar.

Die Eileiterschwangerschaft kann in seltenen Fällen frühzeitig absterben und ohne Symptome resorbiert werden (β-HCG-Kontrollen!) oder sie endet unbehandelt entweder in einem Tubarabort (ampulärer Sitz) bzw. in der gefürchteten Tubarruptur (isthmischer Sitz). Progrediente krampfartige, einseitige Unterbauchschmerzen nach sekundärer Amenorrhoe führen die Frauen zum Frauenarzt oder gleich in die Notaufnahme. Für die Tubarruptur sind akut einsetzende, messerstichartige, seitenbetonte, extreme Unterbauchschmerzen charakteristisch. Nach kurzer Zeit wird das Vollbild eines akuten Abdomens entwickelt. Kollaps- und Ohnmachtszustände können durch Schmerz und/oder intraabdominalen Blutverlust bedingt sein. Häufig klagen die Frauen über zusätzliche Schmerzen im Schulterbereich. Wenn eine innere Untersuchung noch möglich ist, tastet man häufig eine blutungsbedingte Vorwölbung des Douglas-Raumes (Abb. 3-58).

- hypovolämischer Schock bei Blutung
- Schulterschmerz

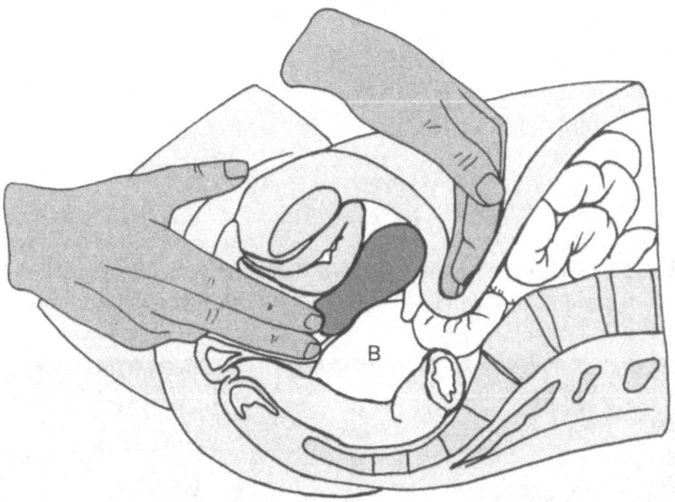

Abb. 3-58: Mit Blut (B) gefüllter, prall-elastisch vorgewölbter Douglas-Raum bei rupturierter Eileitergravidität [8].

Das therapeutische Prozedere besteht im Versuch der organerhaltenden Operation (Laparoskopie). Diskutiert wird auch die systemische oder lokale Applikation von Substanzen (z. B. Methotrexat, Prostaglandin F2alpha oder hochosmolare Glukose). Die lokale Applikation kann laparoskopisch oder sonographiegestützt erfolgen.

Therapie
- Laparoskopie
- lokale Applikation von Medikamenten
- ggf. Laparotomie

3.2.5.4 Gutartige Adnextumoren

Gutartige Adnextumoren können unterschiedlicher Genese sein. Kleine Adnextumoren können sich einer klaren palpatorischen Beurteilung weitgehend entziehen (Abb. 3-59).

Prinzipiell kann es sich um

- entzündliche oder postentzündliche Veränderungen der Tube (Salpingitis, Pyosalpinx, Saktosalpinx, Hydrosalpinx, Tuboovarialabszeß)
- Ovarialtumore (Kystom, Karzinom, Dermoid)
- Endometriose- oder Funktionszysten (Schokoladenzyste, Follikelzysten, Corpus luteum-Zysten) oder
- sonstige tumorähnliche Strukturen (Parovarialzysten, PCO, iatrogenüberstimulierte Ovarien) handeln.

gutartige Tumore
- Kystome, Fibrome
- Dermoide, CL-Zysten
- Follikelzysten
- Endometriosezysten

Sonderfall: Meigs-Syndrom
- Pleuraerguß
- Aszites

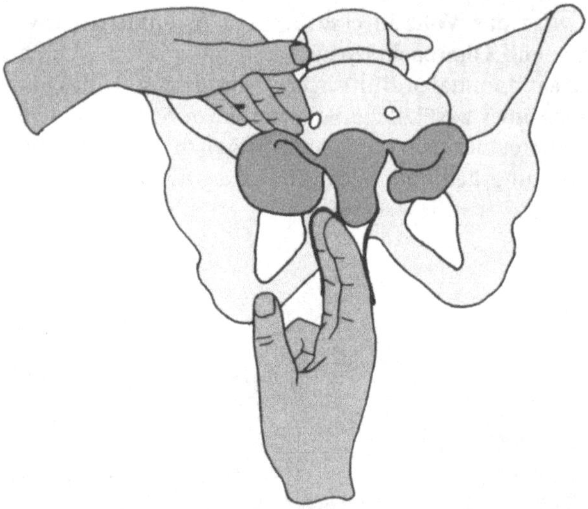

Abb. 3-59: Rundlicher, prall-elastischer Tastbefund rechts bei „Ovarialzyste“ und länglicher, prall(-dolenter) Tastbefund bei Saktosalpinx [8].

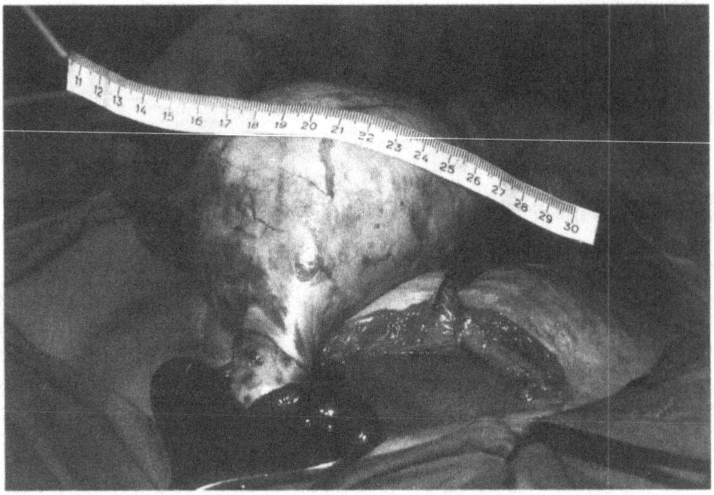

Abb. 3-60: Torquierter rechtsseitiger Adnextumor. OP-Indikation: Akutes Abdomen bei Verdacht auf Stieldrehung eines unklaren Adnexbefundes.

Komplikation: Stieldrehung

Bei diesen Befunden kann es zur *Stieldrehung* kommen (Abb. 3-60). Anamnestisch geben die meist jungen Frauen plötzlich einsetzende, akute einseitige Schmerzen nach abrupten Bewegungen (Aufstehen, Sport, Geschlechtsverkehr, Tanzen) an, die wegen ihrer Intensität zu Kollapszuständen führen können. Die Stieldrehung eines größeren Adnexbefundes (schwebender Aufhängemechanismus des Ovars) führt zur Drosselung des venösen Abflusses und somit zur extrem schmerzhaften, stauungsbedingten Organvergrößerung (hämorrhagische Infarzierung). Akutes Abdomen und Organverlust können die Konsequenz sein. Die Therapie besteht in der sofortigen Laparoskopie bzw. Laparotomie.

Findet man bei der Palpation einen den Uterus überragenden Tumor, so versucht man sich mit einigen Handgriffen Klarheit darüber zu schaffen, ob der Tumor tatsächlich zu den Adnexen oder eher zur Gebärmutter gehört (Abb. 3-61).

Hinweise zur Untersuchung
- Adnextumor?
- Uterustumor?
- Mobilität?

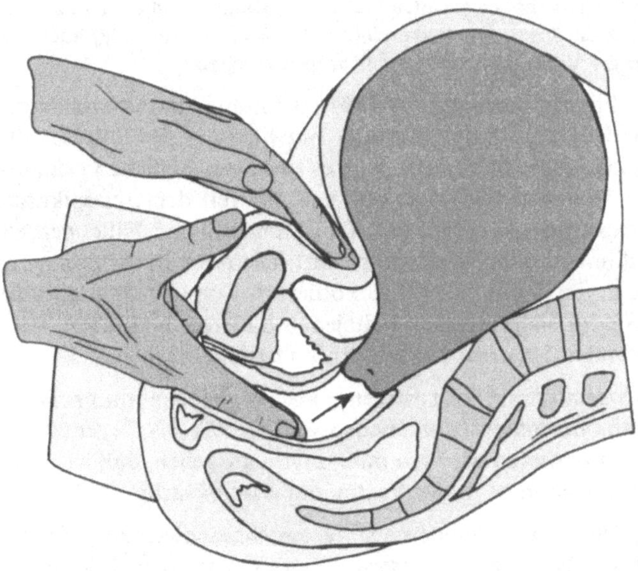

Abb. 3-61: Bimanuelle Palpation bei großem, unklaren Genitaltumor (DD: Adnextumor versus Gebärmutter) [8].

Dazu drängt man mit der zwischen Tumor und Symphyse liegenden äußeren Hand den Tumor nach kranial in die Bauchhöhle, während die Finger der inneren Hand an der Portio liegen. Ein beweglicher Adnextumor, z. B. ein größeres Kystom, läßt sich so manchmal in die Bauchhöhle schieben, während die Gebärmutter in ihrer Position verbleibt. Handelt es sich um einen Tumor der Gebärmutter oder ist er mit der Gebärmutter verwachsen, dann macht die Portio die schiebenden Bewegung nach oben mit, was mit der inneren Hand gut zu tasten ist.

Volle Dünndarmschlingen, Skybala oder Darmtumoren können Adnextumore vortäuschen.

DD
- Dünndarmschlingen
- Darmtumore, Skybala

3.2.5.5 Adnexmalignome

Die häufigsten Adnexmalignome sind die *Ovarialkarzinome*. Daneben gibt es ausgesprochene onkologische Raritäten, wie die

Adnexmalignome
- Ovarialkarzinome

- Tubenkarzinome
- Tubensarkome
- Ovarialsarkome

primären Tubenkarzinome oder die Tubensarkome. Im folgenden wird vor dem Hintergrund der gynäkologischen Untersuchung und der klinischen Relevanz nur zum Ovarialkarzinom exemplarisch Stellung genommen.

epidemiologische Daten zum Ovarialkarzinom
- Inzidenz 14/10^5/Jahr
- Nummer 1 in der Mortalitätsstatistik
- Altersgipfel: ca. 60 LJ
- hoher sozialer Status
- Nullipara

Das *Ovarialkarzinom* nimmt in der Häufigkeit der gynäkologischen Malignome nach dem Mammakarzinom, dem Korpuskarzinom und dem Zervixkarzinom nur den vierten Platz ein. In der Mortalitätsstatistik liegt es jedoch auf Platz 1. Die Inzidenz beträgt ca. 14/100 000 Frauen/Jahr. Der Altersgipfel liegt in der Mitte des 6. Lebensjahrzehnts, doch werden auch zunehmend jüngere Patientinnen betroffen. Epidemiologische Untersuchungen zeigten, daß es sich in Europa meist um Frauen mit einem relativ hohen sozialen Status und Kinderlosigkeit handelt. Im Gegensatz dazu sind Ovarialkarzinome bei Multiparität (oder auch bei langjähriger Einnahme oraler Kontrazeptiva) seltener.

fehlendes Screening - meist Spätdiagnose

Ein effektives Screening zur Früherkennung des Ovarialkarzinoms existiert trotz der rasanten Entwicklung der Ultraschalldiagnostik bisher nicht, u. a. weil es keine zugänglichen präkanzerösen Läsionen gibt und weil sich ein Teil der Ovarialkarzinome extraovariell entwickelt. Die Mehrzahl der Fälle werden im Stadium III oder IV diagnostiziert. Dennoch ist die Sonographie, ggf. im Sinne einer farbkodierten Doppler-Sonographie (FKDS), im individuellen Fall jeder anderen klinischen oder bildgebenden Untersuchungstechnik überlegen.

Sonographie und FKDS als Methoden der Wahl

Jeder Ovarialtumor muß abgeklärt werden!

Jeder Ovarialtumor bei postmenopausalen Frauen muß solange als karzinomverdächtig angesehen werden, bis das Gegenteil histologisch bewiesen ist! Man muß davon ausgehen, daß ca. jeder vierte Ovarialtumor in der Postmenopause bösartig ist.

unspezifische Symptome
- Aszites, Unterbauchschmerz
- Ischialgien
- Stuhlunregelmäßigkeiten
- unklare Temperaturen
- postmenopausale Schmierblutungen
- ca. 10% symptomlos

Aszites und unspezifische Unterbauchbeschwerden, Kreuzschmerzen, Ischialgien, Obstipationen oder zunehmende Stuhlunregelmäßigkeiten, unklare Temperaturen, Harndrang und postmenopausale Schmierblutungen gehören zu den häufigsten Symptomen, die die Frauen zum Arzt führen. Ca. 2–10% aller Karzinome sind völlig asymptomatisch.

Hinweis

Findet man bei postmenopausalen Frauen im Rahmen wiederholter fraktionierter Kürettagen wegen uteriner Schmierblutungen kein histologisches Korrelat, so muß unbedingt versucht werden, ein Ovarialkarzinom auszuschließen. Bei 15–25% aller Ovarialkarzinompatientinnen werden unklare postmenopausale Blutungen diagnostiziert und therapiert!

Bedeutung der Anamnese
- gastrointestinale Beschwerden?
- Inappetenz?
- Virilisierungszeichen?
- Bauchumfang?

Anamnestisch sollte in jedem Falle nach Magen-Darm-Problemen bzw. Ulkuserkrankungen gefragt werden. Magendruck, Völlegefühl, Inappetenz oder Abneigung gegenüber Fleisch werden angegeben. Durch eine Gastroskopie muß ggf. ein Magenkarzinom (Krukenberg-Tumor) ausgeschlossen werden.

Manchmal findet man angedeutete oder ausgeprägte Virilisierungserscheinungen, wie Lippen- oder Kinnbart bzw. Brustbehaarung, was auf eine Hormonaktivität des Malignoms (bzw. des Ovarialtumors) hinweisen kann.

rektovaginale Untersuchung
- Größe? Form?
- Konsistenz?
- Lagebeziehung?

Bei der rektovaginalen Untersuchung ist die Beurteilung der Größe, der Form, der Konsistenz und der Lagebeziehung zu den umgebenden Organen bzw. Strukturen von essentieller Bedeutung (s. Tab. 3-6, FIGO- und TNM-Stadieneinteilung). Kleine Ovarialtumoren, mit Ausnahme der Dermoide, liegen meist lateral vom Uterus, sinken dann mit zunehmender Größe in den Douglas-Raum, füllen diesen später verdrängend aus oder steigen hinter dem Uterus aus dem kleinen Becken auf.

histologische Typen
- Tumoren des epithelialen Zoeloms (65–75%)
- Tumoren des gonadalen Stromas (ca. 4%)
- Lipidzelltumoren
- Keimzelltumoren (ca. 15%)
- Gonadoblastome
- unspezifische Bindegewebetumoren
- unklassifizierbare Tumoren
- Ovarialmetastasen anderer Malignome

Tab. 3-6: FIGO- und TNM-Stadieneinteilung des Ovarialkarzinoms

FIGO	TNM	Beschreibung
I	T1	Tumor auf die Ovarien beschränkt
Ia	T1a	Tumor auf ein Ovar beschränkt; kein Aszites
Ia(i)	T1a1	Kapsel intakt; kein Tumor auf Oberfläche
Ia(ii)	T1a2	Kapsel rupturiert oder Tumor auf Oberfläche
Ib	T1b	Beide Ovarien befallen; kein Aszites
Ib(i)	T1b1	Kapsel intakt; kein Tumor auf Oberfläche
Ib(ii)	T1b2	Eine oder beide Kapseln rupturiert oder Tumor auf einer oder beiden Oberflächen
Ic	T1c	Tumor auf ein oder beide Ovarien beschränkt; Aszites oder Peritonealspülflüssigkeit mit malignen Zellen
II	T2	Tumor eines oder beider Ovarien; beschränkt auf das kleine Becken
IIa	T2a	Befall von Uterus u/o Tuben; kein Aszites
IIb	T2b	Befall anderer Organe im kleinen Becken, kein Aszites
IIc	T2c	Befall von Organen des kleinen Beckens, Aszites oder Peritonealflüssigkeit mit malignen Zellen
III	T3	Tumor in einem oder beiden Ovarien, intraperitoneale Metastasen außerhalb des kleinen Beckens u/o retroperitoneale Lymphknotenmetastasen; Befall von Omentum oder Dünndarm
IIIa		Nur mikroskopische Metastasen außerhalb des kleinen Beckens
IIIb		Metastasen bis 2 cm außerhalb des kleinen Beckens
IIIc		Metastasen >2 cm außerhalb des kleinen Beckens oder retroperitoneale Lymphknotenmetastasen
IV	M1	Fernmetastasen außerhalb der Bauchhöhle (z. B. Leberparenchym, Pleura)
	N0	Kein Anhalt für Befall regionärer Lymphknoten
	N1	Befall iliakaler oder paraaortaler Lymphknoten

Malignitätskriterien
- höckerige Oberfläche
- bilateraler Befund
- asymmetrische Ausprägung
- geringe Mobilität

Die Unterscheidung zwischen einem Malignom und einem benignen Ovarialtumor (z. B. Kystom) ist klinisch nur selten möglich. Die klinische Verdachtsdiagnose ergibt sich nur im Zusammenspiel aus Anamnese, Tastbefund und Ultraschall. Höckerigkeit der Tumoroberfläche sollte als Alarmsignal verstanden werden. Die malignen Befunde finden sich meist beidseitig, aber asymmetrisch ausgeprägt. Die Mobilität größerer Ovarialmalignome ist selten gut.

Diagnose = Anamnese + Tastbefund + Sonographie + Histologie

Beurteilung der Nachbarstrukturen
- Rektum
- Douglas-Raum

Bei der *rektovaginalen Austastung* muß auf die Verschieblichkeit der Rektumschleimhaut, rektale Stenosen, Verhärtungen, Tumore oder Blutungen geachtet werden. Im Douglas-Raum tastet man dezente Verhärtungen, knötchenförmige Absiedlungen oder eine harte, wenig elastische Ausmauerung des kleinen Beckens.

fortgeschrittene Karzinome
- Verdrängungserscheinungen?
- Striae?
- Venektasien?
- Kachexie?
- Ödeme?
- Dyspnoe?
- Miserere?

Bei großen, fortgeschrittenen Ovarialmalignomen kommt es zu progredienten Verdrängungserscheinungen, zu Striae oder zu Venektasien an der Bauchwand (Caput medusae) bei gleichzeitig zunehmender Tumorkachexie. Stauungsbedingte Ödeme der unteren Extremitäten, Dyspnoe und Miserere werden im Endstadium der Erkrankung beobachtet. Die Atemnot kann durch Aszites, Tumorvolumen, Pleuraerguß oder Metastasen bedingt sein. Diese Aspekte sind bei der Inspektion und der äußeren Untersuchung zu berücksichtigen und zu dokumentieren.

obligate Ausbreitungsdiagnostik

Die *obligate Ausbreitungsdiagnostik* beinhaltet: Gynäkologische Untersuchung mit Pap-Abstrich, Vaginalsonographie, CT oder MRT, Oberbauchsonographie, i. v.-Pyelogramm, Kolonoskopie, Zystoskopie, Rektoskopie, Tumormarker CEA und CA 12–5, ggf. Gastroskopie.

Hinweis: häufige Diskrepanz zwischen Tastbefund und Operationssitus

Es bleibt festzuhalten, daß auch bei sehr erfahrenen Frauenärzten die bimanuelle Untersuchung häufig nicht mit den Befunden der bildgebenden Verfahren oder gar dem Operationssitus übereinstimmt.

3.3 Mammae

Untersuchungsmethoden der Brust und ihrer Lymphabflußwege
- Inspektion
- Palpation

Die Untersuchung der weiblichen Brust beinhaltet die Inspektion sowie die Palpation der Drüsenkörper, der Infra- und Supraklavikulargruben, der Lymphabflußwege des Halses und der Achselhöhlen.

3.3.1 Untersuchungstechnik und Hinweise

Für die Untersuchung wird die weibliche Brust schematisch in vier Quadranten (oben-innen, oben-außen, unten-innen, unten-außen) und die Brustwarze unterteilt.

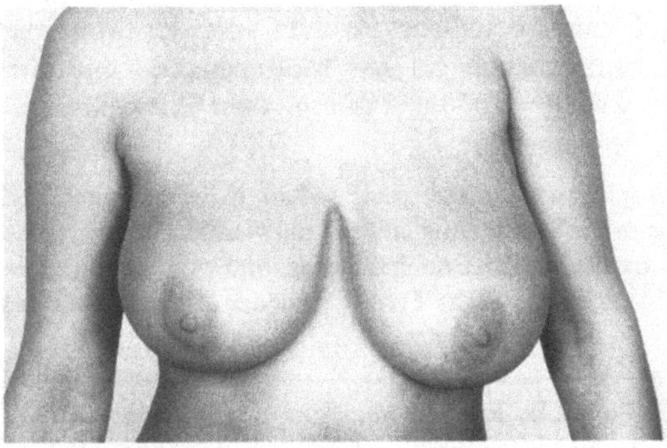

Abb. 3-62: Inspektion der Mammae bei herabhängenden Armen.

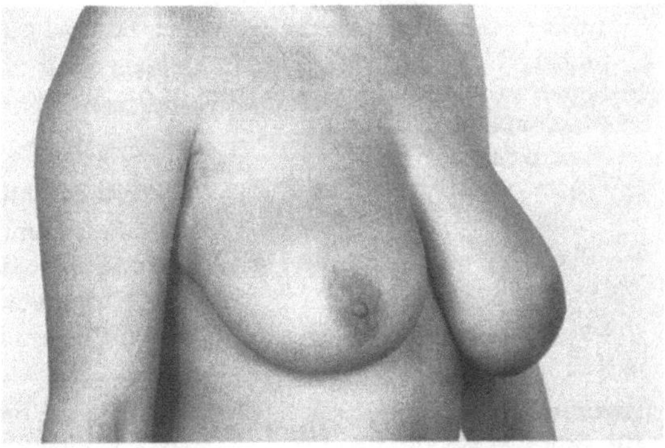

Abb. 3-63: Inspektion der Mammae von der Seite.

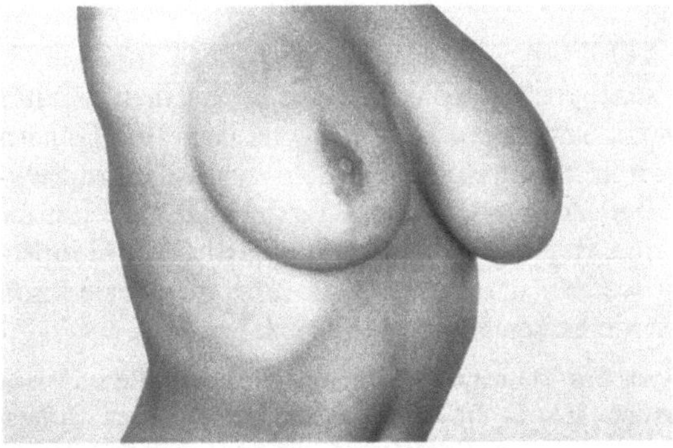

Abb. 3-64: Inspektion der Mammae von der Seite bei hinter dem Kopf verschränkten oder erhobenen Armen.

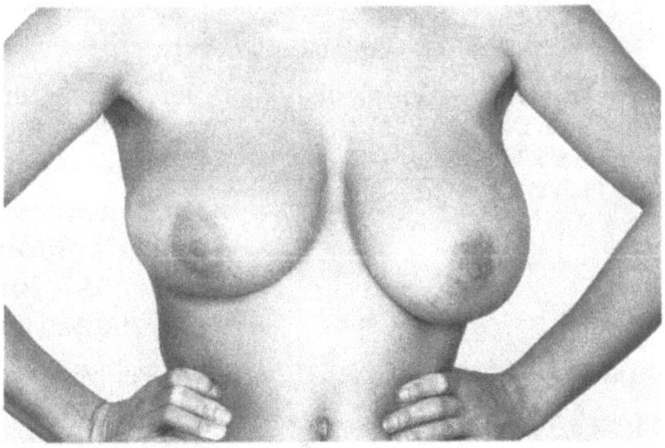

Abb. 3-65: Inspektion der Mammae bei aufgestützten Armen.

Inspiziert und palpiert wird an der stehenden, liegenden oder sitzenden Frau. Zur Inspektion muß ihr Oberkörper völlig entblößt sein. Die Patientin läßt zunächst die Arme hängen, hebt sie dann über den Kopf und stemmt schließlich die Hände in die Hüften (Abb. 3-62 bis 3-65). Diese verschiedenen Positionen ermöglichen eine bessere Beurteilbarkeit der Haut und der Drüsenkörper. Oberflächliche Knoten oder Einziehungen treten lageabhängig (auch in Rückenlage!) deutlicher zutage.

Hinweis

Geachtet wird auf Größe, Symmetrie, Ptosis, Peau d'Orange, Einziehungen oder Vorwölbungen, Verfärbungen, auffällige Venenzeichnung, ekzematöse Veränderungen, Ulzerationen, Zeichen einer Mammillensekretion.

Größe der Brust
- individuell
- Beurteilung im Vergleich mit

Die Größe der weiblichen Brust ist individuell sehr unterschiedlich ausgeprägt. Die Beurteilung sollte stets unter Berücksichtigung der anderen sekundären Geschlechtsmerkmale erfolgen.

anderen Geschlechtsmerkmalen
- Amastie
- Mikromastie
- Makromastie
- Gigantomastie

Die Ausprägungsformen der Brust reichen von der Mammaaplasie und der Mikromastie bis zur Makromastie (> 600 g) bzw. der Gigantomastie (> 1500 g). Anlage- oder Entwicklungsstörungen liegen hier zugrunde.

Bei Verdacht auf eine Entwicklungsstörung sollten auch die Pubes und das äußere Genitale in die Beurteilung einbezogen werden. Überwiegend ist die Größe der Brust konstitutionell bedingt und von Erbfaktoren (z. B. Körpergewicht) abhängig. Das Fehlen jeglicher Brustentwicklung weist auf eine ovarielle Insuffizienz hin.

psychische Probleme
physische Probleme
Krankheitswert

Sehr kleine oder sehr große Brüste können zu psychischen Problemen bei der betroffenen Frau führen und damit Krankheitswert bekommen. Dazu ist aber anzumerken, daß die Vorstellungen über eine „normale" Brust individuell sehr schwanken. Es ist die Aufgabe des Arztes, hier vor eventuellen Operationen eine einfühlsame Beratung durchzuführen.

Probleme der Makromastie
- Fehlhaltungen
- Fehlbelastungen
- Ptosis

Bei Frauen mit sehr großen Brüsten beobachtet man scharfe Einschneidungen im Schulterbereich, die von den BH-Trägern herrühren. Oft kommt es durch das Gewicht der Brüste zu Fehlhaltungen und damit zu schmerzhaften Fehlbelastungen ganzer Muskelgruppen und der Wirbelsäule. Die elastischen Cooper-Fasern der Brust werden überdehnt. Das führt zur kosmetisch und statisch unvorteilhaften Ptosis der Brüste.

Intertrigo

Die bei Mammaptosis der Thoraxwand aufliegende Brustseite muß immer betrachtet werden. Häufig findet man dort bei adipösen Frauen rote und nässende Hautläsionen (Intertrigo), die vor einer eventuellen operativen Intervention saniert werden müssen, da sie den Nährboden für eine Candida-Superinfektion liefern.

Symmetrie der Brustdrüsenkörper? funktionelle Asymmetrie?

Asymmetrien der Brustdrüsenkörper müssen registriert werden, obwohl bei den meisten Frauen eine „funktionelle Asymmetrie" physiologisch ist. Vor allem in der Pubertät (Telarche) ist diese auffallend stark und führt zur Beunruhigung der jungen Mädchen. Im Rahmen der Entwicklung (s. Tanner-Stadien, Kap. 5) findet aber eine weitgehende Angleichung statt. Treten Brustasymmetrien plötzlich neu auf, so können sie entzündungs- oder tumorbedingt sein (Abb. 3-66 bis 3–67).

Mammatumoren
- Größe? Struktur?
- Konsistenz?
- Abgrenzbarkeit?
- Mobilität?
- Dolenz?
- Zyklusabhängigkeit?

Manchmal fallen schon bei der Inspektion der Brust Tumoren auf. Diese müssen auf ihre Größe (Maße!), Oberflächenstruktur (glatt?, höckerig?, knotig?), Konsistenz (derb?, zystisch?, hart?), Abgrenzbarkeit (isoliert?, diffus?, multiple?), Beweglichkeit (mobil?, verbacken?) und Schmerzhaftigkeit (druckdolent?, nicht druckdolent?) hin palpatorisch untersucht werden. Besondere Ereignisse (Trauma?) sowie zyklusabhängige Beschwerden müssen chronologisch exakt anamnestisch erfragt werden.

Tumorcharakterisierung
- Beziehung zur Haut?

Die Beziehung des Tumors zur Haut und zur Brustwand werden dokumentiert. Infiltrierendes Tumorwachstum kann in der Haut

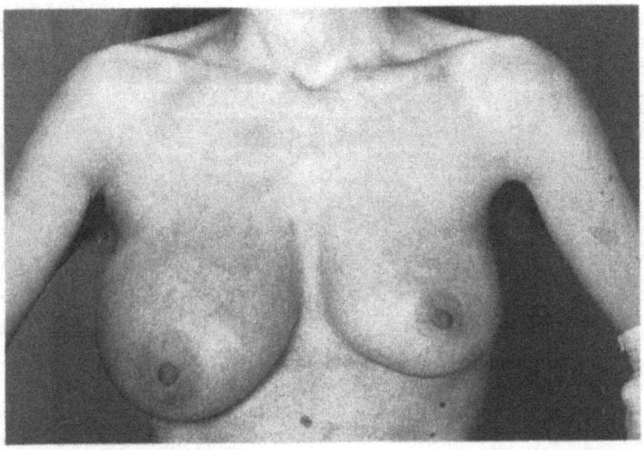

Abb. 3-66: Asymmetrie der Brustdrüsen bei Mastitis non puerperalis rechts.

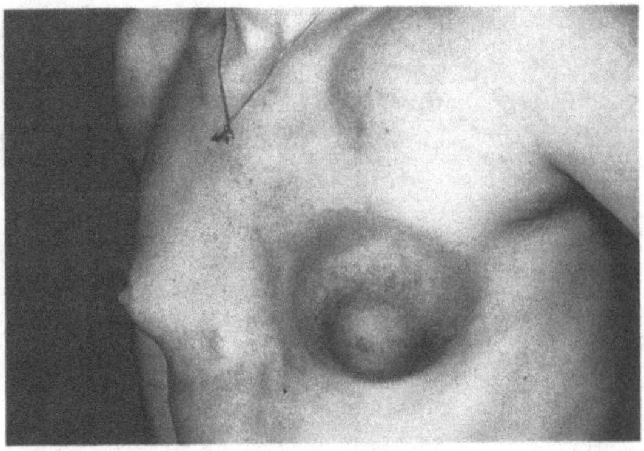

Abb. 3-67: Lymphom der linken Brustdrüse beim Mann.

durch karzinomzellbedingte Verstopfung von Lymphgefäßen bei gleichzeitiger Infiltration der Cooper-Bänder oder direktem Befall von Hautanhangsgebilden zu Apfelsinenhaut und Retraktionsphänomenen führen.

– Beziehung zur Brustwand?
– Apfelsinenhaut?
– Retraktionsphänomen?

Untersuchungstechnik

Deshalb bittet man die Frau bei leicht vorgebeugtem Oberkörper die Arme zunächst hängen zu lassen, dann in die Hüften zu stemmen und schließlich über den Kopf zu heben. So gelingt es fast immer, auch dezente Einziehungen über einem Tumor festzustellen. Preßt man mit zwei Fingern die Haut über einem Tumor zusammen und kommt es dabei zur Retraktionen (Einziehungen), so ist dieser Befund klinisch ebenfalls malignitätsverdächtig.

Palpation der Brust
– Systematik
– Schmerzen
– Knoten

Die Palpation muß systematisch durchgeführt werden! Willkürliches, oberflächliches Abtasten der Brust bringt keine Resultate. Man beginnt mit dem Abtasten des oberen äußeren Quadranten, da dort bis zu 50% aller Mammakarzinome gefunden werden. Dieser Anteil der Brustdrüse, der auch axilläre Ausläufer aufweist, ist besonders stark ausgeprägt. Im Uhrzeigersinn werden dann die unteren äußeren, die unteren inneren sowie die oberen inneren Quadranten abgetastet. Sollte die Patientin Schmerzen in der Brust haben oder sich wegen eines selbstgetasteten Knotens vorstellen, so ist es günstig, sich von ihr zunächst den Befund zeigen zu lassen. Palpiert wird zunächst die unauffällige Seite, um sich einen Eindruck von der normalen Struktur und Konsistenz zu verschaffen, bevor es zum Vergleich mit eventuellen pathologischen Veränderungen kommt (spiegelbildliche Befunde beachten!).

Selbstuntersuchung der Brust

Bei der Selbstuntersuchung unter der Dusche oder vor dem Spiegel, zu der jede Frau vom Gynäkologen angehalten und ein-

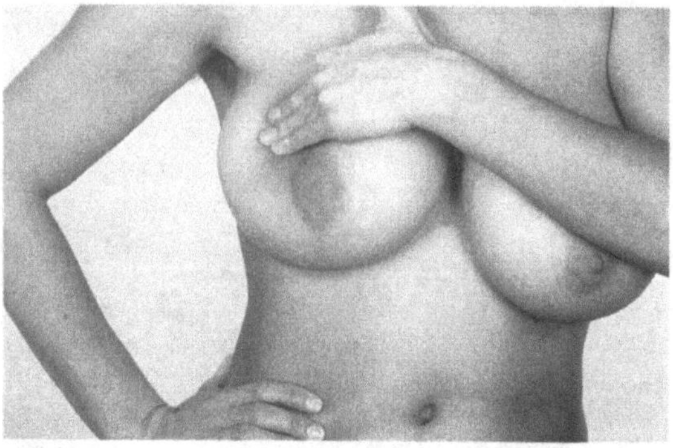

Abb. 3-68: Palpation des oberen äußeren Quadranten der Brustdrüse.

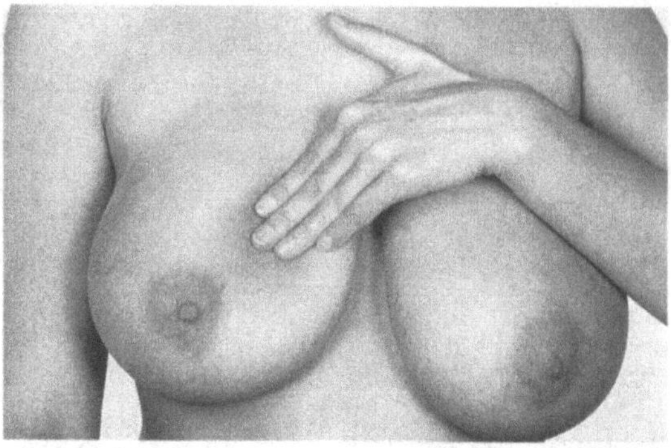

Abb. 3-69: Palpation des oberen inneren Quadranten der Brustdrüse.

gewiesen werden sollte, greift eine Hand flach und leicht hebend unter die Brustumschlagsfalte und stützt so das Brustdrüsengewebe ab. Die freie Hand tastet nun die Quadranten und die zentrale Mamillenregion ab (Abb. 3-68 bis 3-71).

Palpation der Lymphabflußwege
- Axilla
- supra- und infraklavikuläre Gruben
- Halslymphknoten

Nach der Palpation der Mammae erfolgt die Palpation der Lymphabflußwege, d. h. untersucht werden die Axilla, die infra- und supraklavikulären Gruben sowie der Hals (Abb. 3-72 bis 3–74). Isolierte palpable Lymphknoten bei fehlendem Korrelat (unauffällige Palpation, negative Mammographie/Mammasonographie, unauffälliges MRM) können auf Systemerkrankungen hinweisen.

Problemfälle
CUPS

Eine Biopsie nach einem vertretbaren Beobachtungsintervall ist dringend geboten, da sich sehr kleine Mammakarzinome immer noch einer Diagnostik entziehen können oder es sich auch um CUPS (*Cancer of Unknown Primary Site*) handeln kann. Entzündliche Prozesse werden in der Regel schnell durch Klinik, Labor und bildgebende Verfahren erkannt.

Beurteilung der Lymphknoten

Bei der *Beurteilung der Lymphknoten*, besonders der axillären Gruppe, kommt es darauf an, den oder die geschwollenen Lymphknoten hinsichtlich der Größe, Form, Lage, Konsistenz, Mobilität und Dolenz palpatorisch zu charakterisieren.

Inspektion der Brustwarze
- Farbe, Ausprägung?
- Höhenstand?
- Symmetrie?
- Einziehungen?
- Sekretionen?

Die *Brustwarzen* müssen genau im Hinblick auf ihre Farbe, Ausprägung und ihren „Höhenstand“ (z. B. Ptosis) untersucht werden. Eingezogene oder asymmetrische Brustwarzen können suspekt oder eine Normvariante sein. Neu aufgetretene Mamilleneinziehungen sind karzinomverdächtig, bis das Gegenteil bewiesen ist (Abb. 3-75 und 3-76). Am einfachsten ist es, die Patientin zu fragen, ob die Mamilleneinziehung „schon immer“ bestanden habe.

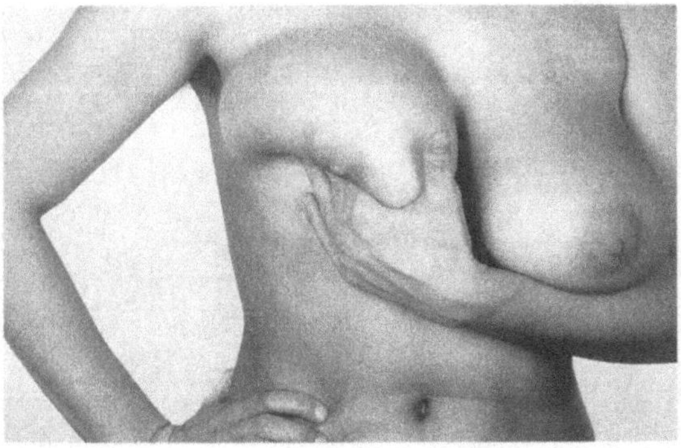

Abb. 3-70: Palpation des unteren äußeren Quadranten der Brustdrüse.

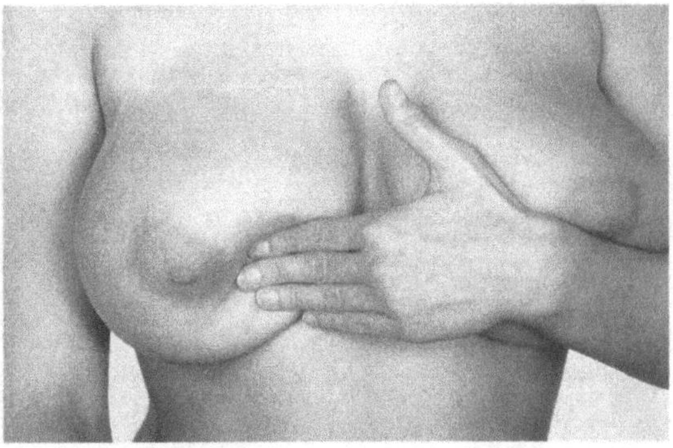

Abb. 3-71: Palpation des unteren inneren Quadranten der Brustdrüse.

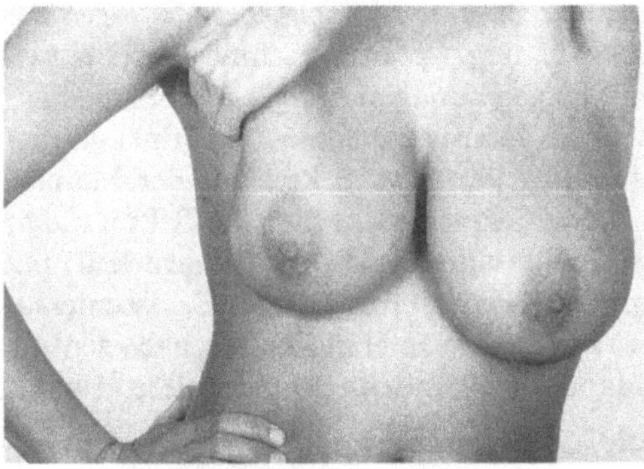

Abb. 3-72 a: Palpation der Axilla mit aufgestütztem ipsilateralem Arm.

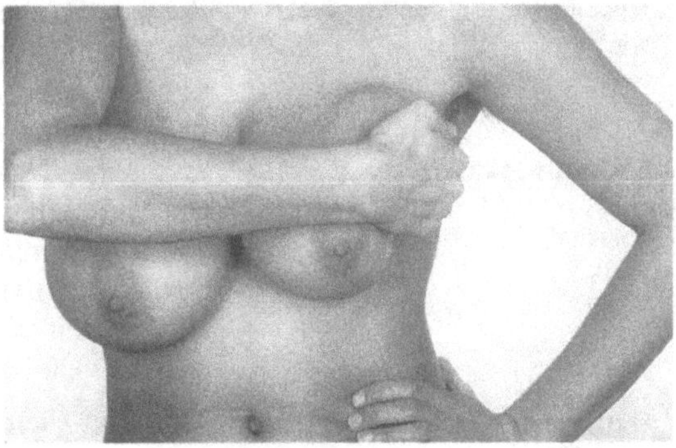

Abb. 3-72 b: Palpation des axillären Brustdrüsenausläufers.

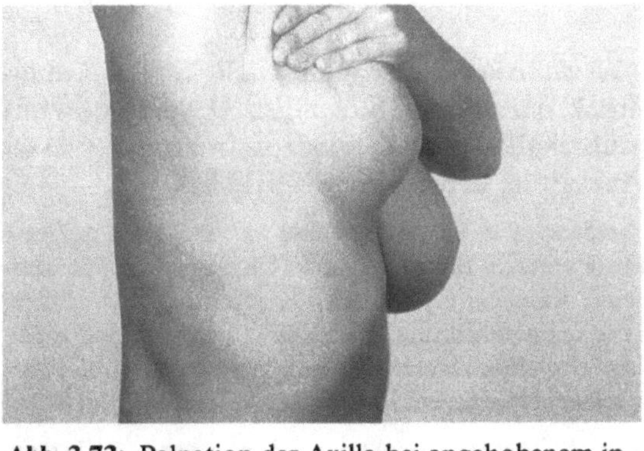

Abb. 3.73: Palpation der Axilla bei angehobenem ipsilateralem Arm.

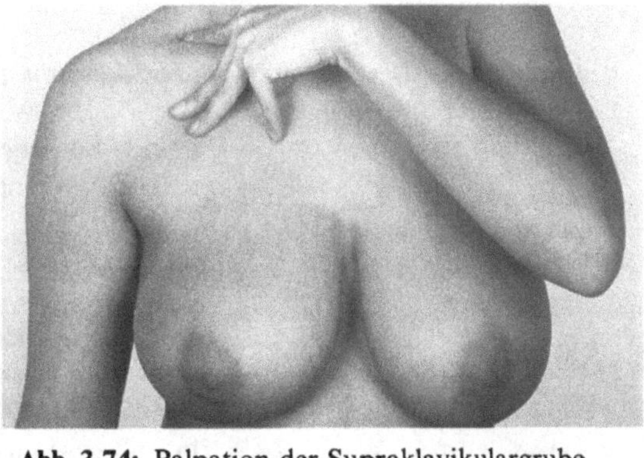

Abb. 3-74: Palpation der Supraklavikulargrube.

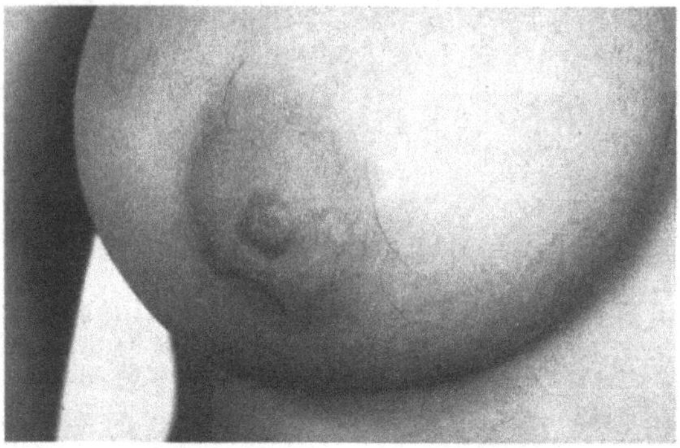

Abb. 3-75: Inspektion der Brustwarze: Normalbefund.

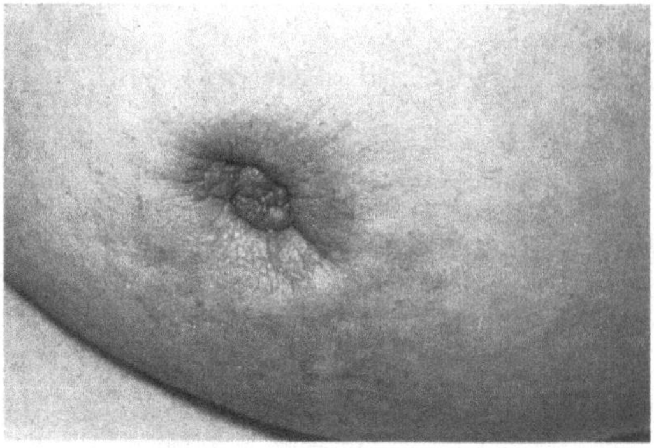

Abb. 3-76: Eingezogene Mamille. Befund bei einem retromamillären Mammakarzinom.

Absonderungen aus der Brustwarze

Sekretprovokation

Bei jeder Untersuchung der Brust wird nach *Absonderungen* aus der Brustwarze (zyklusabhängig? spontan? schmerzhaft? einseitig? beidseitig?), deren Menge (Vorlagen nötig?), Farbe (milchig? klar? farbig? blutig?) sowie Konsistenz (serös? wäßrig?) gefragt und unter Druckanwendung versucht, Sekret aus der Mamille zu exprimieren. Dazu streicht bzw. drückt man das Sekret radiär von außen mamillenwärts (entsprechend dem Gangverlauf) mit dem „Tonleiterhandgriff" (Klavier) aus. Bei der Selbstuntersuchung streicht die Frau mit der freien Hand kräftig nach zentral, während die andere Hand die Brustdrüse komprimierend hält.

Galaktorrhoe und pathologische Sekretionsformen

Man unterscheidet die *Galaktorrhoe* (milchige Flüssigkeitsabsonderung) von anderen pathologischen Sekretionsformen.

Zusätzliche Informationen versucht man über eine Quantifizierung der Galaktorrhoe zu gewinnen, wobei man bei unbewußten Absonderung eines Tröpfchens von einer Galaktorrhoe I. Grades, beim intermittierenden Spontanabgang einiger Tropfen von einer Galaktorrhoe II. Grades und beim spontanen Milchfluß von einer Galaktorrhoe III. Grades spricht.

- *physiologische Galaktorrhoe*
- *pathologische Galaktorrhoe*
  - Prolaktinom?
  - PIH?
  - Medikamente?
  - Gravidität?
  - Laktation?

Eine *beidseitige Galaktorrhoe* ist physiologisch (Stress, Laktation) oder Ausdruck endokriner Störungen (Hyperprolaktinämie). Bei jeder außerhalb der Stillperiode auftretenden Galaktorrhoe ist eine Abklärung der Genese erforderlich.

Insbesondere eine beidseitige milchige Sekretion ist verdächtig auf eine Hyperprolaktinämie (Prolaktin-Serumspiegel?). Neben einem Prolaktinom (MRT, Anamnese: Amenorrhoe?) müssen Produktions- bzw. Transportstörungen des Prolactin Inhibiting Hormone (Dopamin) und medikamentöse Ursachen (Psychopharmaka, Antihypertensiva, GIT-Pharmaka, Östrogene, Opiate, Drogen etc.) abgeklärt werden.

pathologische Sekretionsformen bei

Die pathologischen Sekretionsformen sind meistens unilateral und nicht milchig. Blutige, blutig-seröse oder blutig-wässrige

Mamillensekretionen können ein Hinweiszeichen für Milchgangektasien, Papillome, intraduktale bzw. lobulare in situ-Karzinome (CDIS, CLIS) oder invasive Mammakarzinome sein (Zytologie veranlassen!). Bei der Mastopathie oder der Mastitis nonpuerperalis treten pathologische Sekretionen in bis zu 30% der Fälle auf. Zu den weiteren Ursachen zählen Fibroadenome und seltene Adenome („laktierendes Adenom") sowie Milchgangektasien.

- Duktektasie
- Papillom
- CDIS, CLIS, Karzinom
- Mastopathie
- Mastitis
- laktierendes Adenom
- Fibroadenom

Der Morbus Paget der Mamille täuscht nicht selten durch seine ekzematösen Absonderungen eine pathologische Sekretion vor. Es handelt sich um die mamilläre Manifestation eines intraduktalen neoplastischen Prozesses.

Morbus Paget

Bei der Inspektion sollte bilateral der Verlauf der Milchleiste nach rudimentären Brustdrüsenkörpern (Polymastie) bzw. Brustwarzen (Polythelie) abgesucht werden (Abb. 3-77).

Inspektion der Milchleisten
- Polymastie?
- Polythelie?

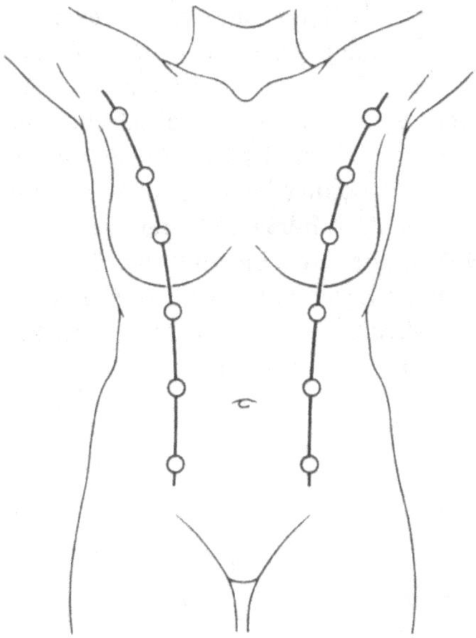

Abb. 3-77: Verlauf der Milchleiste bei der Frau [1].

Gewöhnlich macht die gering ausgeprägte, meist axillanahe Polymastie erst in der Gravidität größere Beschwerden (Sekretstau, Entzündung). Die Polythelie kann als Warze fehlgedeutet werden.

3.3.2 Entzündungen

Die häufigsten und auffälligsten entzündlichen Krankheitsbilder der weiblichen Brust sind die *Mastitis puerperalis* und *die Mastitis nonpuerperalis*.

Mastitis puerperalis
Mastitis nonpuerperalis

Ätiologie
- *interstitielle Mastitis puerperalis*
- *parenchymatöse Mastitis puerperalis*
- *Mastitis nonpuerperalis*

Bei der interstitiellen Mastitis puerperalis werden überwiegend penizillinresistente, koagulasepositive Keime (Staphylococcus aureus) durch den Säugling auf die Mamille übertragen. Von dort breiten sich die Keime über Rhagaden entlang der Lymphspalten aus. Die primäre Keimbesiedlung des Drüsenparenchyms mit sekundärer Stromabeteiligung führt zur parenchymatösen Mastitis puerperalis. Die nichtmalignen, bakteriellen oder abakteriellen Mastitiden außerhalb von Schwangerschaft und Laktation beruhen auf einer funktionellen oder morphologisch bedingten Sekretretention. Neben dem Staphylococcus aureus werden koagulasenegative Keime überwiegend im Sinne von Mischinfektionen angetroffen.

klinisches Bild
- *Mastitis puerperalis*
  - reduzierter Allgemeinzustand
  - Temperaturen
  - Schüttelfrost
  - Abgeschlagenheit
- *Mastitis nonpuerperalis*
  - schmerzhafte Schwellung
  - Rötung, Überwärmung
  - Palpationsbefund
  - Lymphknotenschwellungen

Das klinische Vollbild ist eindrucksvoll und bei der *Mastitis puerperalis* (ein- oder beidseitig) meist etwas schwerer, als bei den verschiedenen unspezifischen bzw. spezifischen Formen der Mastitis nonpuerperalis (meist einseitig): Der Allgemeinzustand der Patientin ist meist schlecht, die Temperatur steigt auf über 39 Grad. Schüttelfrost, Abgeschlagenheit, ein schweres Krankheitsgefühl und Adynamie komplettieren das Bild, welches ca. eine Woche post partum aufzutreten pflegt. Die *Mastitis nonpuerperalis* kann plötzlich und ohne größere Temperaturerhöhungen, d. h. mit einem geringeren Krankheitsgefühl einhergehen. Doch auch in diesen Fällen ist die Brust schmerzhaft geschwollen. Die Drüsen- bzw. Milchgänge lassen sich als knotige, schmerzhafte Stränge oder als derb-höckerige Tumore tasten. Die Haut ist lokal oder diffus, aber stets eindeutig gerötet. Die gesamte Brust ist gestaut und überwärmt. In der ipsilateralen Axilla tastet man bei allen Mastitisformen fast immer reaktiv vergrößerte, überwiegend dolente Lymphknoten.

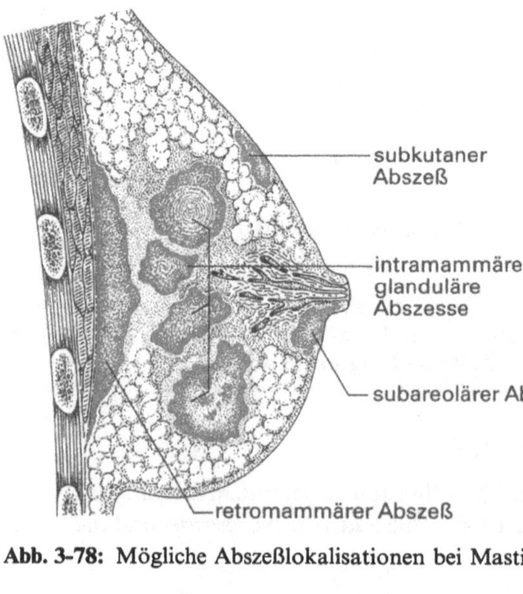

Abb. 3-78: Mögliche Abszeßlokalisationen bei Mastitis [1].

In fortgeschrittenen Fällen kommt es zur Einschmelzung von Drüsengewebe. Diese palpatorisch und mammasonographisch gut darstellbaren, subkutanen, subareolären, intramammären oder retromammären Abszesse führen unbehandelt zur Perforation und durch die folgende Vernarbung zur kosmetischen bzw. funktionellen Zerstörung der Brust (Abb. 3-78).

Komplikationen
- Einschmelzung von Drüsengewebe
- Abszeßbildung

> Bei der Mastitis nonpuerperalis muß immer ein Malignom im Rahmen der operativen Therapie (Abszeßspaltung, Inzision, Gegeninzision, Säuberung, Spülung, Drainage) histologisch ausgeschlossen werden. Nach einer konservativen Behandlung ist nach Abklingen der Entzündungssymptome die Durchführung einer Mammographie mit Mammasonographie indiziert.

Malignomausschluß!

3.3.3 Gutartige Tumoren und Mastopathie

Gutartige Tumoren der weiblichen Brust können aus mesenchymalen und epithelialen Komponenten oder aus beiden Anteilen (Mischtumoren) entstehen.

gutartige Tumoren
- mesenchymale
- epitheliale
- Mischtumore

Fibroadenome

Die *Fibroadenome* sind die häufigsten senologischen Mischtumoren. Insbesondere junge, prämenopausale Frauen sind betroffen. Bei knapp einem Viertel aller Patientinnen findet man multiple Fibroadenome, in ca. 5% aller Fälle bilateral.

Bei der Palpation fallen die Fibroadenome als derbe, teilweise derb-elastische, mäßig dolente oder indolente, gut vom Umgebungsgewebe abgegrenzte, runde oder ovale („springende“) Tumore mit meist glatter Oberfläche und guter Verschieblichkeit auf. Fibroadenome können in allen Quadranten der Brust entstehen, wobei eine Bevorzugung der oberen äußeren Quadranten wahrscheinlich erscheint.

Palpationsbefund
- derb, derb-elastisch
- mäßig dolent
- gut abgrenzbar
- rund oder oval
- glatte Oberfläche

Das *mammographische Bild* entspricht meist dem Tastbefund. Wegen der angenommenen Entartungswahrscheinlichkeit wird die operative Abklärung empfohlen. Dabei sollten individuelle Kriterien berücksichtigt werden, z. B. die Größe des Tumors, Beschwerden oder auch eine ausgeprägte Karzinophobie. Man darf nie vergessen, daß die Diagnose „Mammatumor“ viele Frauen psychisch stark belastet.

Mammographiebefund

Die *Mastopathie* ist die häufigste Erkrankung der weiblichen Brust. Fast jede zweite Frau weist mehr oder weniger stark ausgeprägte Veränderungen (Trias: Knoten, schmerzhaftes Spannungsgefühl, mamilläre Absonderungen) auf.

Mastopathie

Der Verdacht auf eine Mastopathie entsteht, wenn man bei der klinischen Untersuchung bilateral den Drüsenkörper feinkörnig oder grobknotig verhärtet („Schrotkugelbrust“) und häufig auch druckdolent tastet. Der Befund ist gewöhnlich in den oberen äußeren Quadranten besonders ausgeprägt (Abb. 3-79).

Palpationsbefund
- fein- bis grobknotige Befunde
- bilateraler Befund
- Mastodynie
- „Schrotkugelbrust“

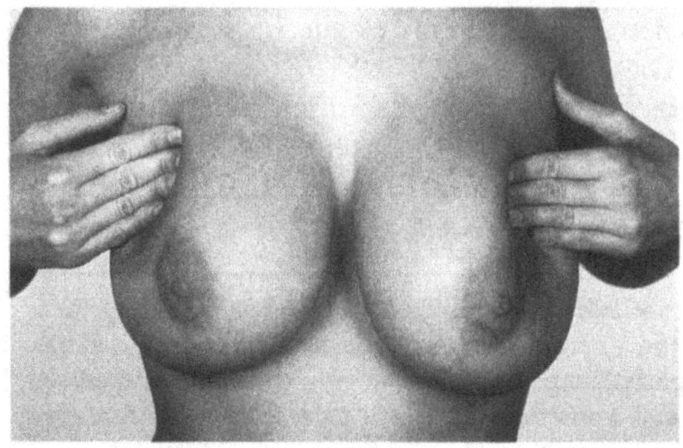

Abb. 3-79: Palpation der oberen äußeren Quadranten. Bei der Mastopathie findet man „spiegelbildlich" häufig ähnliche Palpationsbefunde.

– Sekretion

Schmerzhafte Spannungszustände in der zweiten Zyklushälfte (Mastodynie) sowie wäßrige, gelegentlich auch bräunlich tingierte Mamillensekretionen nach Provokation gehören fast regelmäßig zum Bild einer Mastopathie.

Hinweis

Die Mastodynie ist ein häufiges und vieldeutiges Symptom, das durch funktionelle, hormonbedingte, psychogene oder organische Veränderungen bedingt sein kann.

Prädeliktionsalter

Besonders prämenopausale Frauen sind von der Mastopathie betroffen. Der Erkrankungsgipfel liegt zwischen dem 40. und 50. Lebensjahr.

pathologische Befunde

Die mit knotigen Verdichtungen und Zysten einhergehenden Veränderungen werden histopathologisch (nach Prechtel) in die Mastopathia cystica fibrosa (MCF) ohne Epithelproliferationen (Grad I), die MCF mit Epithelproliferationen ohne Atypien (Grad II) und die MCF mit Epithelproliferationen und Atypien (Grad III) unterteilt. Bilaterales, multizentrisches Auftreten wird ausgeprägt bei der MCF III. Grades, die als Präkanzerose gilt, beobachtet. Mikrokalzifikationen finden sich in bis zu 65% der Fälle.

Prozedere

Die Verdachtsdiagnose wird klinisch gestellt, mammographisch erhärtet und bioptisch gesichert.

Cystosarkoma phylloides
- ca 1% aller Mammatumore
- Altersgipfel 5. Lebensjahrzehnt
- regionale Unterschiede

Das *Cystosarcoma phylloides* gehört zu den seltenen fibroepithelialen Tumoren der Brust. Die Inzidenz wird mit 0,3–1% aller Mammaneoplasien angegeben. Das durchschnittliche Erkrankungsalter in der westlichen Welt liegt im 5. Lebensjahrzehnt, Asiatinnen erkranken früher.

Hinweis

Der Terminus technicus „Cystosarcoma" ist historisch gewachsen (Johannes Müller) und bezog sich auf das makroskopische Bild, nicht aber auf die histopathologische Dignität des Tumors. Der Zusatz „phylloides" bezieht sich auf das blattförmige Wachstumsmuster. Man unterscheidet benigne Tumore (0–4 Mitosen/High power field), Borderline-Tumore (5–9 Mitosen/HPF) und maligne Tumore (> 10 Mitosen/HPF).

Das *klinische Bild* eines großen, teilweise faustgroßen, derben, gut begrenzten, mobilen, nicht dolenten Tumors sollte differentialdiagnostisch auch an ein Cystosarcoma phylloides denken lassen. Dies gilt besonders dann, wenn es nach jahrzehntelangem, geringem, kontinuierlichem Wachstum plötzlich zu einem teilweise rasantem Wachstumsschub kommt (zweizeitiger Verlauf der Tumorentwicklung). Metastasierungen sind auch bei den malignen Formen des Cystosarcoma phylloides seltener als Lokalrezidive.

klinisches Bild
- großer, derber Tumor
- gut abgegrenzt
- mobil, nicht dolent
- zweizeiliger Verlauf des Tumorwachstums

Zu den *epithelialen Tumoren* zählen die intraduktalen Papillome, die Mammaadenome, die Mamillenadenom sowie die Adenomyotheliome. In der Regel werden diese Befunde durch einen mehr oder weniger ausgeprägten Palpationsbefund („unklarer Mammatumor") bzw. die Screening-Mammographie gefunden. Klinisch-palpatorisch sollte man bei zentralen, besonders retromamillären, diffusen, feinkörnigen oder knotigen bzw. erbsengroßen Tumoren an intraduktale Papillome oder Mamillenadenome denken, besonders, wenn der Mamillenkomplex dezent oder ausgeprägt vorgewölbt wird.

epitheliale Tumoren
- intraduktale Papillome
- Mammaadenome
- Mamillenadenome
- Adenomyotheliome

Nach neueren Angaben wird in 50% wegen des Palpationsbefundes, in 37% wegen der pathologischen Sekretion (Galaktorrhoe, blutig-wäßriger Ausfluß) und in 9% wegen eines suspekten Mammographiebefundes die Operationsindikation gestellt.

Operationsindikationen

3.3.4 Mammakarzinom

Das Mammakarzinom ist die häufigste maligne Erkrankung der Frau. In Deutschland erkranken ca. 7% aller Frauen; d. h. ca. jede 10. bis 15. Frau erkrankt im Laufe ihres Lebens an einem Mammakarzinom. Ungefähr 65% aller Patientinnen versterben an ihrer Erkrankung; laut WHO-Angaben sind das 250 000 Todesfälle pro Jahr in der Welt. Die Inzidenz nimmt ab dem 42. Lebensjahr zu und steigt nach einer Plateauphase ab dem 50. Lebensjahr erneut an.

Mammakarzinom = häufigstes Malignom der Frau
- Inzidenz 30–60/10^5/Jahr
- ca. 250.000 Todesfälle pro Jahr
- Zunahme der Inzidenz ab 42. Lebensjahr

Fast 70% aller Mammakarzinome werden durch die betroffenen Frauen bei der systematischen oder zufälligen Selbstuntersuchung entdeckt, wobei die Tumore gewöhnlich schon größer als 1 cm sind (s. Tab. 3-7, TNM-Stadieneinteilung). Durch die ärztliche Inspektion und Palpation können ca. 80% der Mammakarzinome diagnostiziert werden. Zielstellung sollte sein, die Präkanzerosen bzw. kleinen Karzinome im Rahmen der Screeningprogramme (klinische Untersuchung, Mammographie) zu dia-

Bedeutung der Selbstuntersuchung

Ziel von Screeninguntersuchungen
- Präkanzerosen

histologische Typen
- *nicht-invasive Karzinome*
  - CDIS, Carcinoma ductale in situ
  - CLIS, Carcinoma lobulare in situ
- *invasive Karzinome*
  - duktal-invasiv (70–90%)
  - lobulär-invasiv (10%)
  - medullär (ca. 3%)
  - muzinös (ca. 2%)
  - tubulär (ca. 1%)
  - sekretorisches
  - adenoid-zystisches
  - metaplastisches
  - inflammatorisches

Tab. 3-7: TNM-Stadieneinteilung des Mammakarzinoms

Tumor	**Beschreibung**
Tx	Primärtumor nicht beurteilbar
T0	Kein Anhalt für Primärtumor
Tis	Carcinoma in situ
T1	Tumor <2 cm
T1a	<0,5 cm
T1b	<1 cm
T1c	<2 cm
T2	<5 cm
T3	>5 cm
T4	Tumor beliebiger Größe mit Ausdehnung auf die Brustwand (ohne Pectoralismuskulatur) bzw. die Haut
T4a	Befall der Brustwand (Rippen, Interkostalmuskulatur) bzw. die Haut
T4b	Hautödem (Apfelsinenhaut), Ulzera oder Filiae in der ipsilateralen Brust
T4c	wie T4 a + T4 b gemeinsam
T4d	inflammatorisches Mammakarzinom
Nx	regionäre LK (Lymphknoten) nicht beurteilbar
N0	kein Anhalt für befallene regionäre LK
N1	Filiae in mobilen ipsilateralen LK
N2	Filiae in fixierten ipsilateralen LK
N3	Filiae in ipsilateralen Mammaria-interna-LK
Besonderheiten der pN-Klassifikation	
pN1	Filiae in mobilen ipsilateralen LK
Pn1a	Mikrometastasen (<0,2 cm)
pN1b	wenigstens eine Filiae >0,2 cm
pN1bi	Filiae in 1–3 LK; eine >0,2 cm; alle <2 cm
pN1bii	Filiae in >4 LK; eine >0,2 cm; alle <2 cm
pN1biii	LK-Kapseldurchbruch, alle <2 cm
pN1 biv	Filiae in LK >2 cm in größter Ausdehnung
Mx	Fernmetastasen wegen fehlender Untersuchungen (noch) nicht beurteilbar
M0	keine Fernmetastasen
M1	Fernmetastasen

– kleine Karzinome

Probleme der Früherkennungsuntersuchung

gnostizieren. Allerdings gehen nur ca. 30% aller Frauen regelmäßig zu Vorsorgeuntersuchungen (Abb. 3-80, Abb. 3-81). Gegenwärtig liegt der durchschnittliche Tumordurchmesser bei Erstdiagnose im Bereich von 1 cm. 80% dieser Patientinnen sind noch nodalnegativ.

diagnostisches Vorgehen

Gewöhnlich verläuft die Diagnostik eines Mammakarzinoms nach folgendem Schema: Selbstuntersuchung oder „Krebsvorsorge“ → Anamnese und ärztliche Untersuchung → Mammographie + Mammasonographie, ggf. MR-Mammogramm, ggf. Doppler-Sonographie, ggf. Ga-

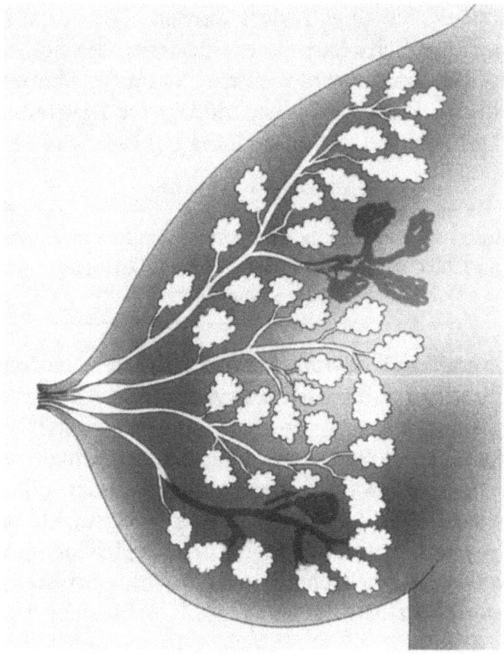

Abb. 3-80: Carcinoma lobulare in situ (CLIS, oben) und ductales Carcinoma in situ (DCIS, unten). Diese Frühstadien sollten bei der Krebsfrüherkennung erkannt werden [7].

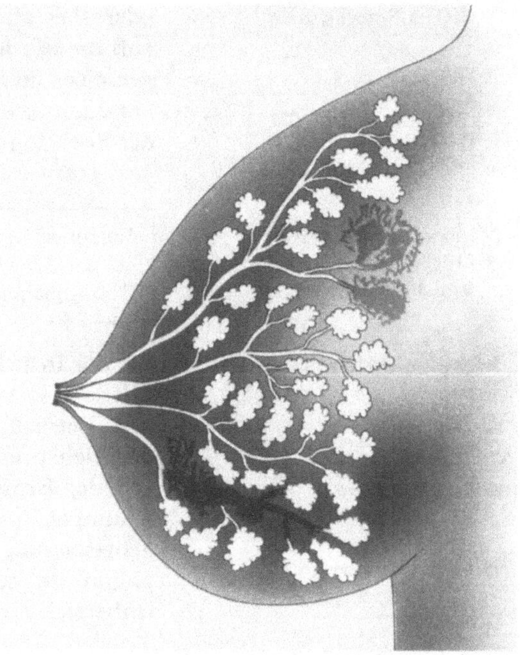

Abb. 3-81: Invasiv-lobuläres Mammakarzinom (oben) und invasiv-duktales Mammakarzinom (unten). Die mammografische Erkennung der kleinen invasiven Karzinome (T1a) hat prognostische Bedeutung [7].

laktographie → kurzfristige Kontrolle oder Biopsie → definitive Behandlung.

Problem – Symptomarmut

Das diagnostische Problem liegt beim Mammakarzinom in seiner Symptomarmut. Ca. 90% aller Karzinome machen keine oder nur sehr unspezifische Symptome.

Anamnese, Warnzeichen und Leitsymptome

Einige Frauen berichten bei der Anamneseerhebung retrospektiv über ein lokalisiertes passageres Brennen, über Ziehen oder Kribbeln, über zirkumskripte Schmerzhaftigkeit oder fragliche Parästhesien in der Brust oder axillanahen Strukturen, über Sekretabgang (spontan?), ein plötzliches Wärmegefühl oder vorübergehende Schwellungen. Zyklusabhängige Schmerzen im Tumorbereich und fragliches Brustwachstum werden von prämenopausalen Frauen mit bekannter Mastopathie angegeben. Die Regel, daß ein Mammakarzinom meistens nicht weh tut, gilt hier nur bedingt, da in dieser Konstellation auch ein Karzinom an den schmerzverursachenden Umbauprozessen beteiligt sein kann.

Familienanamnese
- ca. 5% genetisch bedingt (BRCA-Gen?)
- Hochrisikogruppe

Bei der Anamneseerhebung ist besonderer Wert auf die Familienanamnese zu legen, da 5% aller Mammakarzinome genetisch bedingt sein können (BRCA-1/2-Gene). Im Zweifelsfall sollten die betroffenen Angehörigen, wenn möglich, selbst gesprochen

– BRCA-Sprechstunde

oder aber alte Arztberichte angefordert werden. Die Tatsache, daß die Mutter oder die Schwester einer Patientin, die sich wegen eines unklaren Mammatumors vorstellt, an einem Mammakarzinom erkrankt oder verstorben ist, muß in die Beurteilung der Situation und ggf. die Indikationsstellung zur Operation einbezogen werden.

Medikamentenanamnese
– Östrogen? Gestagene?
– Einnahmedauer?

Genau erfragt werden sollte auch die Medikamentenanamnese, wobei der Schwerpunkt hier auf der Frage nach einer Östrogen- oder Gestageneinnahme sowie der Einnahmedauer liegt.

Inspektion und chronologische Befragung
– Symmetrieverlust?
– Konturverlust?
– Behaarungstyp?
– Einziehungen?
– Rötungen?
– Apfelsinenhaut?
– Mamillenekzem?

Bei der Inspektion muß auf Asymmetrien der Brüste oder Symmetrieverlust (Verlauf chronologisch erfragen!), auf Konturverlust (Betrachtung von vorn und von der Seite, seit wann?), auf den Behaarungstyp (neu aufgetretene Haare?), auf Einziehungen der Brustwarzen (seit wann?), zirkumskripte oder diffuse Rötungen (seit wann? schmerzhaft? Pruritus?), verstärkte Venenzeichnung (seit wann?), Einziehungen oder Apfelsinenhautphänomen (seit wann?), auf ekzematösen Ausschlag im Mamillenbereich (seit wann? Pruritus?) (Abb. 3-82), Absonderungen

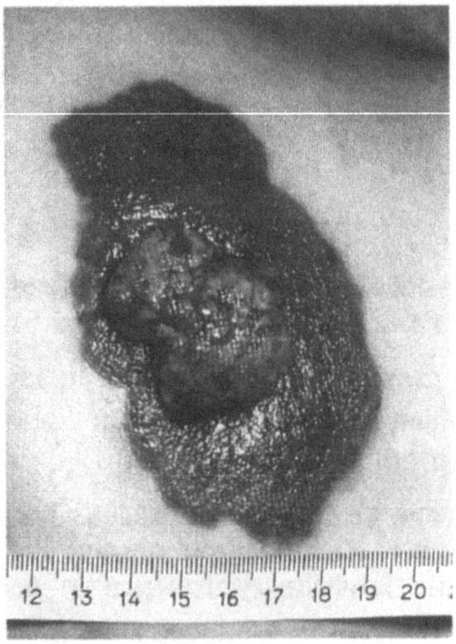

Abb. 3-82: Ekzematöse, tumorös umgewandelte Mamille bei M. Paget (der Befund ist leuchtend rot!).

aus der Mamille (einseitig? seit wann? Farbe? wieviel? schmerzhaft?) in den verschiedenen Untersuchungspositionen geachtet werden. Die ganze Brust muß untersucht werden! Also auch immer in der Brustumschlagsfalte explizit nachsehen!

Alle Brustanteile inspizieren!

Befunddokumentation
– Konsistenz, Form?

Nach der Palpation müssen folgende Befunde schriftlich und zeichnerisch dokumentiert werden: Konsistenzunterschiede der

Brüste, tastbarer Knoten oder multiple Knoten (wo? Tumorsitz in den Quadranten – Skizze!), Tumorgröße, Tumorform (umschrieben? diffus begrenzt?), Tumorkonsistenz (zystisch?, weich?, derb?, steinhart?), suspekte Oberfläche (glatt? höckerig?), Tumorbeweglichkeit (verschieblich? fixiert?) Tumorbeziehungen zu umgebenden Strukturen, also Haut (Plateauphänomen?), Muskulatur bzw. Brustwand. Die letzteren Aspekte lassen sich am besten an der liegenden Frau prüfen (Rückenlage, eventuell auch Seitenlage).

- Knoten?
- Tumorgröße?
- Tumoroberfläche?
- Beziehung zu Nachbarstrukturen?

Auf jeden Fall muß eine Sekretionsprovokation (Farbe? Menge? Zytologiegewinnung!) durchführt werden. Die Palpation der axillären, infra- und supraklavikulären sowie der zervikalen Lymphknotenstationen schließt die Untersuchung ab.

- Sekretabsonderung?
- Lymphknotenbeteiligung?

> Bei der Beurteilung eines Mammatumors sollten, wenn vorhanden, ältere Mammographien zum Vergleich herangezogen und sorgfältig reevaluiert werden. Nicht selten findet man dann retrospektiv schon vorhandene Befunde und kann Aussagen über die Wachstumsdynamik des Tumors treffen.

Vergleich mit alten Mammographien!

Ein spezielles Vorgehen empfiehlt sich bei dem prognostisch ungünstigen *inflammatorischen Mammakarzinom* (Abb. 3-83). Es ähnelt klinisch durch die lokale oder diffuse Rötung, Überwär-

inflammatorisches Mammakarzinom
- Rötung, Überwärmung
- Schwellung, Tumor
- homogene Brustschwellung möglich

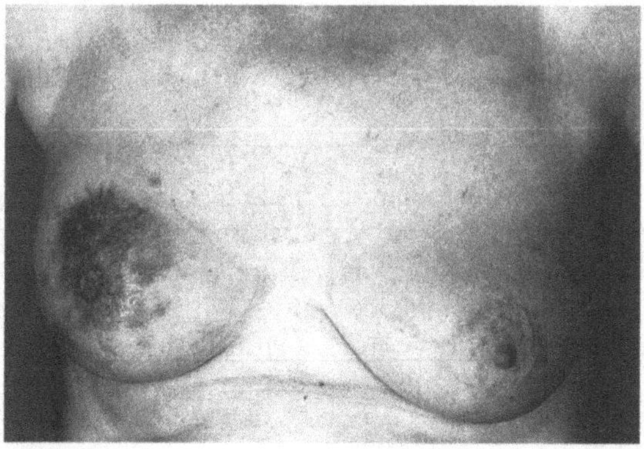

Abb. 3-83: Inflammatorisches Mammakarzinom rechts (der Befund ist dunkelrot!).

mung und Schwellung der Mastitis nonpuerperalis. Diese „Entzündungszeichen“ entsprechen pathologisch-morphologisch der lymphogenen Hautinfiltration durch meist undifferenzierte Karzinome. Ein Tastbefund kann, muß aber nicht vorliegen. Das Malignom kann auch durch eine homogene Größenzunahme einer geröteten Brust auffallen.

therapeutische Hinweise

Die Therapie besteht nach der histologischen Sicherung in einer präoperativen Chemotherapie (z. B. Vincristin, Epirubicin, Cyclophosphamid, 3 Zyklen) und der folgenden operativen Sanierung (z. B. eingeschränkt radikale Mastektomie mit Axilladissektion oder rekonstruktive Verfahren, z. B. Latissimus dorsi-Flap).

Befunddokumentation

Wie bei jedem Malignom gilt, daß alle meßbaren Parameter des Befundes auch metrisch dokumentiert werden.

Die geröteten Areale beim inflammatorischen Mammakarzinom werden bei der Erstuntersuchung, vor jeder Chemotherapie sowie nach Abschluß der systemischen Behandlung (Monitoring!) fotografiert und mit einem Lineal in den größten Durchmessern vermessen. Zusätzlich wird eine Klarsichtfolie über die erkrankte Brust gelegt und alle inflammatorischen Gebiete mit einem Filzstift umfahren. Somit ist ein einfaches makroskopisches Kriterium zur Einschätzung der Chemotherapie-Response gegeben.

3.3.5 Nachsorge

Nachsorge
- ärztliche Erfahrung
- psychologische und physische Aspekte
- Sensibilität

Besondere Erfahrung erfordern die regelmäßigen Nachsorgeuntersuchungen. Die Tumornachsorge ist auch immer eine Art begleitende psychische und physische Vorsorgeuntersuchung. Sorgen und Ängste, Zweifel und Selbstvorwürfe, Partnerschaftsprobleme und Probleme im sozialen Umfeld werden von den Patientinnen zunächst nur zögerlich, in der Hoffnung auf menschliche und medizinische Hilfe angesprochen.

> Echte Zuwendung, psychologisches Einfühlungsvermögen und fachliche Kompetenz dürfen nicht durch routinierte Handlungshülsen verdrängt werden.

genaue Information über bisherigen Krankheitsverlauf

Zunächst sollte sich der Untersucher über die Eckdaten und den chronologischen Krankheitsverlauf, d. h. über das Datum der Erstdiagnose, die Tumorhistologie mit Grading und Rezeptorstatus, über die Tumorformel, das operatives Vorgehen (welche Operation? Silikoneinlage?) sowie über eventuelle neoadjuvante oder adjuvante Zytostatika-, Strahlen- oder Hormonbehandlungen informieren.

Diese Angaben (wann? was? wieviel? wie oft?) werden in einem Tumorpaß dokumentiert, der jeder Patientin nach Abschluß ihrer Behandlung in der Klinik vom Stationsarzt ausgehändigt werden sollte. Die Angaben müssen wiederum vom Nachsorgearzt, in Klinik oder Praxis, aktualisiert werden.

Zwischenanamnese gibt Hinweise zur Krankheitsdynamik

Bei der (Zwischen-) Anamnese fragt man immer nach dem Gewichtsverlauf und dem Appetit, nach der körperlichen Belastbarkeit (Karnofsky-Index, s. Kap. 1), nach Dyspnoe, Stuhl- und Miktionsunregelmäßigkeiten, nach Schmerzsensationen (besonders in den operationsseitigen Körperregionen), Juckreiz im

Narbenbereich, nach Parästhesien (z. B. Zytostase), nach kardialen Problemen (Anthrazykline!), gehäuft auftretenden Infektionen oder unklaren Temperaturen (z. B. Tumorzerfall?).

Inspektion
Uminterpretation von Befunden

Die *Inspektion* hält sich an die oben angeführten Gesichtspunkte, wobei auf Rötungen, Schwellungen, Gefäßzeichnungen, Pigmentwechsel, Ulzerationen oder Sekretionen im Operations- bzw. Narbenbereich zu achten ist. Genau betrachtet werden die Narben selbst (Form? Breite? Unregelmäßigkeiten? Keloid? Lokalrezidiv?).

Kenntnis der üblichen Operationstechniken – Indikationswandel beachten!

In der Tumornachsorge ist es wichtig, daß man die Möglichkeiten und Grenzen der üblichen Operationstechniken und der überweisenden Operateure kennt. Das charakteristische Narbenspiel der üblichen Operationen (BET, Mastektomie, Latissimus dorsi Lappen, TRAM Flap, Reduktionsplastik nach McKissock etc.) sowie die Lage der üblichen Bestrahlungsfelder sollten bekannt sein.

Auch dezente, „eigentlich unauffällige" Befunde (z. B. ein kleiner Pickel oder ein winziges Infiltrat am Narbenrand) spielen in der Nachsorge eine ganz andere Rolle, als bei der „normalen" Untersuchung.

Therapieakzeptanz erfragen

Im Falle kosmetisch-rekonstruktiver Maßnahmen, z. B. einer prä- oder retropektoralen Silikonprotheseneinlage nach Mastektomie mit kontralateraler Liftingoperation, sollte man dezent die Zufriedenheit bzw. Akzeptanz der Patientin erfragen.

Inspektionsziel

Betrachtet werden Sitz (Symmetrie im Vergleich zur kontralateralen Brust) und Form der Endoprothese. Verschobene (Prothesenprotrusion? Logendefekt?) oder in sich asymmetrische Prothesen (Prothesendefekt? Leckage?), aber auch zunehmend runder und fester werdende Silikoneinlagen (Kapselfibrose?) sind stets abklärungsbedürftig.

Palpation
- Gewebeveränderungen nach Therapie
- erschwerte Befundinterpretation

Bei der Palpation muß man sich darüber im klaren sein, daß die vorangegangenen Operationen bzw. Behandlungsformen (wie z. B. Strahlentherapie) zu Gewebeveränderungen geführt haben, die die Erhebung oder Interpretation von Befunden erschweren oder sogar unmöglich machen können.

klinischer Hinweis

Zum Beispiel ist es unmöglich, nach einer Silikonprotheseneinlage die darunterliegende Thoraxwand palpatorisch zu beurteilen. Dies ist auch sonographisch oder kernspintomographisch sehr problematisch. Intramammäre Narben- oder Zystenbildungen nach plastischen Operationen oder nach brusterhaltenden Therapien mit nachfolgender Radiatio sind klinisch ebenfalls nur schwer zu deuten.

Empfehlungen der Deutschen Gesellschaft für Senologie:
Nachsorgerichtlinien

Von der Deutschen Gesellschaft für Senologie wird empfohlen, die Inspektion und Palpation vierteljährlich nach der Primärtherapie durchzuführen. Bildgebende (Röntgen-Thorax, Oberbauchsonographie, CT oder MRT) oder andere Verfahren (Tumormarker, Ganzkörperszintigramm) sollen nur bei (begründetem) Verdacht auf eine Filialisierung eingesetzt werden (Tab. 3-8). Für die mammographischen Nachsorgeuntersuchungen wurde auf der Berliner Konsensus-Tagung 1995 folgendes Schema vorgeschlagen (Tab. 3-9).

Tab. 3-8: Nachsorgeuntersuchungen (zeitliche Abstände)

	Nachsorge		**Früherkennung**
Jahr nach Primärtherapie	**1 2 3**	**4 5**	**6 und mehr Jahre**
Anamnese körperliche Untersuchung Aufklärung/Information	viertel- jährlich	halb- jährlich	jährlich
Laboruntersuchungen Untersuchungen mit bildgebenden Verfahren (Ausnahme: Mammographie)		nur bei klinischem Verdacht auf Rezidiv und/oder Metastasen	

Tab. 3-9: Nachsorgeuntersuchungen bei Mammakarzinom – Mammographie

	1. Jahr–3. Jahr	**ab 4. Jahr**
Brusterhaltende Operation		
– befallene Brust	alle 6 Monate	einmal jährlich
– kontralaterale Brust	einmal jährlich	
Mastektomie	einmal jährlich	

4. Invasive Untersuchungstechniken

A. Ebert, W. Pritze, H. Hopp

„Stets muß man, gleichweit entfernt von der prinzipiellen, willfähigen Liebenswürdigkeit des Routiniers wie von der Roheit des „exakten Forschers", der nur wissenschaftliche Ergebnisse erstrebt, seine Handlungsweise allein durch wahre Menschenliebe leiten lassen." Walter Stoeckel

---

Ziel der invasiven Eingriffe ist es, durch Gewebeproben (Portio-Probe, Kürettage) oder durch die direkte Betrachtung pathologischer Prozesse (Laparoskopie, Hysteroskopie) sowie die Kombination diagnostischer und therapeutischer Maßnahmen (Pleurapunktion bzw. Aszitespunktion) eine Verdachtsdiagnose zu stellen, zytologisch bzw. histologisch zu sichern oder zu revidieren.

Ziel der Eingriffe
- direkte Inspektion
- Gewebegewinnung (Histologie, Zytologie)
- Therapie

Invasive Untersuchungstechniken verletzen die körperliche Integrität der Patientin. Streng genommen handelt es sich um Körperverletzungen, die das Einverständnis und die vollständige Aufklärung der betroffenen Frau vorausssetzen.

Hinweis

Im weiteren wird nur auf diejenigen invasiven Techniken eingegangen, die auf einer Station oder ambulant ohne Narkose bzw. unter leichter Sedierung durchführbar sind.

4.1 Gefäßpunktionen

Die *Punktion von Blutgefäßen* (Venen oder Arterien) dient der Blutentnahme zu diagnostischen Zwecken (Blutbild, Blutgasanalyse), der Applikation von Medikamenten (Antibiotika), der Durchführung einer Infusionstherapie oder der parenteralen Ernährung, der Transfusion von Blut bzw. Blutderivaten oder der Injektion von Kontrastmitteln.

Ziel der Gefäßpunktion
- Diagnostik
- Therapie

Man unterscheidet grundsätzlich *Venenpunktionen* von *Arterienpunktionen*. Die häufigste Punktionsart ist die Venenpunktion. Punktiert werden kann jede Vene der Extremitäten, wobei jedoch überwiegend die Kubitalvenen verwendet werden (Abb. 4-1).

Arten der Gefäßpunktion
- Venenpunktion
- Arterienpunktion

Jede Punktion ist mehr oder weniger schmerzhaft für die Patientin und in Abhängigkeit von ihrem Zweck (z. B. Zytostatika) auch mit Risiken verbunden. Die Gefäßpunktionen sollten wegen der Möglichkeit eines Kollapses an der liegenden Patientin durchgeführt werden.

Hinweise
- Punktionsweise

Zunächst muß eine sorgfältige Stauung der betreffenden Extremität erfolgen. Gut gestaut ist halb gestochen! Hierzu wurden verschiedene

- Stauung

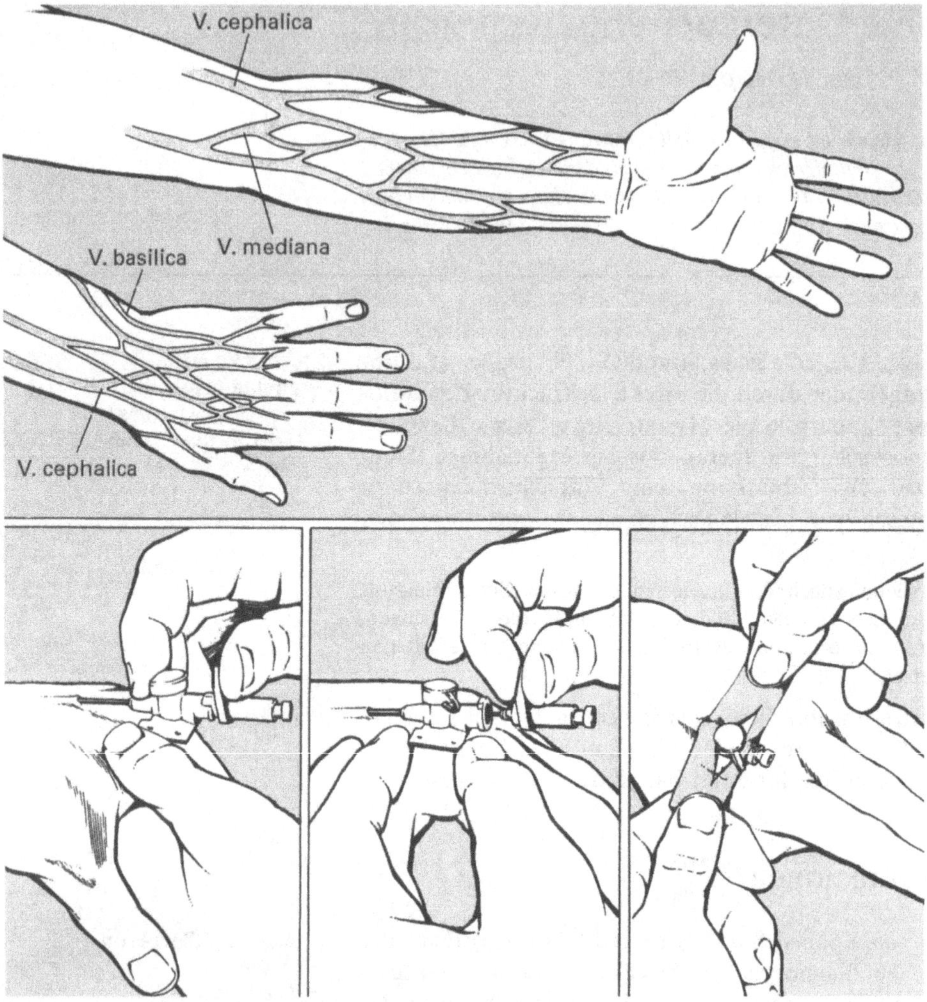

Abb. 4-1: Venenverläufe (oben) und Technik des Legens einer Verweilkanüle (unten): Einstich und Vorschieben, Entfernung der Stahlkanüle, Verschluß und Fixierung.

Stauschläuche entwickelt. Die Plazierung des Stauschlauches muß so erfolgen, daß er sich vor der Applikation eines Präparates oder nach Beendigung einer Blutentnahme auch mit einer Hand leicht und sicher lösen läßt.

– Vorgehen in komplizierten Fällen

Sollten trotz Stauung keine Venen zu sehen (Angst, Kollaps) oder zu tasten (Adipositas) sein, so empfiehlt sich folgendes schrittweises Vorgehen:

- Beruhigen und Ablenken der Patientin
- Herabhängenlassen des Armes vor Anlage des Stauschlauches
- Stauung des Armes, mehrfacher kräftiger Faustschluß, kurzzeitiges Öffnen des Stauschlauches und erneuter Verschluß. In der kurzen Öff-

nungsphase rötet sich die entsprechende Armpartie und die Frauen geben ein warmes Kribbeln an.
- Beklatschen und Bestreichen der Venenregion
- warmes Armbad vor Stauschlauchanlage.

Spezialfälle
– Chemotherapie
– Lymphödem

Gerade bei der Applikation von Zytostatika ist es günstig, zunächst die distalen Handrückenvenen zu punktieren, da es unter einer Chemotherapie häufig zu einer Verödung von Venenabschnitten kommt. Bei Lymphödem eines Armes oder Mastektomiepatientinnen wird immer die kontralaterale Seite punktiert.

Hinweis

> Vor jeder Punktion muß gründlich die Haut der geplanten Einstichstelle desinfiziert werden! Die Verwendung von Gummihandschuhen ist bei jeder Gefäßpunktion obligat.

– direkte Punktion
– indirekte Punktion

Bei der direkten Punktion sticht man auf die Vene zu, bei der indirekten Punktion erfolgt der Einstich wenige Millimeter seitlich. Die gestaute Vene wird vor der Punktion durch dezentes Anspannen der darüberliegenden Haut mittels Daumen und Zeigefinger der freien Hand fixiert. Der *Einstichwinkel ist proportional der Venendicke*, d. h. klein bei einer zarten Vene, größer bei einem kräftigeren Gefäß. Dadurch verringert sich die Gefahr des Durchstechens der hinteren Venenwand. Das regelrechte Durchstechen der Venenwand erkennt man meistens an einem minimalen Nachlassen des Gewebewiderstandes und am Eintritt von Blut in die Kanüle.

Einstichwinkel ~ Venendicke

Verweilkanülen

Eine in der Vene zu belassende *Verweilkanüle* wird wenige Millimeter ins Venenlumen vorgeschoben. Dann zieht man die eigentliche Führungsmandrin unter weiterem Vorschieben der flexiblen Plastikkanüle etwas zurück. Der Stauschlauch wird gelöst, die Vene proximal der Kanülenspitze per Finger abgedrückt und die distale Öffnung mit einem Mandrin verschlossen. Danach erfolgt die sichere Fixierung der Verweilkanüle. Durch Aspiration überzeugt man sich von der richtigen Lage der verwendeten Kanüle.

Pflege von Verweilkanülen
Heparin: NaCl = 1:10

Verweilkanülen müssen gepflegt werden. Dazu spült man sie mit Heparinlösung durch.

Sollte dennoch eine kleine Kanüle bei schlechten Venenverhältnissen verstopfen, so versucht man das Lumen ebenfalls durch Spülung wieder durchgängig zu machen. Verwendet werden hierzu immer kleine Spritzen, da Druck (D) = Kraft (K) pro Fläche (F) ist. Ansonsten sollte man eine verstopfte Kanüle lieber ziehen und eine neue legen.

D = K/F

Applikation von farbstoffhaltigen Lösungen (z. B. Zytostatika)

Bei der *Applikation farbstoffhaltiger Lösungen* oder Zytostatika überprüft man die Kanülenlage durch Blutaspiration sowie durch langsame intravenöse Injektion von physiologischer Kochsalzlösung. Beide Vorgänge sollten leicht und schmerzlos vonstatten gehen. Leichte Beschwerden durch die Intimareizung verschwinden schnell.

Komplikationen
- Venendurchstechung
- Paravasat

Die *häufigste Komplikation* der Venenpunktion besteht in der Perforation der hinteren Venenwand, der falschen Lage der Einmal- oder Verweilkanülen und der daraus resultierenden paravenösen Injektion von Substanzen.

Prozedere bei Paravasat

Ein Paravasat erkennt man an der Vorwölbung und Rötung des Unterhautfettgewebes um die Einstichstelle herum Die Patientinnen geben zunehmende Schmerzen an. Bei zytotoxischen Präparaten können dadurch gefürchtete Gewebenekrosen auftreten. Die Kanüle sollte in diesen Fällen unter stetiger Aspiration entfernt werden. Das betroffene Areal muß mit Lidocain (1–2%, 1–2 Ampullen) gequaddelt und mit physiologischer Kochsalzlösung (20 ml oder mehr) unterspritzt werden. Die zusätzliche Infiltration von 5000 IE Heparin, 1 g Solu-Decortin und Hyaluronidase kann der Nekrosebildung entgegenwirken. Der Arm sollte gleichzeitig hochgelagert und gekühlt werden. Bei ausgedehnten Paravasaten (z. B. Adriablastin oder Epirubicin) sollte mit einem Chirurgen die Indikationsstellung für großzügige Inzisionen des Armes diskutiert werden.

V. femoralis-Punktion

Manchmal gelingt es bei schlechten Venenverhältnissen selbst geübten Ärzten nicht mehr, eine Hand- oder Armvene zu punktieren. In diesen Fällen kann man sich dazu entschließen, die Punktion im Bereich der *Vena femoralis* durchzuführen. Dies wird von den Patientinnen oft als weniger belastend empfunden.

Prozedere

IVAN-Regel:
Innen-Vene-Arterie-Nerv
Arterienpunktion

Zu diesem Zweck liegt die Patientin auf dem Rücken. Das entsprechende Bein ist leicht gebeugt und nach außen abgewinkelt. Man tastet in der Leistenbeuge zunächst die Arterie. Hat man sie unter dem Leistenband gefunden, gilt die IVAN-Regel: Innen-Vene-Arterie-Nerv. Punktiert wird medial der Arteria femoralis und zwar meist senkrecht, wobei die Spritze wie ein Kugelschreiber geführt wird. Das Blut strömt nicht pulssynchron ein. Hat man versehentlich oder gezielt die Arterien punktiert, so erscheint hellrotes Blut pulssynchron in der Spritze. Die Kanüle wird nach der Blutentnahme oder der Medikamentenapplikation ruckartig entfernt und die Injektionsstelle für 5–7 Minuten komprimiert. Nach der arteriellen Punktion kann ein Sandsack zur Dauerkompression oder ein Druckverband mit elastischen Binden gute Dienste leisten.

A. radialis-Punktion

Zur Blutgasanalyse wird häufig die *Punktion der A. radialis* durchgeführt.

Die Hand wird überstreckt und der Puls wie üblich getastet. Mit einer dünnen Kanüle und aufgesetzter Insulinspritze wird in einem Winkel von 45 Grad das Gefäß direkt (von distal nach kranial) angestochen. Es ist zu beachten, daß bei einer arteriellen Blutgasanalyse die Kanüle sorgfältig verschlossen, das Blut eisgekühlt und schnell ins Labor gebracht werden muß.

intraarterielle Applikation

Die *intraarterielle Medikamentenapplikation* ist in der Gynäkologie eine Ausnahme.

In der Onkologie wird sie im Sinne einer präoperativen intraarteriellen Chemotherapie zum Down-Staging fortgeschrittener Zervixkarzinome unter Studienbedingungen an Zentren interdisziplinär durchgeführt.

Fälschliche intraarterielle oder paraarterielle Arzneimittelapplikationen können u. U. zu einer Gangrän führen.

Für alle Punktionszwecke wurden verschiedene Punktionsbestecke entwickelt, mit denen man sich vor dem Einsatz vertraut machen muß.

4.2 Pleurapunktion

Indikation
- Diagnose
- Therapie

Untersuchung der Pleuraflüssigkeit
- Zytologie
- Bakteriologie
- Marker, Laborchemie

Die Pleurapunktion (wie auch die Aszitespunktion) dienen *diagnostischen* und *therapeutischen* Zwecken. Der diagnostische Ansatz besteht in der Gewinnung von Pleuraflüssigkeit oder Ascites, die zytologisch, bakteriologisch und laborchemisch untersucht werden müssen. Dabei interessieren maligne Zellen, die eventuelle Keimbesiedlung, Tumormarker und Eiweißgehalt. Die therapeutische Anwendung besteht in der Entlastung (z. B. bei Atemnot) und in der Instillation von Medikamenten (Zytostatika, Antibiotika) zur Pleurodese.

Vorgehensweise

Die Pleurapunktion erfolgt an der sitzenden Patientin. Sie macht einen Katzenbuckel, wobei der Arm der zu punktierenden Seite leicht angehoben abgestützt wird. Dadurch kommt es zu einer Erweiterung der Interkostalräume (Abb. 4-2).

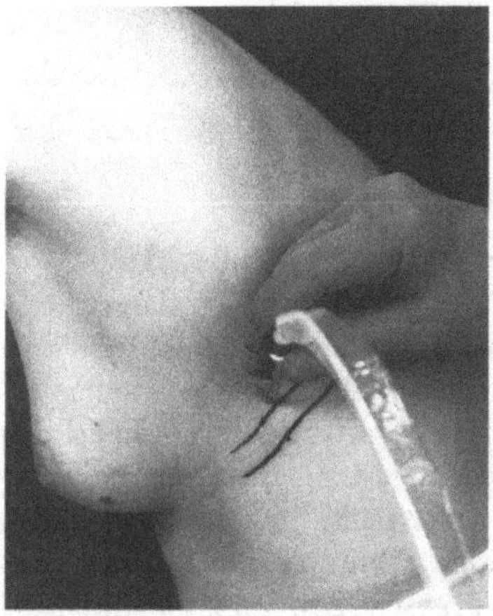

Abb. 4-2: Typische Haltung einer Patientin bei der Pleurapunktion. Punktiert wird entlang des Oberrandes der unteren Rippe!

Sedierung
- z. B. 40 Trpf. Codein
- z. B. 10 mg Valium p.o.

Es ist günstig, der Patientin eine halbe Stunde vor der geplanten Punktion 40 Tropfen Codein sowie eine Tablette Valium zu verabreichen. Vor dem Eingriff, der nie ohne Schwester oder Hilfsperson erfolgen darf, überprüft man die Vollzähligkeit der Instrumente, den Gerinnungsstatus und die Indikationsstellung. Die Patientin muß über den Eingriff und seine Komplikationen aufgeklärt werden!

Kontrolle durch
- aktuellen Rö-Thorax
- Perkussion
- Auskultation

Prozedere
- Desinfektion
- Lokalanästhesie

Einstich immer Oberkante der unteren Rippe (Gefäß-Nerven-Verlauf beachten!)

Anhand eines aktuellen (!) Röntgenbildes und durch nochmalige Perkussion sowie Auskultation orientiert man sich über die Ergußseite und die Ergußgrenzen. Dann erfolgt die großflächige Desinfektion des Punktionsgebietes.

Punktiert wird in der hinteren Axillarlinie am Ort der größten Dämpfung. Mit 1–2% Lidocain-Lösung erfolgt zunächst die Infiltration der Haut. Dann sticht man unter ständiger Infiltration senkrecht durch Haut und Muskulatur und schließlich durch die Pleura parietalis. Der Einstich erfolgt wegen des Verlaufs der Interkostalgefäße und -nerven immer am *Oberrand der unteren Rippe* (Abb. 4-3). Wurde die Pleura durchstochen, so füllt sich

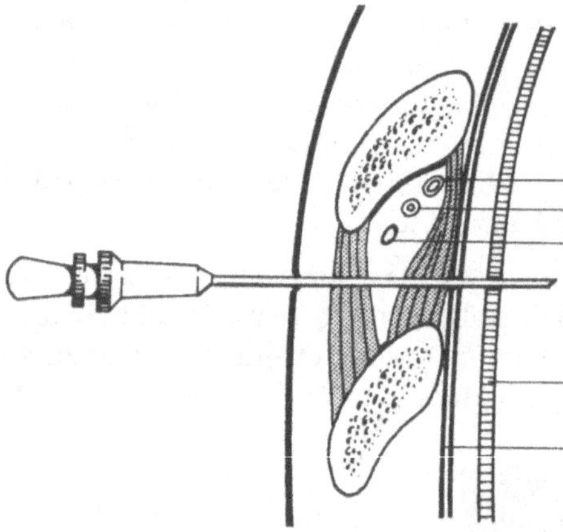

Abb. 4-3: Verlauf der Interkostalgefäße und -nerven bei der Pleurapunktion [13].

- Inzision der Haut

- Einstich in Pleurahöhle

- Punktionsmenge notieren

beim Aspirieren die Lidocainspritze mit Ergußflüssigkeit. Man entfernt die Kanüle zügig und wartet, bis die Lokalanästhesie wirkt. Nach Einsetzen der Lidocainwirkung inzidiert man mit einem spitzen Skalpell die Haut über der Punktionsstelle, erleichtert den Einstich der größeren Punktionskanüle. Die Patientin hält nun in Expirationsstellung den Atem an. Es wird zügig und senkrecht zur Körperoberfläche in den Pleuraraum eingestochen. Verwendet man einen Pleuracat, wird dieser verschlossen bis zur Markierung vorgeschoben und die ihn führende Kanüle dann entfernt. Über einen Dreiwege-Hahn erfolgt nach der Fixierung die Entleerung des Ergusses. Es sollten insgesamt nicht mehr als 1 bis 1,5 Liter Flüssigkeit langsam (!) abpunktiert werden. Zu schnelles Abpunktieren kann zu einem Kollaps oder zu einem Lungenödem führen. Die Entleerung des Ergußraumes kündigt sich durch einen schmerzhaften oder unangenehmen Hustenreiz an, der durch die mechanische Reizung der Pleurablätter bedingt ist. Die Instillation von Lidocain in den Pleuraspalt kann Linderung schaffen. Ein Anstechen der

Komplikationsmöglichkeiten
- Kollaps
- Lungenödem
- Hustenreiz
- Lungenpunktion
- sonstige Fehlpunktionen

Lunge führt ebenfalls zu Husten und blutigem Schaum, ist jedoch meistens harmlos.

Entfernung der Kanüle

Nach einer Pleurapunktion wird die Kanüle während eines Valsalva-Manövers (Ausatmen bei geschlossenen Atemwegen) entfernt. Ein Pleuracat wird meist fixiert und belassen. Das Anlegen eines Druckverbandes beendet den Eingriff.

Kontrolluntersuchung nach Punktion
- Auskultation
- Perkussion
- Rö-Thorax

In jedem Fall sollte eine Auskultation und Perkussion der punktierten Seite sowie eine Röntgenthoraxkontrolle (Pneumothorax? Resterguß? Lage des Pleuracats?) erfolgen.

Ein kleiner Mantelpneumothorax läßt sich nicht immer vermeiden. Weitere, jedoch seltene Komplikationen bestehen in der Punktion von Herz, Leber und Milz (nicht unter dem 7. ICR punktieren!) sowie in der Verletzung von Interkostalgefäßen. Dann aspiriert man Blut.

Befunddokumentation
- Punktionsmenge
- Farbe, Konsistenz
- Allgemeinzustand der Patientin
- geplante Untersuchungen
- Datum, Uhrzeit

Zu einer Pleurapunktion gehört immer eine *exakte Dokumentation* der Uhrzeit, der abpunktierten Flüssigkeitsmenge, der Farbe und der eventuellen Bestandteile der Pleuraflüssigkeit, des Allgemeinzustandes der Patientin, des Verwendungszweckes der Flüssigkeit und der weiteren Verordnungen bzw. Befunde (Antitussiva, Beruhigungsmittel, Auskultations- und Perkussionsbefunde etc.).

Pleurodese
- Zytostatika
- Antibiotika

Im Falle einer *Pleurodese* verwendet man verschiedene Antibiotika (z. B. Vibravenös) oder Zytostatika (therapeutischer Effekt, z. B. Mitoxantron). Die neugebildete Ergußmenge muß nach spätestens 24 Stunden durch erneute Drainage kontrolliert werden. Wenn mehr als 200 ml/24 Stunden gebildet werden, sollte man die Instillation wiederholen.

4.3 Aszitespunktion

Indikationen
- Diagnose
- Therapie

typische Einstichstellen

Die diagnostische und/oder therapeutische Aszitespunktion erfolgt nach ausgiebiger Desinfektion am Übergang vom mittleren zum äußeren Drittel der Richter-Monroe-Linie. Diese verläuft zwischen Spina iliaca anterior superior zum Bauchnabel. Eine weitere Loco typico befindet sich zwischen Nabel und Symphyse (Abb. 4-4). Damit geht man sicher, daß man bei der Punktion nicht die epigastrischen Gefäße verletzt. Die Harnblase muß entleert sein.

ultraschallgestützte Aszitespunktion
- genaue Darstellung der Aszitesdepots
- Darstellung des Darmes etc.

In der Regel erfolgt heute eine Aszitespunktion bzw. eine Drainage unter Ultraschallkontrolle, so daß es kaum noch Kontraindikationen gibt. Wird eine Aszitespunktion ohne Ultraschallkontrolle (Kontraindikationen: Schwangerschaft, Hydronephrose und große Ovarialzysten) durchgeführt, so punktiert man am Ort der maximalen Dämpfung nach vorangegangener Auskultation und Perkussion.

Probleme

Probleme können bei Darmadhäsionen, ausgeprägter Peritonealkarzinose oder gekammerten Aszitesböhlen auftreten. Darmverletzungen sind möglich. Auch kann es notwendig sein, an untypischen Stellen zu punktieren.

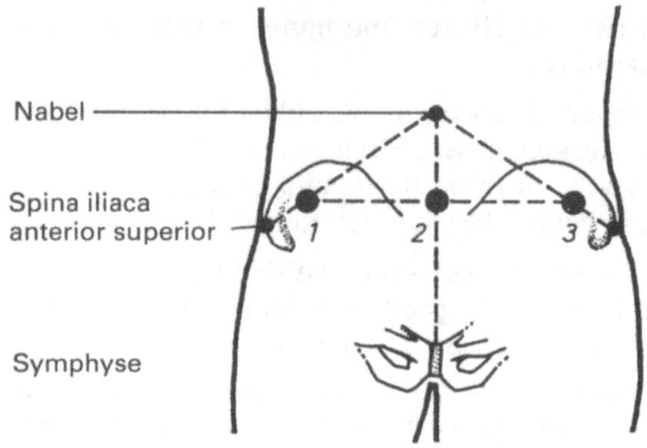

Abb. 4-4: Aszitespunktion – typische Punktionsstellen [13].

Prozedere
- Desinfektion
- Perkussion
- Lokale Betäubung
- Probeaspiration
- Hautinzision
- Punktion

Wie bei der Pleurapunktion erfolgt die Lokalanästhesie (Lidocain) durch Infiltration der Haut, der Bauchdecken und des Peritoneums. Auch hier kann bei der Probeaspiration schon Aszites gewonnen werden. Nach Entfaltung der Lidocain-Wirkung inzidiert man ein kleines Hautareal mit einem spitzen Skalpell. Durch diese Hautinzision sticht man den Trokar bei leicht angespannter Bauchdecke nach dorso-lateral und unten etwa einen Zentimeter in die Bauchhöhle. Handelt es sich nur um eine diagnostische Punktion, so sticht man senkrecht durch die Haut, schräg oder parallel durch das Unterhautfettgewebe und somit etwas von der Hauteinstichstelle entfernt durch das Peritoneum (Z-Stich-Technik).

Meist entleert sich dann sofort Aszites im Strahl. Durch den Trokar wird der Drainagekatheter geschoben, der Trokar entfernt und der Katheter durch eine Tabaksbeutelnaht fixiert. Manchmal stockt der Flüssigkeitsstrom abrupt. Dann haben sich Darm oder Netzanteile vor die Katheteröffnung gelegt, was durch kleine Lagekorrekturen zu beheben ist. Man sollte nicht mehr als 5 Liter Aszites langsam ablassen. Ein steriler, gutsitzender Bauchverband beendet den Eingriff.

Untersuchung des Aszites
- Zytologie
- Bakteriologie
- Tumormarker
- Enzyme, Hb

Neben den obligaten Aszitesproben für die Zytologie, die Bakteriologie und die Tumormarker sollten auch Proben für die Bestimmung von Amylase und Lipase, von eventuellen Mikrochylonen und des Hb-Wertes (>2% = Blutung) asserviert werden. Der Eiweiß- und Elektrolytverlust sollte ausgeglichen werden.

Dokumentation

Die Dokumentation belegt die Punktionsmenge, die Farbe des Punktates (goldgelb, grünlich, blutig tingiert bis blutig, fleischwasserfarben, blaugrün nach Novantroninstillation) sowie mögliche feste Bestandteile (Gewebe, Flocken, Kot, Fett etc.).

4.4 Douglas-Punktion

Indikation
Diagnostik

Findet man bei der Palpation des inneren Genitale und der daraufhin durchgeführten Vaginalsonographie einen flüssigkeits-

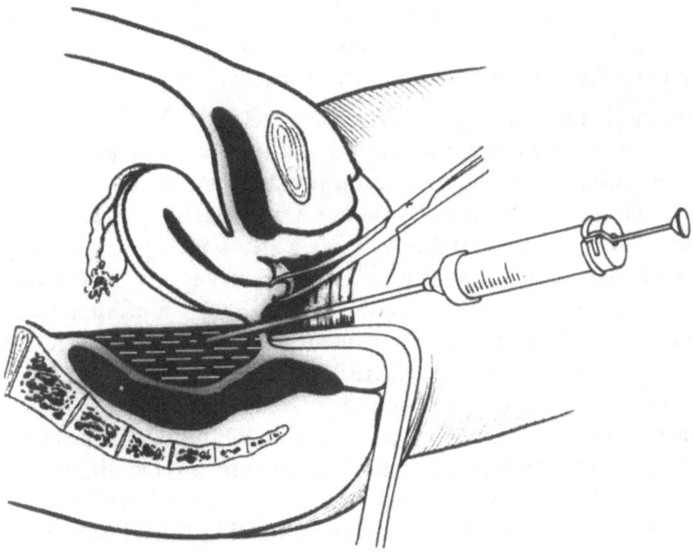

Abb. 4-5: Technik der Douglas-Punktion.

gefüllten Douglas-Raum, wird gelegentlich aus differentialdiagnostischen Gründen eine Douglas-Punktion vorgenommen (Abb. 4-5).

Prozedere
- Desinfektion
- Darstellen der Portio und des hinteren Scheidengewölbes
- Punktion hinter der und parallel zur Zervix

Nach gründlicher Desinfektion von Vulva und Scheide wird der Muttermund mit einem breiten hinteren Spekulum dargestellt, mit einer Kugelzange gefaßt und nach kaudo-ventral gezogen. Dabei spannt sich der Portio-Scheidenübergang an. Parallel zur und hinter der Zervix punktiert man mit einer dünnen langen Kanüle den Douglas-Raum. Das Einstechen neben der Zervix verbietet sich wegen der dort verlaufenden Gefäße. Man versucht, etwa 10 ml Flüssigkeit zu aspirieren. Es muß Material für die zytologischen bzw. die mikrobiologischen Untersuchungen asserviert werden.

Differentialdiagnose und Komplikationen
- Eiter: Entzündung?
- Blut: HCG?
- Kot: Darmperforation?

Läuft Eiter in die Spritze, so handelt es sich um einen Douglas-Abszeß, Sekret spricht für eine Entzündung, Blut in Abhängigkeit vom Schwangerschaftstest für eine EUG oder für eine intraabdominale Blutung. Bei einer iatrogenen Darmverletzung (25–30%) aspiriert man Kot. Die Frauen entwickeln dann Symptome einer Peritonealreizung, was eine primäre oder sekundäre Laparotomie zur Folge haben kann. Ein blutiges Aspirat muß durch Laparoskopie oder Laparotomie abgeklärt werden.

4.5 Zystoskopie

Indikation

Die visuelle Untersuchung der Blase ist indiziert bei *gynäkologischen Malignomen*, um eine Blaseninfiltration auszuschließen oder diese zu belegen, bei Hämaturie und Nierenstau.

Hinweis

Bei schwer interpretierbaren Befunden sollte in jedem Fall ein versierter Urologe konsiliarisch hinzugezogen werden, besonders, wenn tumoröse Veränderungen eine Blasenbiopsie notwendig machen.

Prozedere
- Prüfung Instrumente
- Desinfektion
- Lokalanästhesie
- Blasenentleerung
- Einführen des Zystoskopes
- Blasenauffüllung
- Orientierung: Luftblase am Blasendach

Die Patientin wird in Steinschnittlage gelagert. Nach Überprüfung des Instrumentariums auf Funktionsfähigkeit erfolgt die Desinfektion des Orificium urethrae externum. In das Orificium wird dann ein Lokalanästhetikum intraurethral (z. B. 1 ml Lidocain 1%) appliziert und die Wirkung abgewartet. Das Zystoskop wird zunächst mit Mandrin in die Blase eingeführt, wobei darauf zu achten ist, daß die Zystoskopnase beim Einführen nach oben zeigt. Man darf das Instrument nie mit Gewalt und zu tief einführen. Die weibliche Harnröhre ist nur ca. 4–5 cm lang, Zystozelen sind zu berücksichtigen. Nach der Öffnung des Ablaufhahnes zeigt der abfließende Urin im Abflußschlauch die regelrechte intravesikale Lage des Instrumentes an. Die Blase wird über das Zystoskop vollständig entleert. Nun wird der Mandrin entfernt und die Optik in das Zystoskop eingeführt (Abb. 4-6).

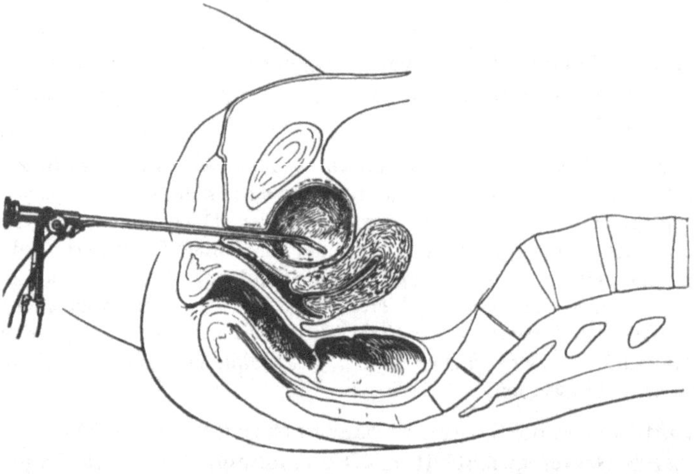

Abb. 4-6: Lage des Zystoskopes in der weiblichen Harnblase [8].

Zystoskop
- Optik
- Lichtquelle
- Zu- und Abfluß

Am Zystoskop müßen nun folgende Ansätze vorhanden sein: 1. Lichtquelle (oben), 2. Schlauch, mit dem lauwarme, physiologische Kochsalzlösung zur Blasenauffüllung zugeführt werden kann (meist rechts) und 3. Abflußschlauch (meist links).

Beim ersten Blick ins Zystoskop sieht man meistens nur rötlich schimmerndes Urothel, das sich vor die Optik gelegt hat. Der Abflußschlauch wird verschlossen und die Blase mit Kochsalzlösung aufgefüllt. Beim Auffüllen kann man sehr schön sehen, wie sich die Blase entfaltet. Die Blase wird bis ca. 350 ml aufgefüllt bzw. bis die Patientin einen kräftigen Harndrang angibt.

Diese Flüssigkeitsmenge wird registriert und als Blasenfüllungskapazität bezeichnet.

Orientierung in der Blase

Bei der ersten intravesikalen Übersichtsdarstellung orientiert man sich an kleinen Luftblasen am Blasendach. Manchmal wird das Zystoskop auch zu dicht an die Blasenwand geschoben. Als typisches Bild stellt sich dann rötlich schimmerndes Urothel dar. Unter Sicht ist dann das Instrument etwas zurückzuziehen.

Beurteilung der Blase
- Urothelveränderungen?
- Blasendachimpressionen?
- Infiltration?
- Entzündungszeichen?
- Blutungsquelle?
- Ostienlage?
- Ostienform?
- Ostienfunktion?

Man beurteilt nun das gesamte Blaseninnere und sucht die Blasenwände zunächst nach Urothelveränderungen, Impressionen oder Infiltrationen ab. Zu dem häufigsten Befunden zählen entzündliche oder postentzündliche Gefäßinjektionen. Durch einen Uterus myomatosus wird das Blasendach schüsselförmig eingedrückt.

Die Ostien befinden sich lateral neben dem Trigonum vesicae, meist auf einer Schleimhautfalte. Man blickt zunächst auf das Trigonum (Mittelstellung) und dreht dann die Optik langsam nach rechts oder links. Das Ostium stellt sich als kleiner, im Urothel liegender Schlitz dar, aus dem in regelmäßigen Abständen ein Urinstrahl abgeht. Man muß solange suchen bis man das Ostium in Funktion gesehen hat. Das gleiche Vorgehen erfolgt auf der kontralateralen Seite. Ist die gesamte Blase unregelmäßig verzogen, kann das Auffinden der Ureterostien erschwert sein.

Spezialfall: Chromozystoskopie

Gelingt es nicht, ein oder beide Ostien darzustellen, muß die Zystoskopie als Chromozystoskopie fortgesetzt werden. Der Patientin werden von einer Hilfsperson 2 ml Indigocarmin (mit oder ohne Furosemid) i. v. appliziert. Im Zystoskop sieht man nun den blauen intravesikalen Urinstrahl, der aus den Ostien kommt. Der Zeitabstand zwischen Indigocarmin-Applikation und dem ersten blauen Urinstrahl gibt einen Eindruck über die Ausscheidungsgeschwindigkeit. Ist kein Farbstoffaustritt oder nur eine einseitige Ausscheidung sichtbar, so kann, vor dem Hintergrund einer gynäkologischen Genitalerkrankung, eine stumme Niere oder eine postrenale Stenose vorliegen. Diese Befunde müssen immer abgeklärt werden. Gleiches gilt für papilläre Strukturen in der Blase oder das bullöse Ödem, das für eine maligne Blaseninfiltration spricht.

papilläre Strukturen
bullöses Ödem

Dokumentation

Nach der Untersuchung wird die Blase über den geöffneten Abflußhahn entleert und das Zystoskop entfernt. Pathologische Befunde werden im Uhrzeigersinn und orientierend an den Blasenwänden dokumentiert. Die Patientin wird über die Befunde informiert.

4.6 Rektoskopie

Indikation

Die Rektoskopie wird meistens im *Anschluß an die Zystoskopie* durchgeführt. Indikationen sind suspekte Palpationsbefunde bei

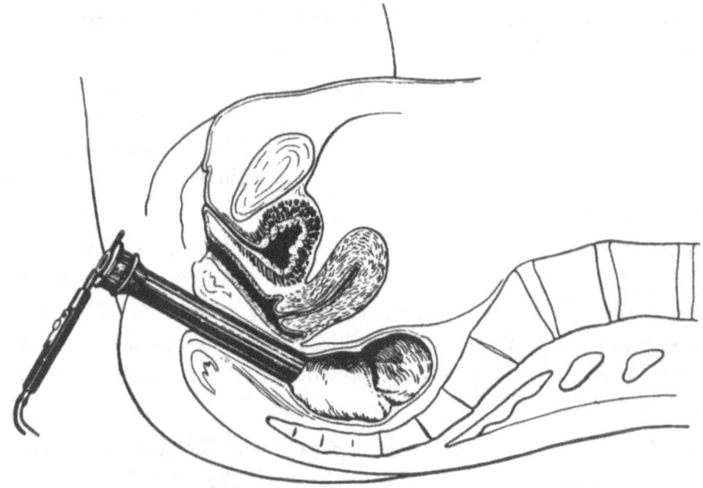

Abb. 4-7: Lage des Rektoskopes [8].

malignen Genitaltumoren, Polypen oder blutigen Stuhlauflagerungen (Abb. 4- 7).

Inspektion

Anamnese

Zunächst erfolgt die *Inspektion des Analbereiches*, wobei auf Hautveränderungen (z. B. Condylomata), Fissuren, Prolaps, äußere Hämorrhoiden, Marisken, Fistelgänge oder Tumoren zu achten ist. Vorsorglich fragt man immer nach Schmerzen in der Anorektalregion oder bei der Defäkation, die u. a. durch Polypen, Fissuren, Sphinkterspasmen, eine Proktitis o. ä. verursacht werden können.

Prozedere
- Lagerung
- Lokalanästhesie

Die Patientin befindet sich in Steinschnittlage. Vor der Rektoskopie muß immer eine rektovaginale Untersuchung erfolgen. Vorbereitend wird Lidocain-Gel in den Anus appliziert, was eine leichte Lokalanästhesie im Analbereich bewirkt. Man läßt die Frau wie zum Stuhlgang pressen und führt den III. Finger ins Rektum, den Zeigefinger in die Scheide ein.

- rektovaginale Untersuchung

Bei der rektovaginalen Austastung orientiert man sich wie üblich über Uterus und Adnexe, Douglas und Parametrien, eventuelle Infiltrationen oder Stenosen. Weiterhin wird auf innere Hämorrhoiden geachtet, die jedoch bei der Palpation leicht kollabieren können. Die Schleimhaut ist normalerweise völlig glatt und gut verschieblich. Resistenzen sind suspekt. Durch die anatomische Nähe der Rektumvorderwand zur Uterushinterwand ist diese durch die rektale Untersuchung gut beurteilbar. Der Fingerling wird immer nach Blut abgesucht. Gleichzeitig wird der optimale Einführungsweg für das Rektoskop abgeklärt. Die Patientin muß vor der Rektoskopie gut abgeführt haben, da Stuhlverunreinigungen die Untersuchung unmöglich machen können.

- Einführung des Rektoskopes bis 15 cm
- Mandrinentfernung
- Lichtquelle

Jetzt läßt man die Patientin erneut wie zum Stuhlgang pressen und führt das gut mit Gel eingeriebene Rektoskop mit eingesetztem Mandrin ein. Dies erfolgt entsprechend dem Rektumverlauf nach linkshinten (von der Patientin gesehen). Nach der Mandrinentfernung wird die Optik und die Lichtquelle aufgesetzt. Seitlich wird die Luftzufuhr (Blaseball) am Rektoskop befestigt. Unter ständiger Luftinsufflation (Darmentfaltung) und sanft kreisenden Bewegungen wird das Instrument nach kranial bis 15–20 cm ab ano vorgeschoben, was an der Markierung abzulesen ist. Der Analkanal ist ca. 3–5 cm lang. Am Übergang zum Rektum sieht man die Linea dentata, bestehend aus längsgestellten Schleimhautfalten (Morgagni-Falten), die zu Hämorrhoiden werden können.

– Luftzufuhr

Beurteilt wird die gesamte Rektumschleimhaut, indem das Rektoskop unter Sicht und weiterer Luftinsufflation zirkulär und langsam zurückgezogen wird. Beurteilungskriterien sind: Farbe, Fältelung, Stenosen, Infiltrationen, Blutungsquellen und Hämorrhoiden. Die Befunde werden registriert und entsprechend ihrer Entfernung ab ano sowie ihrer Lokalisation im Darmlumen dokumentiert. Hämorrhoiden findet man beispielsweise am häufigsten bei 2, 5 und 9 Uhr. Man unterscheidet drei Ausprägungsgrade der Hämorrhoiden:

Rektumbeurteilung
– Schleimhautfarbe?
– Schleimhautrelief?
– Stenosen?
– Infiltrationen?
– Blutungsquellen?
– Tumore?
– Hämorrhoiden?

Grad I Vorwölbung. Leichte Blutungsneigung
Grad II Prolaps nach Defäkation, Spontanretraktion, mäßige Blutungsneigung
Grad III Prolaps, keine Spontanretraktion, geringe Blutungsneigung

Beurteilung von Hämorrhoiden

Das Rektoskop wird langsam entfernt und die Patientin über die erhobenen Befunde sowie die zu erwartenden passageren Blähungen informiert. Bei Schmerzen, einem erhöhten Sphinktertonus (entzündungsbedingter Spasmus?) oder nicht passierbaren Stenosen muß die Untersuchung abgebrochen werden.

Beendigung des Eingriffes

4.7 Vaginoskopie

Die Vaginoskopie ist die vaginale Untersuchungsmethode der Wahl bei Säuglingen, Kindern und Virgines. Dementsprechend gibt es Vaginoskope unterschiedlicher Größen. *Indikationen* für die Vaginoskopie sind auffälliger fötider Fluor, der Verdacht auf vaginale Fremdkörper, der Verdacht auf eine Vaginitis, Blutungen, intravaginale Verletzungen oder Tumorverdacht.

Indikationen

Nach Orientierung über die Durchgängigkeit und die Beschaffenheit des Hymenalringes wird ein Vaginoskop mit dem entsprechenden Durchmesser gewählt. Um die Untersuchung ohne Schwierigkeiten durchführen zu können, ist die Anwendung eines Lokalanästhetikums, u. U. auch eine leichte Sedierung empfehlenswert.

Auswahl der Instrumente

Das vorgewärmte Vaginoskop wird mit eingesetztem Obturator nach Spreizen der Labien in das hintere Scheidengewölbe vorgeschoben. Das Kind sollte dabei gegenpressen (Luftballon aufblasen oder husten lassen). Der Obturator wird entfernt, das Kaltlichtkabel fixiert, und unter leichtem Zurückziehen des Vaginoskopes wird nun versucht, die Portio ins Blickfeld zu

Prozedere
– Labien spreizen
– Introitus darstellen
– Vaginoskop einführen
– Obturator entfernen
– Portiodarstellung
– Scheideninspektion

bekommen. Während man das Vaginoskop langsam und vorsichtig zurückzieht, läßt sich die gesamte Scheide inspizieren.

achten auf
- Vaginalschleimhaut
- Portio
- Tumore
- Fremdkörper

Von großer Bedeutung ist die Identifizierung und Charakterisierung von Blutungsquellen oder des Ausmaßes einer Vaginalschleimhautverletzung. Obwohl tumoröse Veränderungen an der Portio und in der Scheide bei Kindern extrem selten sind (Sarcoma botryoides), lassen sich kleinere Eingriffe wie Probeentnahmen so unter Sicht durchführen. Auch kleinere Fremdkörper, z. B. Murmeln, lassen sich im allgemeinen deutlich erkennen und mit einer geeigneten Faßzange leicht entfernen.

Gewinnung von
- Gewebe, Sekret
- Fremdkörper

Die Vaginoskopie ermöglicht weiterhin die Beurteilung des Vaginalsekretes und die Gewinnung von Abstrichen zur zytologischen oder bakteriologischen Untersuchung.

4.8 Endometriumbiopsie/Strichkürettage

Indikationen

Die Strichkürettage kann unter Berücksichtigung einer strengen Indikationsstellung (primäre Amenorrhoe, Corpus luteum-Insuffizienz, präoperativ) ambulant durchgeführt werden. In den meisten Fällen wird sie jedoch durch die sonographische Beurteilung der Endometriumdicke sowie der Endometriumstruktur ersetzt.

Alternative

Prozedere
- Desinfektion
- Darstellung der Portio
- Sondierung des Zervixkanals
- Aspirationskürettage oder kleine, scharfe Kürettage
- keine Dilatation
- 2–3 Tage vor Menstruation

Nach gründlicher Desinfektion der Vagina und Einstellen der Portio mit Spekula wird die vordere Muttermundslippe mit einer Kugelfaßzange fixiert (Patientin husten lassen!). Dann erfolgt die Sondierung des Zervikalkanals mit oder ohne Messung der Uterussondenlänge. Mit einer Aspirationskürette oder einer kleinen scharfen Kürette, die ohne Dilatation des Zervikalkanals in das Uteruscavum eingeführt werden kann, wird Schleimhautgewebe von der Cavumvorder- oder Hinterwand zwei oder drei Tage vor der Menstruation entnommen. Heute wird das Endometrium häufig im Rahmen einer Hysteroskopie gewonnen.

4.9 Portiobiopsie und endozervikale Kürettage (ECC)

Indikation

Die Portiobiopsie und die endozervikale Kürettage haben den Zweck, unnötige Konisationen bei suspekten zytologischen Befunden oder bei einem bereits makroinvasiven Karzinom zu vermeiden. Als Indikation gelten zweifelhafte oder positive zytologische Befunde, die kolposkopisch zu lokalisieren sind. Auch makroskopisch und kolposkopisch verdächtige Veränderungen ohne pathologischen Zyto-Befund sind durch eine gezielte Biopsie abzuklären. Da der Zervikalkanal auch durch Spreizen kolposkopisch nicht sicher überschaubar ist, kann eine Zervixkürettage angeschlossen werden.

Prozedere

Nach Desinfektion der Vagina wird die Portio mit einem Cusco-Spekulum eingestellt, die vordere Muttermundslippe u. U. mit einer Kugelzange im jodpositiven Bereich fixiert und unter kolposkopischer Sicht das Gewebe gezielt mit einer Biopsiezange entnommen. Bei Blutungen kann die Blutungsquelle koaguliert oder mit einer Naht verschlossen werden. Die Zervixschleimhaut wird mit einer kleinen Kürette sorgfältig abradiert. Beide Gewebeproben (Portio, Zervikalkanal) werden getrennt zur histologischen Untersuchung gesandt.

Hinweis: Biopsien bei sichtbarem Tumorgewebe können zu heftigen Blutungen führen. OP-Bereitschaft!

Hinweis

Beide Eingriffe stellen im Gegensatz zur Konisation lediglich eine diagnostische Maßnahme dar. Bei jungen Frauen mit nicht abgeschlossener Familienplanung kann unter Berücksichtigung der Ausprägung der präinvasiven Veränderungen eine lokaldestruierende Behandlung (Laservaporisation) erwogen werden.

4.10 Drillbiopsie/Tru-Cut Biopsy

Indikation

Zur histologischen Abklärung eines palpablen Tumors ist eine Biopsie erforderlich. Dazu wurden verschiedene Verfahren entwickelt, die auch ambulant durchführbar sind. Häufig werden in der täglichen Praxis die Tru-Cut Biopsie und die Drillbiopsie angewandt.

Einsatzmöglichkeiten
- Mamma
- Paracolpium
- Parametrien

Die Tru-Cut-Biopsienadel kann bei gynäkologischen Tumoren im Paracolpium und im Parametrium (Rezidivdiagnostik beim Zervixkarzinom) sowie bei subkutaner Tumorlokalisation, z. B.

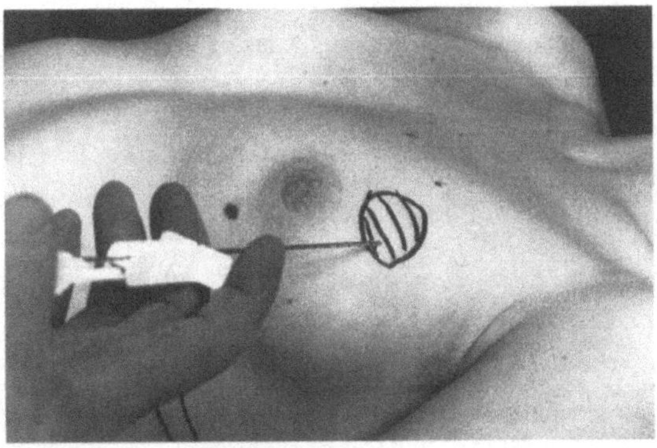

Abb. 4-8: Tru-cut-Biopsie eines subkutan gelegenen Mammatumors (markiertes Areal) an der liegenden Patientin. Die Punktion erfolgt tangential zur Thoraxwand.

bei hochgradigem Verdacht auf ein Mammakarzinom (Abb. 4-8) eingesetzt werden.

Dieses Vorgehen ist besonders bei erhöhtem Operations- bzw. Narkoserisiko zur Verkürzung der Operationsdauer indiziert.

Hinweis und Vorgehen

Die Tru-Cut-Biopsienadel besteht aus einer Kanüle und einem in ihr verschiebbaren Mandrin, dessen vorderer Anteil eine Aussparung (von 20 mm) aufweist. Hierin wird die Gewebeprobe, ausgestanzt durch die nachgeschobene Kanüle, fixiert. Bei der Drillbiopsie wird durch eine schnell rotierende Hohlkanüle mit speziellem Anschliff ein Gewebezylinder aus dem Tumor gewonnen.

Vor den Biopsien erfolgt die Desinfektion des Tumorgebietes. Bei allen Eingriffen an der Mamma empfiehlt es sich, nach der Hautdesinfektion lokal anästhesierende Verfahren anzuwenden.

5. Spezielle Untersuchungstechniken

A. Ebert, I. Leo-Roßberg, H. Hopp

„Die wissenschaftliche Höhe jedes medizinischen Sonderfaches ist abhängig von dem Ausbau seiner Untersuchungsmethoden." Otto Polano

---

5.1 Zytologischer Abstrich

Die Entwicklung der zytologischen Färbe- und Abstrichtechnik nach *Papanicolaou* führte weltweit zur Entwicklung und Etablierung eines effizienten Systems der Krebsfrüherkennung. Die Zervixzytologie ist die treffsicherste Screening-Methode in der gesamten Onkologie (Abb. 5-1).

G. Papanicolaou (amerikan.-griech.), Anatom und Pathologe, New York

Zum sog. Pap-Abstrich stellt man sich mit einem Spekulum die Portio uteri dar. Ist eine Kolposkopie geplant oder soll der Abstrich unter kolposkopischer Kontrolle erfolgen, so empfiehlt sich die Verwendung eines Cusco-Spekulums (sog. Entenschnabel-Spekulum). In allen anderen Fäl-

Hinweis

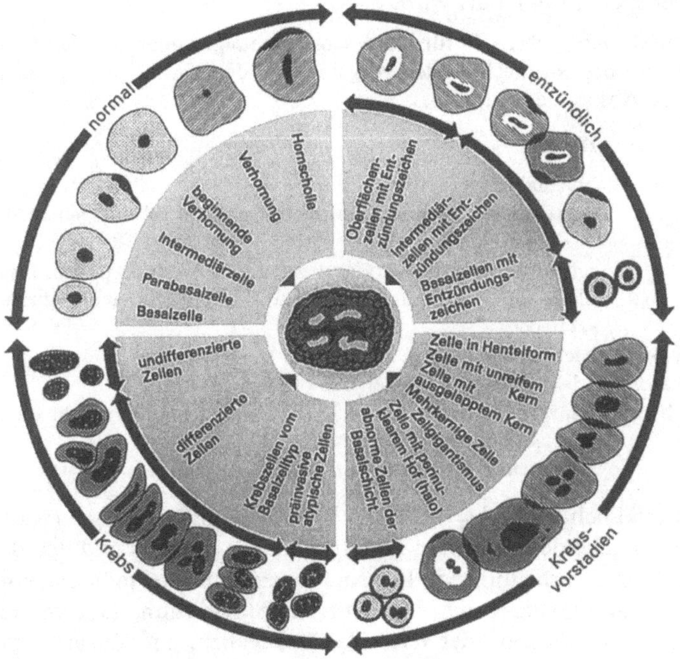

Abb. 5-1: Exfoliativzytologie der Portio [1].

len genügt das übliche zweiblättrige Spekulum. Die Schwester steht neben dem Untersuchungsstuhl und hält mit der einen Hand das vordere Blatt, während sie mit der anderen Hand die Objektträger und die Abstrichinstrumente anreicht. Der Abstrich sollte nicht blind, sondern nach eingehender Inspektion der Portio erfolgen. Die Scheide muß gut ausgeleuchtet sein.

Instrumentarium
- Spekula
- Objektträger (2x)
- physiologische Kochsalzlösung
- Abstrichspatel, Watteträger oder Cytobrush
- Fixierspray oder 96% Alkohol
- Begleitpapiere

Folgendes *Instrumentarium* muß immer vorhanden sein: Spekula, zwei Objektträger, Abstrichspatel, Watteträger oder Cytobrush, Kochsalzlösung, Fixierspray oder 96%iger Alkohol sowie Begleitpapiere.

Wegen möglicher Blutungen beim CK-Abstrich und der daraus folgenden Präparatverunreinigung wird immer zuerst der Portioabstrich durchgeführt. Dabei darf nicht zu grob gearbeitet werden, da sonst alle Schichten des leicht vulnerablen Epithels abgehobelt werden können. Auch im Zervikalkanal wird mit dem Cytobrush nicht gebohrt, sondern sanft mit drehenden Bewegungen Material gewonnen. Man sollte möglichst weit genug in den Zervikalkanal eingehen, da sich dysplastische Veränderungen gerade bei älteren Frauen auch hoch im Kanal finden lassen. Das Material wird auf dem Objektträger in eine Richtung ausgestrichen.

Es ist darauf zu achten, daß das Zellmaterial auf dem Objektträger sofort nach dem Abstrich entweder in 96%igem Alkohol oder mit Spray fixiert wird.

Spezialuntersuchungen

Spezielle Abstriche, z. B. für DNA-Untersuchungen oder den sog. Vira-Pap, werden entsprechend den Vorgaben *nach* dem eigentlichen zytologischen Abstrich entnommen.

Einteilung der Pap-Befunde

Gruppe	Befund
I	Normalbefund (Abb. 5-2)
II	entzündliche, regenerative, metaplastische oder degenerative Veränderungen
III	schwere entzündliche oder degenerative Veränderungen, Dysplasie oder Carcinoma in situ (CIS) nicht sicher auszuschließen
III D	leichte oder mäßige Dysplasie
IV a	schwere Dysplasie oder CIS (Abb. 5-3)
IV b	schwere Dysplasie oder CIS, invasives Karzinom nicht mehr auszuschließen
V	Zellen eines invasiven Karzinoms

Dokumentation

Unerläßlich ist die *korrekte Beschriftung der Objektträger* (wichtig: Angabe der laufenden Untersuchungsnummer!) und der Begleitpapiere, die folgende Informationen enthalten müssen: Vor- und Familienname der Patientin, Geburtsdatum, Datum des Abstriches, Portio oder CK?, Zyklusangaben, ggf. Zusatzangaben wie Entzündungszeichen, suspekte Gefäße, Atrophie, die Einnahme von Hormonpräparaten etc.

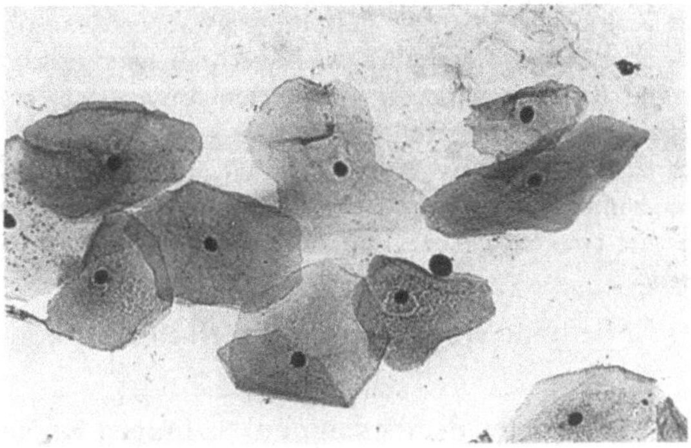

Abb. 5-2: Unauffällige Plattenepithelien [3].

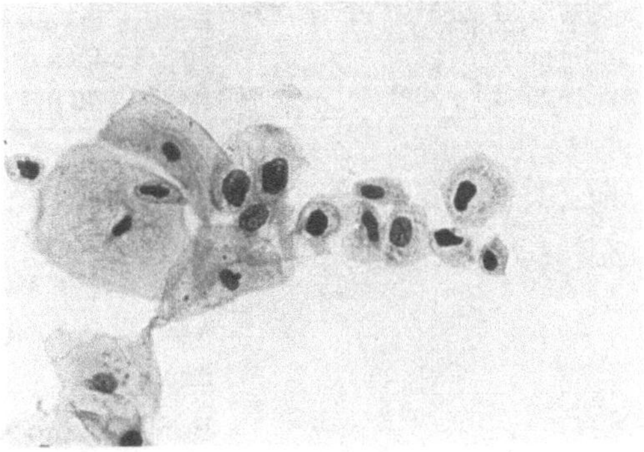

Abb. 5-3: Pap-Abstrich: Dysplasie.

Bei Frauen, die sich aus unterschiedlichen Gründen einer Hysterektomie unterzogen haben, erfolgt der Abstrich vom Scheidendom bzw. von ggf. vorliegenden Epithelveränderungen der Scheide. In der Begleitdokumentation erfolgt ein entsprechender Vermerk über die Hysterektomie und ihre Gründe.

Vorgehen nach Hysterektomie

Der Pap-Abstrich ist unverzichtbarer Bestandteil jeder Krebsfrüherkennungsuntersuchung und der onkologischen Nachsorge. Die Treffsicherheit der Zytologie beträgt 90%.

Treffsicherheit: 90%

5.2 Kolposkopie

Im Jahre 1925 wurde in Deutschland von Hans Hinselmann das erste *Kolposkop* entwickelt. Unter 7,5- bis 30facher Vergrößerung kann die gut ausgeleuchtete Portio auf physiologische und pathologische Veränderungen hin abgesucht werden. Diese Untersuchungstechnik, die neben der Zytodiagnostik zu jeder Krebsfrüherkennungsuntersuchung gehören sollte, muß unter Anleitung eines kolposkopisch versierten Gynäkologen erlernt werden. Die Treffsicherheit der Kolposkopie wird mit 70–85% angegeben. Ihr Nachteil besteht darin, daß nur die Ektozervix beurteilt werden kann, während sich die Endozervix weitgehend einer Beurteilung entzieht.

entwickelt von **Hans Hinselmann** (Gynäkologe, Hamburg)

Treffsicherheit: 70–85%
Einschränkung:
- Ektozervixbeurteilung
- kaum Endozervixbeurteilung

Dies ist besonders bei älteren Frauen sehr ungünstig, da sich die Ektozervixgrenze tiefer im Zervikalkanal befindet. Deshalb gilt es, Zytologie und Kolposkopie zu kombinieren, wobei die Kolposkopie die Ergänzungsmethode zur Zytologie ist.

Kolposkopie = Ergänzungsmethode der Zytologie
- einfache Kolposkopie
- erweiterte Kolposkopie

Folgendes *Instrumentarium* muß zur Untersuchung vorhanden sein: Kolposkop (mit der Möglichkeit der Fotodokumentation), Cusco-Spekulum, verschiedene Tupfer, 3%ige Essigsäure, Schiller-Jodlösung.

Instrumentarium
- Kolposkop/Photokolposkop
- Cusco-Spekulum
- Tupfer

- 3% Essigsäure
- Jodlösung
- essigweißes Epithel

Bei der erweiterten Kolposkopie betupft man die Portiooberfläche für 30 Sekunden mit 3- oder 5%iger Essigsäure, was eine Anämisierung und Ausfällung des Zervixschleims bewirkt. Das Auftreten von essigweißem Epithel kann physiologisch oder pathologieverdächtig sein. Nach Hk. Bauer ist ein sich schnell, intensiv und langanhaltend anfärbendes essigweißes Epithel immer hochgradig verdächtig, besonders wenn es Niveaudifferenzen oder eine enge Beziehung zu Punktierungen oder einem Mosaik aufweist.

Man sollte folgende Befunde erkennen bzw. unterscheiden können:

- *Punktierung*

Punktierung: scharf begrenzter Bezirk mit punktförmigen Kapillaren. Dabei handelt es sich um die oberen Anteile von Kapillarschlingen in den Papillen (Abb. 5-4).

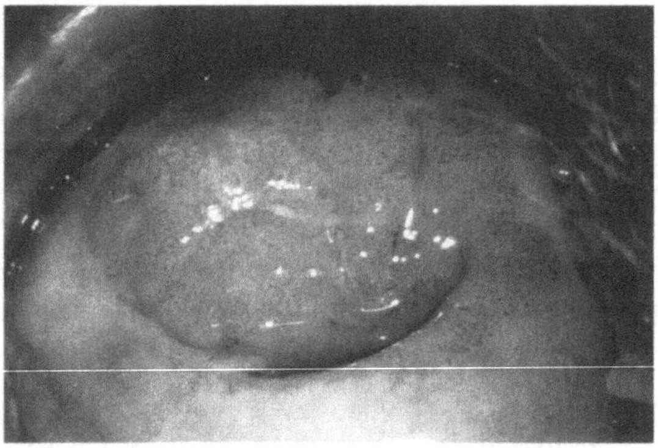

Abb. 5-4: Grobe Punktierung bei Carcinoma in situ.

- *Mosaik*

Mosaik: scharf begrenztes Portioareal, das durch blockartiges Wachstum atypischer Epithelien entsteht. Die ausgesparten schmalen Streifen des normalen Epithels begrenzen somit kleine rhombische oder quadratische Flächen, die zusammen mit den Kapillaren ein Mosaik bilden (Abb. 5-5).

- *Leukoplakie*

Leukoplakie: Hyperkeratosen oder Parakeratosen können zu einer Leukoplakie führen. Man sieht auf der Portio mehr oder weniger scharf begrenzte, weißliche Flecken unterschiedlicher Größe und Form. Grobe, sich über das Epithelniveau erhebende Leukoplakien sind verdächtig und biopsiebedürftig (Abb. 5-6).

- *Gefäßatypien*

Gefäßatypien in der nächsten Umgebung von Punktierungen, Mosaiken oder Leukoplakien sind ein weiteres Warnsignal. Hierzu zählt man abgebrochene, d. h. abrupt endende Gefäße, Haarnadelkapillaren und Korkenzieherkapillaren. Gefäßkaliberschwankungen und unregelmäßige interkapilläre Abstände sind suspekt. Die Beurteilung von Gefäßen erfolgt mit Hilfe eines Grünfilters und ist sehr schwierig (Abb. 5-7).

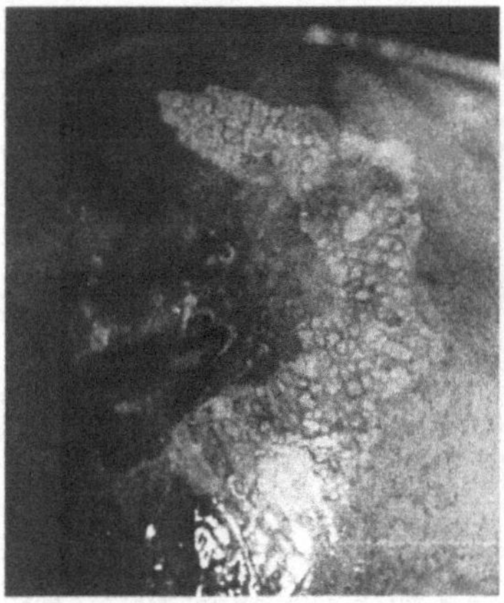

Abb. 5-5: Grobes Mosaik [9].

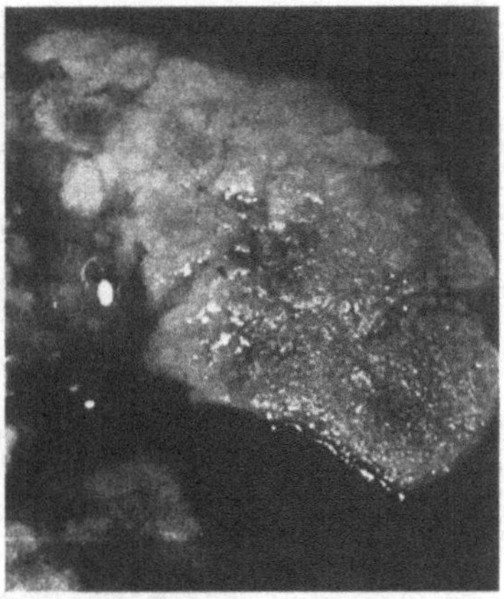

Abb. 5-6: Leukoplakie [9].

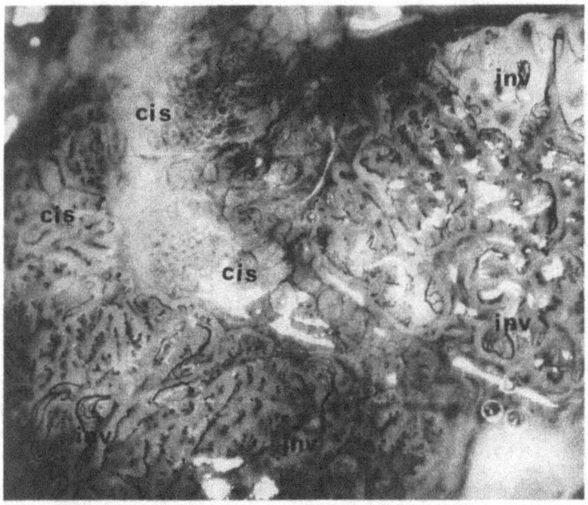

Abb. 5-7: Atypische Gefäße im kolposkopische Bild: CIS = histologisch verifiziertes Carcinoma in situ; inv = histologisch verifiziertes invasives Zervixkarzinom [14].

• *Epitheldefekte*

Tiefe Epitheldefekte bezeichnet man als Ulkus, flache Defekte als Erosion.

Niveaudifferenz
– gezielte Biopsie

Beherzigt werden sollte, daß unregelmäßige, grobe Befunde mit Niveaudifferenz durch eine gezielte Biopsie (z. B. kolposkopiedirigierte Portio-Probeentnahme mit endozervikaler Kürettage („ECC") histologisch abgeklärt werden müssen. Die Biopsien müssen repräsentativ sein (d. h. auch gesunde Gewebeareale enthalten), da sonst die Problematik einer möglichen Invasion nicht beurteilt werden kann.

erweiterte Kolposkopie
Schiller-Jodprobe
- glykogenreich = braun
- glykogenarm = farblos

unspezifischer Test

Zur Kolposkopie gehört abschließend die *Schiller-Jodprobe*. Hierzu betupft man die Portio mit Schiller-Jodlösung. Normales, glykogenreiches Plattenepithel färbt sich tiefbraun, d. h. es ist jodpositiv. Glykogenarmes oder glykogenloses Epithel, wie man es u. a. bei prämalignen oder malignen Prozessen findet, färbt sich hellbraun, gelb oder gar nicht an, d. h. es ist jodnegativ. Dieser Test ist extrem unspezifisch, da auch eine Reihe gutartiger Veränderungen jodnegativ sein können. Er hat sich aber zur Abgrenzung atypischen Epithels vor einer Konisation bewährt.

5.3 Einfache Untersuchungen in der Hormon- und Sterilitätssprechstunde

Die gynäkologische Endokrinologie ist heute ohne die Durchführung von Hormonanalysen nicht mehr denkbar. Gerade die radio- und enzymimmunologischen Techniken zur Bestimmung von Hormonkonzentrationen haben zu enormen Fortschritten in der klinischen Diagnostik, der Therapie und der Grundlagenforschung geführt.

Bedeutung von Anamnese und klinischer Untersuchung

Die Tatsache, daß diese Laboruntersuchungen relativ einfach und schnell durchführbar sind, hat oft zur Folge, daß ohne Beachtung grundlegender Vorbedingungen (z. B. Zyklusphase) ein „Hormonstatus" auf dem Laborzettel angekreuzt wird, statt nach gründlicher Anamnese und klinischer Untersuchung die Diagnose mit zwei, drei gezielten Hormonbestimmungen zu untermauern. Da der Laborarzt häufig nicht mit dem untersuchenden Frauenarzt identisch ist, kommt es dann zu Fehlinterpretationen und Fehldiagnosen.

Hinweis

Für die Anamnese gelten die üblichen, in Kap. 1 dargelegten Richtlinien. Zusätzlich zur Zyklusanamnese wird besonders bei jugendlichen Patientinnen auch die pubertäre Entwicklung erfragt und dokumentiert (Pubarche? Telarche?). Im Einzelfall sind auch Angaben über die Menarche der Mutter von Bedeutung, da eine frühe oder eine späte Menarche genetisch determiniert sein kann.

5.3.1 Inspektion, klinische Untersuchung und Ultraschall

Bei Kindern und jungen Mädchen wird die Inspektion bzw. später auch die Untersuchung in Anwesenheit der Mutter durchgeführt.

Hinweis

Größere Mädchen bzw. Adoleszentinnen werden als eigenständige Persönlichkeiten betrachtet und entscheiden selbst über die Anwesenheit der Mutter oder einer anderen Vertrauensperson. An einem fixen Alter kann man dies jedoch nicht festmachen.

Alter [LJ.]	Mamma	allgemeine Pubertätsentwicklung	Stadium nach *Tanner*
vor 8	keine palpable Drüse	infantil	B 1 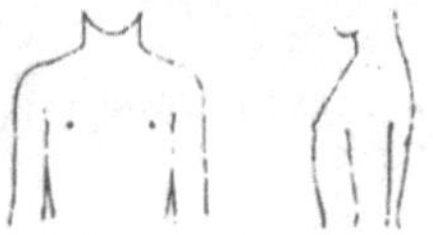
10–11	Brustknospe (Mamma areolaris), Thelarche, Areola vergrößert, Drüse unter Areola vorgewölbt	Längenwachstum, Reifung der Vaginalhaut, spärliche Pubes **1. Wachstumsschub**	B 2 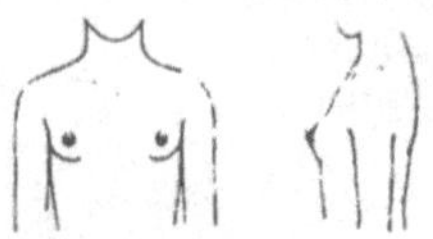
12–13	Drüse größer als Areola	stärkstes Längenwachstum, spärliche Pubes **pubertärer Wachstumsschub**	B 3 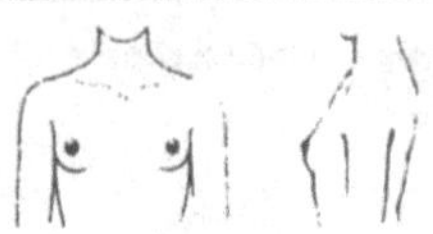
13	Knospenbrust (Mamma areolata), Drüse unter Areola vom übrigen Drüsenkörper abgehoben	Menarche, anovulatorische Zyklen, Axillabehaarung, Pubes leicht zunehmend	B 4 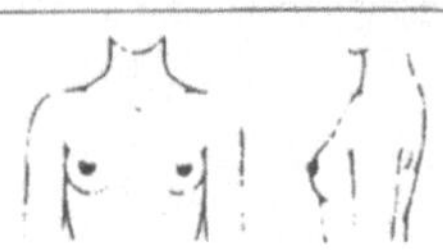
14–15	reife Brust (Mamma papillata), Einbeziehung der Knospe in den Drüsenkörper	regelmäßige Menses, ovulatorische Zyklen, Pubarche	B 5 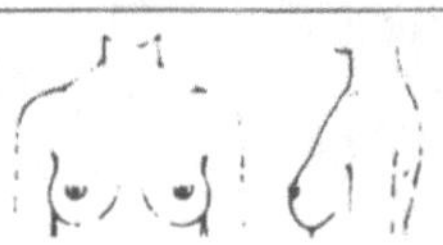

Abb. 5-8: Tanner-Stadien [1].

Inspektion
- Körpergröße
- Körpergewicht
- Fettverteilung
- Geschlechtsmerkmale
- Behaarungsmuster
- Brustentwicklung
- Tanner-Stadien

Bei der *Inspektion* achtet man auf die Körpergröße, das Gewicht, die normale Entwicklung der sekundären Geschlechtsmerkmale, die Fettverteilung (Stamm? Extremitäten?), das Behaarungsmuster (fehlende Sekundärbehaarung? Hirsutismus? Haarausfall? Tanner-Stadien der Pubesbehaarung) sowie auf die Brustentwicklung (Tanner-Stadien) (Abb. 5-8).

Die Armspanne (Mittelfingerspitze bis Mittelfingerspitze) und die Unterarmlänge werden bei Verdacht auf eine Störung der sexuellen Entwicklung vermessen. Die Armspanne entspricht beim erwachsenen Menschen etwa der Körperlänge. Weiterhin erfolgt die Messung des Abstandes zwischen der Symphysenoberkante und dem Boden. Dieses Maß beträgt ca. 50% der Gesamtkörperlänge. Erhebliche Abweichungen dieser Proportionen können bei jungen Frauen mit Entwicklungsstörungen wichtige Hinweise auf spezielle Krankheitsbilder geben.

Blickdiagnose

Bei einigen Krankheitsbildern wird die Verdachtsdiagnose bereits *„auf den ersten Blick"* gestellt, so z. B. beim Ullrich-Turner-Syndrom oder bei der testikulären Feminisierung („Ein Blick unter die Achsel genügt", „Hairless woman"). Zur Diagnosesicherung sind aber auch bei solchen scheinbar „eindeutigen" Bildern die gezielten Hormonuntersuchungen und die Bestimmung des Karyotypes unerläßlich. Kinder mit Verdacht auf Endokrinopathien gehören von vornherein in die Hand des Kinderendokrinologen (Pädiater!).

Inspektion der Vulva
- Pubes
- Labien
- Introitus
- Klitoris
- Hymen

Wie üblich wird zunächst das äußere Genitale, d. h. die Vulva, inspiziert und hier auf die Ausprägung der Pubes, der Labien (Spreizen!), des Introitus (quere Scheidensepten?), der Klitoris (Hypertrophie? Präputium clitoridis zurückstreifen!) und des Hymen (Hymenalatresie? Hymenalöffnung?) geachtet. Beim infantilen Genitale bedecken die großen Labien die kleinen Schamlippen (ethnische Unterschiede beachten!).

primäre Amenorrhoe

Eine der häufigsten Störungen, deretwegen Adoleszentinnen in der gynäkologisch-endokrinologischen Sprechstunde vorgestellt werden, ist die *primäre Amenorrhoe.* Handelt es sich um äußerlich unauffällige Teenager mit zeitgerechter Brustentwicklung, so ist von einer intakten Ovarialfunktion auszugehen. In diesem Zusammenhang ist die Pubertätsanamnese und die ganzkörperliche Untersuchung von besonderer Bedeutung.

Gynatresien

Man fahndet nach *Gynatresien* (rezidivierende Unterbauchschmerzen? Zyklusanamnese!) oder dem Mayer-Rokitansky-Küster-Syndrom. Bei diesem Syndrom (und auch beim AGS) findet man nicht selten ein etwas „disloziertes", in das Vaginalgrübchen weisendes Orificium externum urethrae.

Das Orificium kann auch bis in die Scheide hinein verlagert sein, was einem Sinus urogenitalis entsprechen würde. Es ist schon vorgekommen, daß die Urethra dann für eine Vagina mit besonders straffem Hymen gehalten wurde, weil sie leicht sondierbar war.

Hymenalatresie

Die *Hymenalatresie* – als eine Ursache der primären Amenorrhoe – wurde in Kap. 2.1 besprochen. Das Vorhandensein eines offenen Foramen hymenalis schließt aber keineswegs Fehlbildungen höhergelegener Genitalstrukturen aus! Auch wenn die rektale Untersuchung (Zeigefinger oder kleiner Finger) bereits einen Hinweis auf einen Hämatokolpos, das Fehlen oder Vorhandensein eines Uterus etc. ergeben kann, so ist die abdominale, eventuell auch die transrektale Sonographie die Methode der Wahl, um sich bei der Differentialdiagnostik der Gynatresien bzw. der Fehlbildungen von Scheide und Uterus Klarheit zu verschaffen.

testikuläre Feminisierung

Gelegentlich ist auch bei der *testikulären Feminisierung* (komplette oder hochgradige Androgenrezeptorresistenz) die Scheide nicht angelegt. Meist ist sie jedoch angelegt und von normaler oder subnormaler Länge. Da jedoch der Uterus fehlt (Agenesie), endet sie blind. In Einzelfällen ist die Kohabitation auch ohne vorherige Operation möglich.

sekundäre Amenorrhoe
- gestörte Ovarialfunktion?
- Gravidität?

Im Gegensatz zur primären Amenorrhoe, deren Ursachen im allgemeinen kongenital sind (genetisch/somatisch), liegen der *sekundären Amenorrhoe* meist Störungen der Ovarialfunktion oder eine Schwangerschaft zugrunde.

Auch operativ-iatrogen bedingte Zervixatresien (z. B. nach einer Konisation oder einer fraktionierten Kürettage) können zur sekundären Amenorrhoe führen. Hier wird eine korrekte Anamnese und Untersuchung (Ultraschall!) Hormonuntersuchungen völlig überflüssig machen. Die Therapie besteht in der Zervixdilatation.

Immer einen Schwangerschaftstest durchführen!

Bei jeder sekundären Amenorrhoe *muß primär ein Schwangerschaftstest* erfolgen, unabhängig von den Angaben der Patientin zu Kohabitationen, Verhütung etc. Die Unterlassung des Schwangerschaftstestes hat im Einzelfall erhebliche forensische Bedeutung (z. B. Haftbarmachung des Arztes bei übersehener Schwangerschaft!)

Bedeutung der Sonographie

Bei der Diagnostik polyzystischer Ovarien, der Beurteilung von Ovarialzysten, bei der Follikulometrie bzw. der sonographisch gestützten Eizellpunktion, aber auch zur Lokalisation von Myomen oder zur Beurteilung der doppelten Endometriumdicke (DED, z. B. bei Östrogen-Gestagen-Substitution in der Postmenopause, Tamoxifentherapie nach Mammakarzinom) ist die *transvaginale Sonographie* in der gynäkologischen Endokrinologie und Reproduktionsmedizin die Methode der Wahl.

5.3.2 Untersuchung von Kindern und jungen Mädchen

Besonderheiten:

Die Untersuchung von Kindern und sehr jungen Mädchen bringt in mehrfacher Hinsicht Besonderheiten mit sich:

- *Anwesenheit der Eltern und Einverständniserklärung*

1. Außer in Notfallsituationen sollten Mädchen unter 14 Jahren nur in Anwesenheit der Mutter bzw. des Vaters untersucht werden. In Ausnahmefällen können die Eltern eine andere Vertrauensperson beauftragen. Eine schriftliche Einverständniserklärung sollte vorliegen. Grundsätzlich sollte aber versucht werden, auf eine Einbeziehung der Eltern hinzuwirken.

- *Reifebeurteilung*
  - physisch?
  - psychisch?

2. Bei Patientinnen zwischen 14 und 18 Jahren muß sich das Vorgehen an der körperlichen und vor allem auch der geistigen Reife des Mädchens orientieren. Ist diese gegeben und ist von seiten der Patientin eine Untersuchung und Beratung ohne Anwesenheit eines Elternteiles gewünscht, so kann diese erfolgen.

- *Einbeziehung des Kindes bzw. des Mädchens*

3. In das Vorgespräch vor einer gynäkologischen Untersuchung wird das Kind/Mädchen mit einbezogen, sobald es in der Lage scheint, ein solches Gespräch (auch i. S. einer „zwanglosen Unterhaltung“) zu führen.

- *Dokumentation*

4. Eine sorgfältige Dokumentation (Zeuge/Zeugin) ist in jedem Falle erforderlich. Dies gilt z. B. vermehrt bei der Verordnung von Kontrazeptiva sowie für die Aufklärung über deren Nebenwirkungen.

• *Körpergröße, Gewicht, Inspektion*

5. Nach der Anamneseerhebung erfolgt die Feststellung der Körpergröße und des Körpergewichts sowie die Inspektion des Oberkörpers (Brustentwicklung?)

• *Untersuchung niemals erzwingen*

6. Eine Untersuchung sollte *niemals* erzwungen werden!

Hinweis zur Untersuchung

Bei der Inspektion und der eventuell notwendigen Untersuchung des Genitale von sehr kleinen Mädchen ist es oft hilfreich, das Kind nicht direkt auf dem gynäkologischen Stuhl zu lagern. Vielmehr setzt sich die Mutter mit gegrätschten Beinen auf den Stuhl, wobei das Kind auf ihrem Schoß sitzt (ggf. ein Tuch oder Papier dazwischenlegen). Die Mutter kann nun unter Umfassen der Oberschenkel die Beine ihres Kindes sanft grätschen. Dabei wird sie in eine halbliegende Position gebracht (automatischer, positionsverstellbarer Untersuchungsstuhl!), die es dem Untersucher erlaubt, einen guten Zugang zum kindlichen Genitale zu haben. Der Untersucher berührt in jedem Fall erst die Innenseiten der Oberschenkel und eventuell das Gesäß des Kindes, ehe er nach vorherigem Hinweis auf sein Tun das Genitale selbst berührt. Jede Maßnahme sollte angekündigt werden, und zwar verbunden mit der möglichst ehrlichen Aussage, ob sie schmerzfrei oder eventuell unangenehm sein wird (z. B. ein Abstrich).

Die Beurteilung des kindlichen Genitale erfordert große klinische Erfahrung, weshalb größte Zurückhaltung im Hinblick auf irgendwelche Aussagen geübt werden sollte. Die Inspektion hält sich an die Richtlinien für Erwachsene. Bei Kindern mit Ausfluß ist immer auf eine Hymenalläsion zu achten. Die einfache Abstrichentnahme mit einem dünnen Watteträger ist auch aus der Scheide eines Kleinkindes meist ohne Schwierigkeiten möglich. Bei jungen Mädchen, die Tampons benutzen, ist eine Spekulumeinstellung im allgemeinen ohne Probleme durchführbar. In anderen Fällen wird bei entsprechender Indikation eine Vaginoskopie erforderlich (s. Kapitel 4.7)

gynäkologische Untersuchung bei Kindern und Virgines
- kleiner Finger rektal
- vorsichtige vaginale Untersuchung
- Vaginoskopie (selten)
- Sonographie = Methode der Wahl

Bei Kindern, jungen Mädchen und Virgines wird vorsichtig mit dem Zeigefinger oder dem kleinen Finger von rektal untersucht. Größere Fremdkörper in der Scheide bzw. auch der Uterus lassen sich so häufig gut tasten bzw. beurteilen. Ganz selten ist bei Kindern eine Narkoseuntersuchung notwendig.

Sonographie

In der kinder- und jugendgynäkologischen Sprechstunde hat die transabdominale Sonographie (volle Blase!) heute einen hohen Stellenwert und dürfte der bimanuellen gynäkologischen Untersuchung überlegen sein. Die Darstellung des Uterus (und seiner Schleimhaut), die Charakterisierung der Ovarien (Lage? Größe? eventuelle pathologische Veränderungen? Zysten?) sind mit dieser nichtinvasiven Methode gut möglich. Der Ultraschall ist in diesem Zusammenhang z. B. auch der Computertomographie (CT) des kleines Beckens weit überlegen!

5.3.3 Messung der Basaltemperatur

Indikationen

Bei leichten Zyklusstörungen stellt sich oft die Frage nach der Ovulation. Die Messung der Basaltemperatur ist eine einfache, effektive und kostengünstige Methode zur Feststellung eines Eisprunges bzw. zur Beurteilung des Zeitpunktes der Ovulation (Beobachtung von mindestens drei Zyklen!) und der Dauer der Gelbkörperphase. Deshalb sollten die betroffenen Frauen (z. B. Kinderwunsch) zur Führung einer *Basaltemperaturkurve* angehalten werden.

Hinweise

Die Methode beruht darauf, daß die Basaltemperatur (Aufwach- oder Kerntemperatur) unter der Einwirkung von Gestagenen (also Gelbkörperphase) etwa um 0,4 bis 0,6 °C höher liegt als unter der alleinigen Einwirkung von Östrogenen (Follikel- oder Proliferationsphase). Dieser sog. thermogenetische Effekt des Progesterons ist bei nahezu allen Frauen unter sorgfältigen Meßbedingungen nachweisbar.

Meßmethode

Meßmethode: Mit einem normalen Fieberthermometer (auch elektronisch) wird die Temperatur fünf (elektronisch: drei) Minuten morgens vor dem Aufstehen, direkt nach dem Aufwachen gemessen. Die exaktesten Ergebnisse bringt erfahrungsgemäß die rektale Messung, aber auch vaginale oder sublinguale Messungen sind häufig gut verwertbar.

Prozedere

Die Messung sollte unter „standardisierten Bedingungen" durchgeführt werden, damit charakteristische Abweichungen auch interpretierbar sind bzw. damit man ein Konzeptionsoptimum (kurz vor dem Anstieg oder im eventuellen Temperaturtief) festlegen kann. Die Einhaltung der genau gleichen Uhrzeit ist weniger wichtig, als die Einhaltung der Schlafphase (mindestens 5–6 Stunden).

Während bei adäquater Progesteronproduktion postovulatorisch ein rascher Temperaturanstieg stattfindet (48 Stunden), führen subnormale Progesteronspiegel zu einem langsamen treppenförmigen Anstieg. Dieser kann ebenso als Hinweis auf eine Corpus luteum-Insuffizienz gewertet werden, wie die verkürzte Plateau-Phase, die Ausdruck einer zu kurzen Dauer der Progesteronbildung sein kann. Mit dem Abfall des Progesteronspiegels kurz vor der Menstruation fällt auch die Basaltemperaturkurve ab. Bleibt das Plateau über 15 Tage oder mehr erhalten, so ist von einer Schwangerschaft auszugehen (HCG-Test im Urin!).

> Selbstverständlich ist diese Methode kein Ersatz für eine hormonale Diagnostik. Insbesondere sollte man sich bei unklaren Verläufen davor hüten, allein aus der Basaltemperaturkurve eine Anovulation abzuleiten.

Ungefähr 5 bis 10% der Kurven sind nicht verwertbar. Ein weiterer Nachteil der Basaltemperaturmessung liegt darin, daß eine Ovulation immer nur rückwirkend, nicht aber „prospektiv" festgestellt werden kann. Eine wertvolle Ergänzung stellt die Untersuchung des Zervikalsekretes dar.

5.3.4 Zervixdiagnostik (Insler-Score)

Grundlagen der Zervixdiagnostik

Die funktionelle Zervixdiagnostik nach Insler beruht auf dem Phänomen, daß die unterschiedliche Dominanz von Östrogenen oder Progesteron in der jeweiligen Zyklushälfte die Zusammensetzung und damit die Eigenschaften des Zervixschleims verändert. Man unterscheidet den *Östrogentyp* vom *Gestagentyp* des Zervixschleims.

Prüfung von
- Muttermundsweite
- Menge des Zervixschleimes
- Spinnbarkeit
- Kristallisation
- Aussehen des Sekretes

Der Test ist einfach. Man stellt die Portio ein und prüft die Muttermundsweite, die Menge, die Spinnbarkeit und die Kristallisation (Arborisation) des Zervikalsekretes.

Postmenstruell ist der Mukus zäh, viskös, spärlich und trübe, der Muttermund ist enggestellt. Unter zunehmendem Östrogeneinfluß fließt der Schleim reichlicher, er wird transparenter, elastischer und dünner, der Muttermund öffnet sich (Abb. 5-9). Zum Zeitpunkt der Ovulation erreicht der Zervixschleimfluß sein Maximum, er ist klar und spinnbar, der Muttermund ist weit geöffnet (optimale Penetrierbarkeit für Spermien). Das Progesteron bewirkt den Rückgang dieser Erscheinungen.

Spinnbarkeit („Farnkrautphänomen")

Gut läßt sich der Östrogeneffekt durch die Spinnbarkeit des Zervixschleims darstellen (Abb. 5-10).

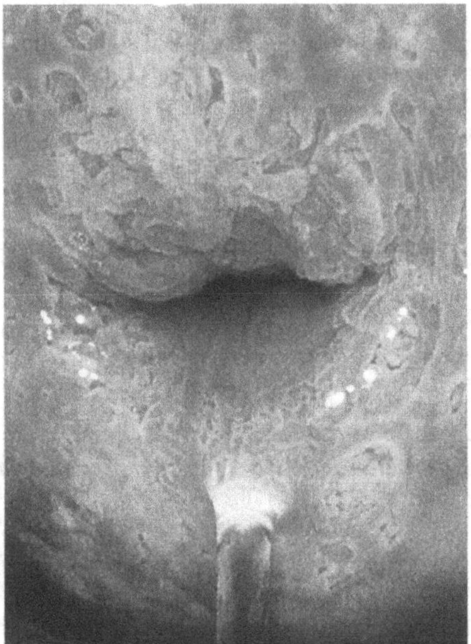

Abb. 5-9: Äußerer Muttermund in Zyklusmitte. Der Muttermund ist leicht geöffnet das herausquellende Zervikalsekret ist glasklar und gut spinnbar (beachte die ausgeprägte Transformationszone).

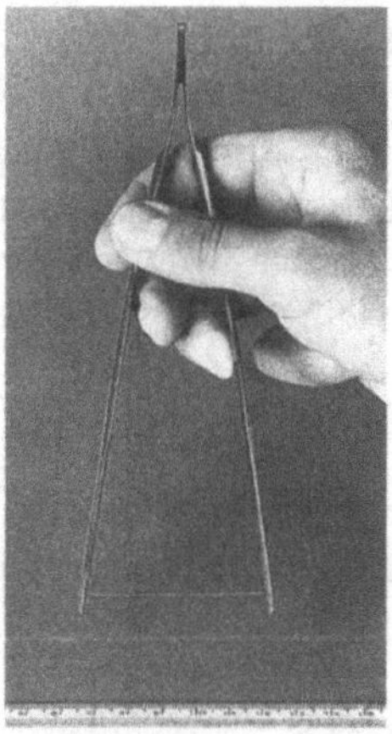

Abb. 5-10: Spinnbarkeitstest des Zervikalsekretes [3].

Mit einer anatomischen Pinzette entnimmt man etwas Schleim aus dem Zervikalkanal und spreizt dann die Branchen des Instrumentes. Der Schleim wird so zwischen den Branchen fadenförmig ausgezogen. In der frühen Proliferationsphase, in der Lutealphase (Progesteron), in der Postmenopause oder bei ausgeprägter Ovarialinsuffizienz ist die Spinnbarkeit schlecht. Ansonsten läßt sich periovulatorisch ein 6 bis 12 cm langer Faden spinnen.

Kristallisation

Ein weiteres, optisch oft beeindruckendes Kriterium zur Beurteilung des Zervixschleims ist die *Kristallisation* (Arborisation, „Farnkrautphänomen", Abb. 5-11):

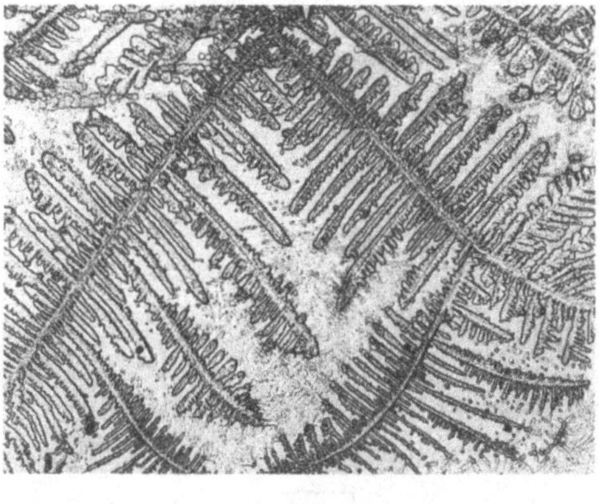

Abb. 5-11: Farnkrautphänomen [3].

Der Schleim wird dazu auf einem Objektträger ausgestrichen, luftgetrocknet und unter dem Mikroskop betrachtet. Bei starker Östrogenwirkung bilden sich teilweise wunderschöne farnkrautähnliche Kristalle. In der frühen Follikelphase und in der Lutealphase findet sich keine Farnkrautbildung.

Leukozytennachweis

Neben der Beurteilung der Kristallisation achtet man gleichzeitig auf das Vorhandensein von *Leukozyten* im Mukus:

Periovulatorisch finden sich kaum Leukozyten, während in der frühen Proliferationsphase und in der Lutealphase Leukozyten regelmäßig und teilweise reichlich beobachtet werden. Findet man zum Zeitpunkt der Ovulation ebenfalls zahlreiche Leukozyten, sollten bakteriologische Untersuchungen angeschlossen werden.

Zervixindex

Faßt man alle genannten Faktoren zusammen, so kann man den *Zervixindex* erheben (Abb. 5-12).

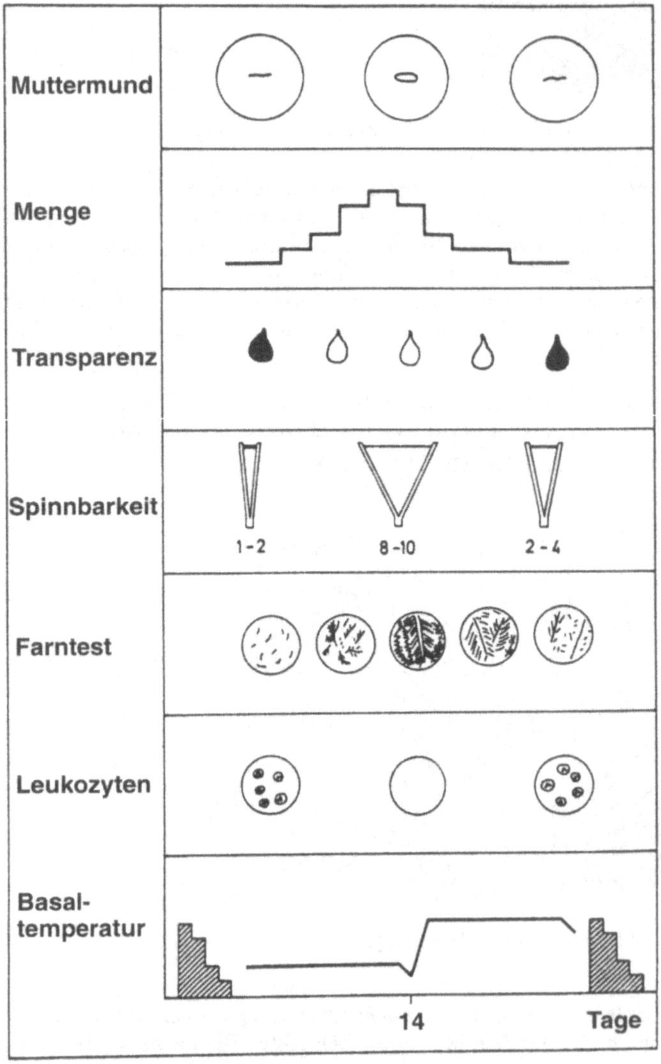

Abb. 5-12: Zusammenfassung der verschiedenen Befunde zum Insler-Score [3].

5.3.5 Vaginalzytologie

Das Vaginalepithel ist ein besonders hormonsensibles Gewebe. Der erfahrene Zytologe kann je nach Hormondominanz follikuläre, luteale, androgene oder atrophische Zellbilder unterscheiden. Daher wird bei der Beurteilung des zytologischen Abstrichs nach Papanicolaou auch regelmäßig der *Proliferationsgrad nach Schmitt* mit angegeben. Atrophische Zellbilder (Proliferationsgrad I-II) bei jungen Frauen sollten ebenso Anlaß zur eventuellen weiteren Diagnostik bieten, wie hochproliferierte Vaginalepithelien (Proliferationsgrad III-IV) im postmenopausalem Alter bzw. im Senium. Im Rahmen der endokrinologischen Routinediagnostik kommt der Vaginalzytologie heute keine Bedeutung mehr zu.

im Rahmen der Routinediagnostik ohne Bedeutung

Proliferationsgrad

Das Zellmaterial wird von den seitlichen Scheidenwänden mit einem Watteträger entnommen und auf einem Objektträger ausgestrichen. Die Beurteilung erfolgt im Phasenkontrastmikroskop oder nach zytologischer Papanicolaou-Färbung. In der frühen Proliferationsphase kommt es zu einer allmählichen Zunahme der Oberflächen gegenüber den Intermediärzellen. Vor der Ovulation dominieren unter dem maximalen Östrogeneinfluß azidophile Oberflächenzellen mit stark pyknotischen Kernen oder sogar kernlose Schollen. Unter zunehmendem Progesteroneinfluß (Lutealphase, Schwangerschaft) findet man basophile, gefältelte und verklumpte Zellen. Der Abstrich postmenopausaler Frauen, von Frauen mit Ovarialinsuffizienz oder von Kindern beinhaltet ausschließlich Parabasal- oder Basalzellen.

Durchführung

5.3.6 Tubendiagnostik in der Sterilitätssprechstunde

Nach der Zyklusdiagnostik, einschließlich basaler Hormonbestimmungen (und nach der Untersuchung des Mannes!), entsteht sehr bald die Frage nach der *Durchgängigkeit der Tuben* sowie nach der *Intaktheit des Eiauffangmechanismus.*

Tubendurchgängigkeit? Intakter Eiauffangmechanismus?
- Laparoskopie mit Chromopertubation
- Hysterosalpingographie (HSG)
- Hysterosalpingo-Kontrastsonographie (Hykoso)

Die zuverlässigsten Aussagen liefert hier die diagnostische Laparoskopie mit Chromopertubation. Viele Frauen schrecken aber vor einem Eingriff in Narkose zurück. Diesen Frauen kann (leere Anamnese? Adnexitiden? Operationen?) als gering invasive Maßnahme zunächst die Hysterosalpingo-Kontrastsonographie („Hykoso" oder „Hykosy") angeboten werden.

Hystero-Kontrastmittel-Sonographie (Hykoso)

Wie alle Pertubationen (z. B. auch im Rahmen einer Laparoskopie oder einer Röntgenuntersuchung = Hysterosalpingographie, HSG) sollte die Hykoso nur nach abgeklungener Menstruation und vor der Ovulation durchgeführt werden. Eine Verschleppung von Menstrualblut und Bakterien ist ebenso zu vermeiden, wie die möglicherweise iatrogene Induzierung einer Tubargravidität bei postovulatorischer Pertubation.

Durchführung

Die Hykoso kann ohne Narkose und ohne Prämedikation erfolgen. 24 oder 48 Stunden vorher sollte eine gynäkologische Untersuchung zum Ausschluß einer vaginalen oder zervikalen Infektion bzw. einer beginnenden Adnexitis (Adnexpalpation, Blutbild) erfolgen. Am Abend vor der Untersuchung appliziert sich die Patientin ein desinfizierendes Scheidenzäpfchen intravaginal (Kontraindikationen gegen Jod beachten: Allergie, Hyperthyreose!) und mißt (auch am folgenden Morgen) ihre Temperatur (weitere Infektionshinweise?).

Kontrastmitteleigenschaften

keine Belastung durch Rö-Strahlen

Das *Kontrastmittel*, welches über einen Ballonkatheter in den Uterus eingebracht wird, ist eine Suspension von Galaktose-Mikropartikeln. Daher kann die Hykoso bei Patientinnen mit Galaktoseintoleranz (Häufigkeit etwa 1:30 000, Anamnese!) nicht durchgeführt werden. Eine Belastung des Genitale durch Röntgenstrahlen entfällt.

Hysterosalpingographie (HSG)
- Indikationen
- Einschränkungen

Die Hykoso hat die früher häufig durchgeführte röntgenologische Darstellung des Cavum uteri und der Tuben, die *Hysterosalpingographie* (HSG), nahezu völlig verdrängt (s. Kap. 6). Lediglich im Rahmen von Sterilitätsoperationen, insbesondere Refertilisierungsoperationen nach vorheriger Tubensterilisation, hat die HSG noch eine Bedeutung, da es mit ihr am exaktesten gelingt, den proximal offenen Tubenanteil meßbar darzustellen, der für eine Anastomose zur Verfügung steht.

Hysteroskopie
Indikation

Auch die *Hysteroskopie* wird zwar zunehmend ambulant praktiziert, gehört jedoch üblicherweise noch in das Repertoire der Eingriffe, die einer Vollnarkose bedürfen. Die Hysteroskopie ermöglicht die direkte optische Darstellung von Endozervix und Cavum uteri mit der Option einer gezielten Gewebeentnahme. Septen, Synechien, Polypen, submuköse Myome oder Neoplasien lassen sich erkennen.

Durchführung
- Hysteroskop
- Extensionsmedium
- Beurteilung von Cavum und Zervix
- Dokumentation

Nach gründlicher Desinfektion von Scheide und Portio wird die Portio angehakt. Während für die diagnostische Hysteroskopie Optiken mit einem kleinen Durchmesser (2 mm) und CO_2 als Extensionsmedium bevorzugt werden, verwendet man bei geplanten operativen Interventionen besser Endoskope mit einem größeren Durchmesser (5–10 mm) und flüssige Extensionsmedien (z. B. physiologische Kochsalzlösung).

Erst wird die Endozervix beurteilt. Dann wird das Endoskop bis zum Fundus vorgeschoben. Unter sanftem Zurückziehen des Instrumentes wird das gesamte Cavum betrachtet (Form? Größe? Tumore? Verwachsungen? Blutungsquellen? Septen? Synechien?), die Form und Ausprägung des Endometriums beurteilt und die Lage, Form und Ausprägung der Tubenostien beschrieben.

Endometriumbiopsie

Die Dokumentation erfolgt heute per Video. Die ambulant durchführbaren Biopsien (siehe Kap. 4.8) dienen vor allem zur Diagnostik der Corpus luteum-Insuffizienz bzw. dem Ausschluß einer uterinen Amenorrhoe.

5.4 Schwangerschaftstest

Nachweis von β-HCG im Serum oder Urin

Die Diagnose einer Frühschwangerschaft erfolgt durch den Nachweis von humanem Choriongonadotropin (HCG) im Urin oder im Serum.

Durch die Bestimmung der Polypeptid-ß-Untereinheit des HCG im Serum besteht die Möglichkeit am 2. Tag post implantationem, also noch vor dem Ausbleiben der Menstruation, eine Schwangerschaft nachzuweisen. Auch der ß-HCG-Test im Urin wird schon in der mittleren bis späten Corpus luteum-Phase positiv (je nach Menge des vorhandenen β-HCG).

Prinzip des Schnelltests

Die zahlreichen angebotenen *Schnelltests* (Urin) beruhen auf der Reaktion zwischen HCG und HCG-Antikörpern, die durch eine Farbreaktion sichtbar gemacht werden. Die Nachweisgrenze liegt bei den angebotenen Tests zwischen 50 und 1000 IE/l. Zwischen dem 35. und 40. Tag post menstruationem beträgt die Ausscheidung von HCG ca. 1000 IE/l.

Prinzipiell kann ein negativer HCG-Test im Urin nicht das Vorliegen einer Schwangerschaft ausschließen, da sich zum Zeitpunkt des Ausbleibens der Regelblutung der HCG-Spiegel im Urin noch unterhalb der Nachweisgrenze befinden kann. Sollte also der HCG-Test im Urin nach der ausgebliebenen Regel negativ sein, so sollte man die Patientin etwa 2 Wochen später erneut einbestellen, um dann durch einen wiederholten Test die Diagnose definitiv stellen zu können.

5.5 Stuhluntersuchungen

Nachweis von okkultem Blut

Auch in der Gynäkologie spielt die Stuhluntersuchung in der Diagnostik bzw. Differentialdiagnostik internistischer Erkrankungen, parasitärer Infektionen und besonders maligner Tumoren eine Rolle. Im Folgenden soll jedoch nur auf den *Nachweis von okkultem Blut* eingegangen werden.

Indikationen

Normalerweise enthält der Stuhl gesunder Menschen nicht mehr als 1.5 ml Blut/Tag. Diese Menge liegt unter der Nachweisgrenze der üblichen Nachweisverfahren. Erhöhte Konzentrationen von Hämoglobin oder Häm werden bei Blutungen im Bereich des Kolon und des Rektum nachgewiesen, sind also auch geeignet, um eventuelle Darmbeteiligungen gynäkologischer Malignome oder entsprechende differentialdiagnostische Probleme zu beurteilen bzw. einzugrenzen.

Hinweis

Das während der Darmpassage freigesetzte Häm wird bakteriell abgebaut bzw. partiell rückresorbiert, so daß Blutungen in höher gelegenen Darmabschnitten sehr ausgeprägt sein müssen, um sicher nachgewiesen werden zu können.

Vorbereitung der Patientin

Entscheidend für das Testergebnis ist neben der korrekten Testdurchführung die konsequente Vorbereitung der Patientin.

Korrekterweise dürfen vier Tage vor und während der dreitägigen Untersuchung kein rohes Fleisch, keine Innereien, keine Blut- oder Räucherwurst, keine Ascorbinsäure und keine Salicylate konsumiert werden. Auch Eisenpräparate und Antikoagulantien können das Ergebnis verfälschen.

An drei aufeinanderfolgenden Tagen werden je zwei erbsgroße Stücke von unterschiedlichen Stellen der Stuhlprobe auf den entsprechenden Testfeldern ausgestrichen.

Test-Prinzip

Das Papier des Teststreifens ist mit Guajakharz imprägniert. In Gegenwart des Häms (Peroxidaseaktivität) kommt es zur Oxidation des Harzes durch aufgetropftes H_2O_2 und zur Entstehung eines blauen Farbstoffes.

5.6 Bakteriologische Materialentnahmen

5.6.1 Mittelstrahlurin, Katheterurin, Blasenpunktion

Mittelstrahlurin

Am häufigsten wird *Mittelstrahlurin* untersucht. Wenn möglich, wird der erste Morgenurin verwendet, nachdem die Patientin in den letzten zwölf Stunden nichts mehr getrunken hat. Man erhält so annähernd standardisierte Diuresebedingungen.

Prozedere

Das äußere Genitale wird nacheinander mit zwei feuchten, sauberen Tupfern gereinigt. Manchmal wird vor der Miktion auch das Einführen eines Vaginaltampons empfohlen. Die erste Urinportion wird verworfen. Dann werden ohne Unterbrechung der Miktion ca. 5 ml Harn in einem sterilen Transportgefäß aufgefangen und gekühlt.

Blasenkatheterurin

Ist eine sichere Gewinnung von Mittelstrahlurin nicht möglich, so wird die *Blase katheterisiert*.

Prozedere

Die Patientin liegt auf dem Untersuchungsstuhl. Die Vulva, insbesondere der Introitus vaginae und der Harnröhrenausgang, wird unter Spreizen der Labien mit sterilen Tupfern von vorn nach hinten desinfiziert. Jeder Tupfer wird nur einmal verwendet. Sterile Handschuhe sind obligat. Der letzte Tupfer wird im Scheideneingang plaziert. Mit einer sterilen Pinzette wird ein Urinkatheter (Größe beachten!) in die Harnröhre eingeführt. Der Urin läuft in ein steriles Gefäß ab. Der überschüssige Urin wird verworfen, der Katheter und der Scheidentupfer entfernt.

suprapubische Blasenpunktion

Die optimale, aber invasive Methode zur Uringewinnung ist die *suprapubische Blasenpunktion*.

Prozedere

Die Haut über der Blase wird gründlich rasiert, desinfiziert und steril abgedeckt. Die gefüllte Blase wird perkutiert (oder sonographisch dargestellt). In der Mitte und knapp 2–3 cm oberhalb der Symphyse erfolgt eine ausgiebige Infiltrationsanästhesie (Lidocain 2%ig) mit gleichzeitiger Blasenprobepunktion und Aspirationsversuch. Wird Urin gewonnen, so inzidiert man nach der Kanülenentfernung die Haut und sticht das Punktionsbesteck nach schräg-dorsal in die Blase. Der Katheter wird in die Blase vorgeschoben und die Punktionskanüle darüber zurückgezogen und entfernt. Der Katheter wird durch eine Naht und einen sterilen Verband fixiert.

Der gewonnene Urin sollte innerhalb einer Stunde zur Untersuchung gelangen, damit die interessierenden Parameter des „Urinstatus" einigermaßen unverändert bleiben.

5.6.2 Blutkultur/Katheterspitzen

Indikation

Bei unklaren oder antibiotikaresistenten Temperaturen sollten Blutkulturen abgenommen werden.

Blutkultur

Nach gründlicher Desinfektion der geplanten Punktionsstelle werden 20 ml Blut abgenommen. Je 10 ml Blut werden in die vorgewärmte (37 °C) „aerobe" bzw. „anaerobe" Blutkulturflasche unter Verwendung neuer (!) Kanülen gespritzt. Die „aerobe" Kulturflasche muß belüftet werden. Der günstigste Entnahmezeitpunkt liegt im Temperaturanstieg am Tag 1. Liegt ein zentraler Venenkatheter (ZVK), sollte man zusätzlich außer aus dem ZVK-Blut immer auch periphervenöses Blut gewinnen und untersuchen lassen. Alle Kulturflaschen müssen akkurat beschriftet und schnell zum Untersuchungslabor transportiert werden.

Katheterspitze

Treten bei einer Patientin mit liegendem Gefäßkatheter Temperaturen auf, muß dieser häufig entfernt und bakteriologisch untersucht werden.

Zunächst desinfiziert man den Bereich um die Einstichstelle. Der Katheter wird mit sterilen Handschuhen gezogen, die Katheterspitze (ca. 1,5–3 cm) mit einer sterilen Schere abgeschnitten und in ein steriles Transportröhrchen plaziert.

6. Bildgebende Verfahren

A. Ebert, M. Entezami, B. Goetze

„So Staunenswertes auf dem Gebiet der Technik in den letzten Jahrzehnten geleistet worden ist, so bieten die technischen Errungenschaften, so wenig sie zu entbehren sind, doch nur einen Teil unseres Könnens."

R. Th. v. Jaschke und O. Pankow

Von einem bildgebenden Verfahren erwartet man eine Aussage über eine bestimmte Körperregion oder ein Organ in Bezug auf Größe, Form, Lage und metrische Veränderungen. Bei der Auswahl des Verfahrens sollte man die Methode wählen, die für die erwarteten Veränderungen die höchste Sensitivität und Spezifität aufweist. Die Voraussetzungen für die richtige Wahl des Verfahrens sind:

Sensitivität = Wahrscheinlichkeit, mit der ein positives Resultat bei Vorhandensein der Krankheit zu erwarten ist

$$S = \frac{\text{RP (richtig-positiv)}}{\text{RP + FN (falsch-negativ)}}$$

1. Eine ausführliche Allgemeinanamnese, Überprüfung der bereits durchgeführten Diagnostik, Allergieanamnese;
2. fachspezifische Untersuchung mit Dokumentation der Befunde;
3. Erarbeitung einer Verdachtsdiagnose und klinischer Fragestellungen für die weiterführende Diagnostik

Spezifität = Wahrscheinlichkeit eines neg. Resultates bei Nichtvorhandensein der Krankheit

$$S = \frac{\text{RN (richtig-negativ)}}{\text{RN + FP (falsch-positiv)}}$$

Dazu sollte man sich nach den „4 W" fragen:

„4 W"

Was: Körperregion, Organ, morphologische Veränderung?

Womit: Verfahren mit hoher Sensitivität und Spezifität?

Wie: Standbild, Bewegungsbild (Durchleuchtung, Sonographie) mit oder ohne Kontrastmittel?

Wozu: Frage nach der therapeutischen Konsequenz, Basisuntersuchung für weitere Diagnostik?

Komplizierte klinische Fragestellungen sollte man vor der Entscheidung für ein bestimmtes Verfahren immer mit dem Diagnostiker besprechen.

Kooperation mit Radiologen
- Interdisziplinarität
- Informationsfluß
- Diagnose
- Differentialdiagnose
- Verlaufsbeurteilung
- Verantwortlichkeit

Der Radiologe kann am besten beurteilen, durch welche Methoden (und in welcher Reihenfolge angewandt) das schnellstmöglichste und genaueste Ergebnis erzielt werden kann.

Auf dem Überweisungsschein zur Diagnostik sollten auf jeden Fall die Verdachtsdiagnose stehen sowie die relevanten anamnestischen bzw. klinischen Befunde, die zu einer Verdachtsdiagnose geführt haben. Wichtige Begleiterkrankungen müssen erwähnt werden. Konkrete Information über bereits erfolgte Untersuchungen und die Übermittlung bisheriger Befunde (als Kopien) sind oftmals hilfreich und ermöglichen dem Diagnostiker eine differenzierte Eingrenzung der Verfahren. Röntgenbilder bzw. andere Dokumente vorhergegangener bildgebender Verfahren sollte die Patientin, wenn möglich, zur Untersuchung mitbringen. Das erlaubt eine *Verlaufsbeurteilung* bzw. die Differenzierung zwischen frischen oder älteren Prozessen.

– Patientenaufklärung
– Allergieanamnese

Der Patientin sollte vor der Überweisung zur Diagnostik kurz aber verständlich erklärt werden, welche Untersuchung erfolgen soll und welche Informationen man von dieser Untersuchung erwartet. Wichtig ist die Befragung nach Allergien und die entsprechende Mitteilung an den Diagnostiker. Die genaue Aufklärung über die Untersuchung erfolgt durch den Untersucher, der auch für die Indikationsstellung und die Durchführung die Verantwortung trägt (Cave: Strahlenbelastung, s. Tab. 6-1 und Tab. 6-2).

**Merke: 1 mrem = 100 Rem = 1 Sv
1 Rem = 0,01 Sv**

Tab. 6-1: Mittlere Strahlenbelastung der Ovarien bei konventionellen Röntgenuntersuchungen (Auswahl)

Untersuchung	**Mittlere Strahlenbelastung der Ovarien (in mrem)**
a.p. Thorax	<5
LWS	608
Kolon-KE	574
i. v. Urogramm	448
Abdomen-Übersicht	144
Hüfte	109
Magen-Darm-Passage	91
BWS	6
Schädel	<0,5
HWS	<0,5
obere Extremität	<0,5
untere Extremität	<0,5

Tab. 6-2: Strahlenbelastung (Hinweis: normal = <0,3 mSv/Jahr)

(in mSV)	**Haut**	**Knochenmark**	**Ovarien**	**Uterus**
CT Leber	60	6,5	2,5	2,5
CT Abdomen	60	13,0	37,0	35,0

bildgebende Verfahren in der Frauenheilkunde

Zu den *bildgebenden Verfahren*, die in der Frauenheilkunde und Geburtshilfe Anwendung finden, gehören:

1. die konventionelle Röntgendiagnostik mit ihren Spezialverfahren
2. die Computertomographie
3. die Kernspintomographie
4. die Sonographie.

Hinweis

Gemeinsam ist allen bildgebenden Verfahren, daß physikalische Prozesse, die mit dem Körper in Wechselwirkung treten, durch diesen verändert werden. Diese Veränderungen werden aufgezeichnet und in ein sichtbares Bild umgewandelt. Der Weg von der Bilderzeugung bis zur Diagnosefindung gliedert sich in drei Abschnitte:

1. Wechselwirkung physikalischer Prozesse mit dem Körper (Durchstrahlung des Körpers mit Rö-Strahlen, Anwendung von Hochfrequenzwellen bei der MR, Anwendung von Ultraschallwellen).

2. Aufzeichnung der physikalischen Veränderung und analoge Bildübertragung in ein sichtbares Bild (Rö-Aufnahme oder Durchleuchtungsbild, Übertragung der Grauwerte in Zahlen, Digitalisierung, elektronische Bildrekonstruktion mit Rechner und variierbare Bildverarbeitung.
3. Bildrezeption und Diagnosefindung.

6.1 Konventionelle Röntgendiagnostik

physikalische Anmerkungen

Bei der Durchstrahlung einer Körperregion mit Röntgenstrahlen entstehen Absorptionsunterschiede durch Organe mit unterschiedlicher Dicke, Dichte und Ordnungszahl.

Die Gesamtheit der aus dem Körper austretenden Strahlungsintensitätsunterschiede oder Dosisleistungsunterschiede wird als Strahlenrelief oder Strahlenbild bezeichnet. Benachbarte Bereiche unterschiedlicher Dosisleistung bilden einen Strahlenkontrast, der sich auf dem Röntgenfilm als Schwärzungskontrast darstellt.

konventionelle Röntgenverfahren
- Rö-Thorax
- Mammographie
- i. v. Urogramm
- Mammographie
- Lymphographie
- Kolon-KE

Konventionielle röntgenologische Verfahren in der Gynäkologie sind die Mammographie, die Hysterosalpingographie, i. v. Pyelogramm, Röntgen-Thorax-Aufnahmen, ggf. die Lymphographie und Kolon-Kontrastdarstellung.

wichtig:
Schwangerschaft ausschließen!

Bei Rö- oder CT-Untersuchungen von Frauen im gebärfähigen Alter gilt:

1. Ausschluß einer Schwangerschaft! HCG-Test!
2. Frage nach der letzten Regel! Wenn möglich, keine Anwendung von Röntgenstrahlen in der zweiten Zyklushälfte (Frühschwangerschaft)
3. Röntgenuntersuchung in der Schwangerschaft nur bei vitaler Indikation (z. B. Unfall, Polytrauma, Beckenringfraktur etc.) seltene Ausnahme in der Geburtshilfe: frühere Geburtskomplikationen bei Beckenenge.

6.2 Computertomographie

physikalische Anmerkungen

Die rekonstruktive Computertomographie ist ein röntgenologisches Verfahren zur Erstellung von Transversaltomogrammen. Sie ermöglicht es, eine definierte Zahl an Körperschichten durch eine definierte Zahl an Projektionen als Schwächungsbilder bzw. Dichtebilder wiederzugeben.

Die Mehrzahl der CT-Geräte sind Maschinen, in denen Röntgenröhre und Detektoren mechanisch miteinander verbunden sind und sich auf einer Kreisbahn um den Körper bewegen. Ein Röntgenstrahlenfächer durchdringt den Körper in definierten Schichtebenen. Ein Teil der Strahlung wird im Körper absorbiert und gestreut, ein anderer Teil gelangt in die Detektorleiste mit Aufnahme eines Meßprofiles. Mit einem speziellen Abtastsystem wird die Schwächung einer Körperschicht gemessen. In einem Rechner werden die Schwächungswerte in ihrer örtlichen Verteilung rekonstruiert und auf einem Monitor in Graustufen abgebildet. Ein Bilddetail entspricht genau einem Objektdetail. Es liegt somit ein überlagerungsfreies Substitutionsbild vor, das auch quantitativ auswertbar ist (Houndsfield-Einheiten). Im Vergleich zu konventionellen Röntgenbildern weisen die CT-Bilder eine höhere Kontrastauflösung auf, so daß eine äußerst kontrastreiche Weichteildarstellung möglich ist.

Indikationen

Indikationen zu einer CT-Untersuchung des kleinen Beckens bzw. des Abdomens sind: unklare Genitaltumore (Abb. 6-1) bzw. Tumorstaging, Lymphknotenbefall, Peritonealkarzinose, Metastasen, Basisuntersuchung zur Therapieplanung (Operation, Strahlentherapie, Chemotherapie) beim Zervixkarzinom, Korpuskarzinom, Ovarialkazinom bzw. Metastasen u. a.

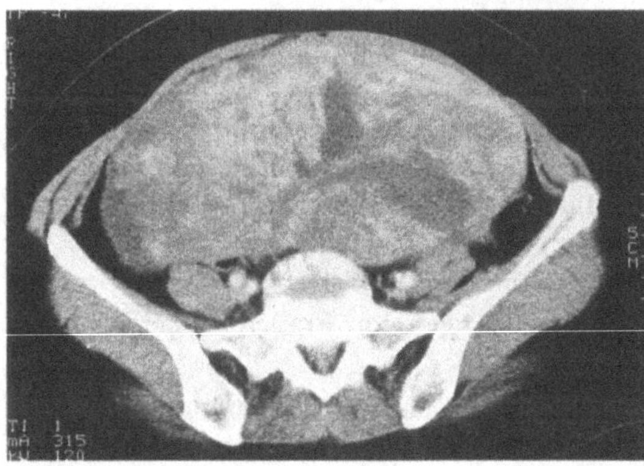

Abb. 6-1: Großes, infarziertes Myoma uteri. Differentialdiagnostisch kam ein maligner Uterus-oder Adnexprozess in Betracht.

Einsatz von Kontrastmitteln

Beim konventionellen Röntgen und beim CT werden häufig Kontrastmittel eingesetzt. Durch die Kontrastmittel werden Rö-Strahlen schwächer (negative KM) oder stärker (positive KM) als durch das körpereigene Gewebe absorbiert. Sie geben zu dem umgebenden Gewebe Kontraste und markieren die von ihnen ausgefüllten Räume im Durchleuchtungsbild oder auf dem Röntgenbild. Die Anwendung von Kontrastmitteln erfordert den vorherigen Ausschluß von Allergien (anamnestische Befragung, Frage nach Allergiepaß) und die Bereitstellung eines intensivmedizinischen Notfallsets für die Behandlung von Kontrastmittelzwischenfällen.

6.3 Magnetresonanztomographie

physikalische Anmerkungen

Das MR-Verfahren beruht auf dem Prinzip der Kernspinresonanz. Ionisierende Strahlen sind nicht notwendig. Man macht sich die Eigendrehimpulse der Atomkerne zunutze.

Wasserstoffkerne besitzen einen Eigendrehimpuls (Spin). Deshalb führen sie Drehbewegungen aus. Die Orientierung der Kerne im Raum ist ungeordnet. Wird ein stabiles äußeres Magnetfeld auf die Kerne gelegt, werden die Spins durch das äußere Magnetfeld parallel ausgerichtet. Im homogenen Magnetfeld erfolgt die Präzession aller Kerne des selben Elementes mit gleicher Frequenz. Wird ein Anregungsimpuls dieser Frequenz im Sinne eines Hochfrequenzsignals appliziert, so werden die Kernachsen aus dem Magnetfeld herausgedreht. Nach Beendigung des Hochfrequenzimpulses klappen die präzedierenden Kernspins in ihre Ausgangsposition zurück. Sie präzedieren um die Feldrichtung und strahlen dabei die aufgenommene Energie als schwaches Hochfrequenzsignal ab. Stärke und Dauer des Signals geben Aufschluß über Menge und physikalisch-chemische Bindungen der Atome. Durch einen Rechner werden die digitalisierten Kernsignale ausgewertet und eine Bildrekonstruktion durchgeführt. Das Ergebnis ist das digitale Bild einer Schicht, das in ein sichtbares Bild transformiert wird.

Vorteile der MR-Technik

Die *Vorteile der MRT-Technik* liegen im Fehlen ionisierender Strahlen und in der hohen Bildqualität mit ausgezeichneter Weichteildifferenzierung.

Indikationen

Indikationen: Wie bei der Computertomographie. Strukturen des kleinen Beckens können frei von Knochenartefakten dargestellt werden. Die Differenzierung der Uteruswandschichten, besonders auch bei hormonellen Veränderungen, sind gut darstellbar. Die Abgrenzung von Tumoren durch hohen Gewebekontrast ist möglich (Abb. 6-3). Weiterhin ist eine gute Beurteilbarkeit des Zervixstromas, von Tuben und Ovarien gegeben. Eine sichere Differenzierung zwischen benignen und malignen Veränderungen ist allerdings nicht möglich! Exzellente Befunde liefert das MRT auch bei der radiologischen Beurteilung ossärer Metastasen (Abb. 6-2).

Beispiel: Zervixkarzinom

Beim Tumorstaging, z. B. beim Zervixkarzinom, ist das MRT der CT bei der Beurteilung der Parametrieninfiltration überlegen. Die Treffsicherheit beträgt ca. 90% (MRT) vs. 70% (CT), die Sensitivität 67% vs. 50%, die Spezifität 98% vs. 75%. Bei der Beurteilung des Lymphknotenstatus bietet das MRT keine signifikanten Diagnostikvorteile gegenüber dem CT.

Einsatz nur mit genauer Fragestellung (Indikation)!

Die Magnetresonanztomographie erfolgt i. d. R. nicht als Erstuntersuchung, sondern nur als Zusatzuntersuchung, z. B. nach Sonographie bzw. Computertomographie.

Beim Endometriumkarzinom muß berücksichtigt werden, daß die MRT bzw. CT-Untersuchungen meist nach der diagnostischen Kürettage (histologische Diagnosesicherung) erfolgen, d. h. die iatrogen gesetzten Veränderungen können den Befund artefiziell beeinflussen.

Merke: Jede Methode ist nur so gut, wie der Arzt, der sie indiziert oder anwendet!

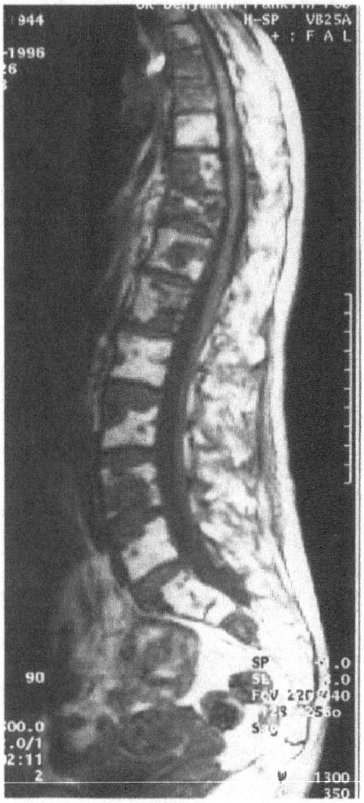

Abb. 6-2: Multiple ossäre Metastasen in der gesamten Wirbelsäule bei Mammakarzinom (MRT).

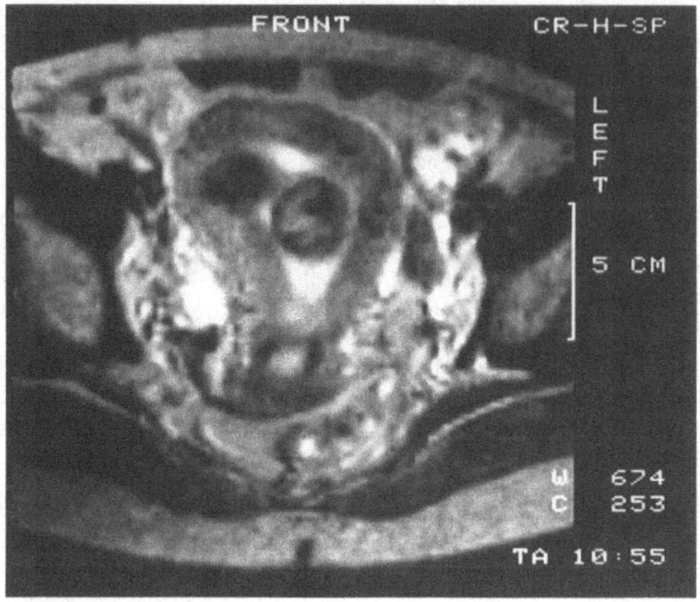

Abb. 6-3: MRT bei Uterus myomatosus. Beachte das submuköse, intrakavitär gelegene Myom.

Ultraschall in der Gynäkologie
- transvaginal (TVS)
- transabdominal (TAS)

6.4 Vaginalsonographie und Abdominalsonographie

Die Ultraschalldiagnostik hat in den letzten 30 Jahren zu einer wesentlichen Erweiterung der diagnostischen Möglichkeiten in der Gynäkologie geführt. Zunächst wurde transabdominal mit voller Blase als „Schallfenster" untersucht. Seit Mitte der 80er Jahre hat sich die Vaginalsonographie zunehmend durchgesetzt.

physikalische Anmerkung

Ultraschallwellen sind periodische Schwingungen von Materialteilchen, die sich als elastische Wellen räumlich ausbreiten. Ihr Frequenzbereich liegt zwischen 20 kHz und 100 MHz. Der diagnostische Bereich liegt zwischen 1 MHz und 15 MHz. Die Ausbreitung der longitudinalen Schallwellen ist an Materie gebunden. Der an der Körperoberfläche angelegte Schallkopf mit dem piezoelektrischen Kristall funktioniert alternierend als Schallerzeuger und Schallempfänger. Schallwellenimpulse werden ausgesandt und ihre Reflexionen wieder aufgenommen.

Die Impulsdauer beträgt ca. 1 μs bis 2 μs, und die Wiederholungsfrequenz liegt zwischen 300–3000 Impulsen/sec. Die Reflexion wird als Bild aufgezeichnet.

Die Sonographie erlaubt eine schnelle Übersicht über Veränderungen im Oberbauch und im kleinen Becken. Der geübte Untersucher wird in vielen Fällen schon die Diagnose anhand der Befunde im Sonogramm stellen können. Die Sonographie des Abdomens dient deshalb auch in den meisten Fällen als Basisuntersuchung, nach der man die Anwendung anderer Verfahren entscheidet.

Vorgehen

Die Vaginalsonde wird im hinteren Scheidengewölbe unterhalb der Portio plaziert. Eine gefüllte Harnblase ist nicht notwendig. Uterus und Adnexe lassen sich gut darstellen, die Untersuchung von Vulva und Vagina haben derzeit keine praktische Relevanz.

Uterus
- Darstellung in 2 Ebenen
- Metrik
- Lage

Der Uterus wird in zwei Ebenen dargestellt und vermessen. Aus der Uteruslänge, der Breite und dem anterior-posteriorem Durchmesser kann das Uterusvolumen berechnet werden.

Die Uterusgröße ist damit besser beurteilbar als durch die üblichen Beurteilungen wie „frauenfaustgroß" oder „mannsfaustgroß" bzw. durch die alleinige Angabe der Uterussondenlänge. Insbesondere bei adipösen Frauen zeigt sich häufig die Überlegenheit der Sonographie gegenüber der bimanuellen Untersuchung.

- doppelte Endometriumdicke
- Endometriumstruktur
- Myometrium, Myome

Weiterhin ist es möglich, Aussagen über die *Endometriumdicke* (DED = doppelte Endometriumdicke) und die Endometriumstruktur zu treffen (Abb. 6-4 bis 6-6). Postmenopausal sollte eine DED über 8 mm nach dem Ausschluß einer Hormonwirkung zur einer weitergehenden Abklärung, z. B. durch eine fraktionierte Abrasio, führen. Das *Myometrium* läßt sich gut beurteilen. Myome können lokalisiert (submukös, intramural, subse-

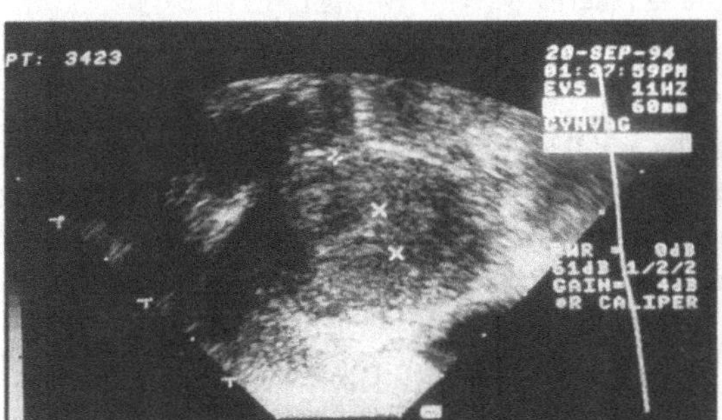

Abb. 6-4: Vaginalsonographischer Längsschnitt durch das Uteruskorpus mit Messung des ap-Durchmessers (+) und Messung der doppelten Endometriumdicke (DED, x) bei einer 35jährigen Patientin am 10. Zyklustag.

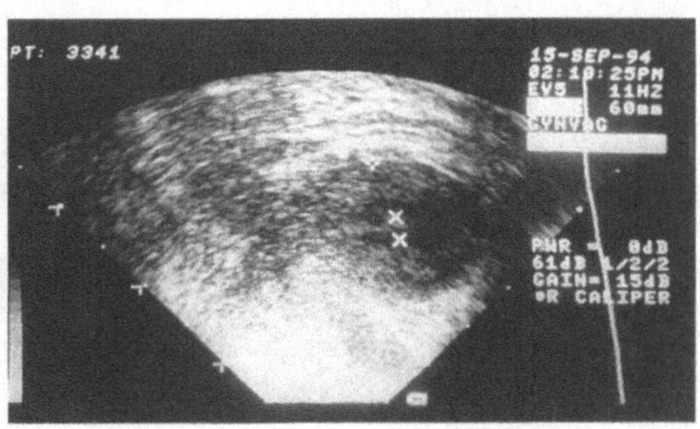

Abb. 6-5: wie Abb. 6-4 bei einer 62jährigen Patientin (postmenopausal): die doppelte Endometriumdicke beträgt lediglich 4 mm.

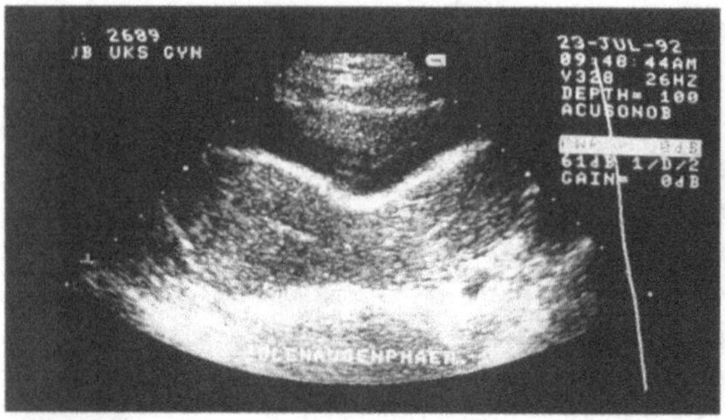

Abb. 6-6: Transabdominaler Querschnitt durch den Uterusfundus bei gefüllter Harnblase: Uterus bicornis bei einer 33jährigen Patientin. Die Endometriumechos beider Uterurshörner führen zum sog. Eulenaugenphänomen.

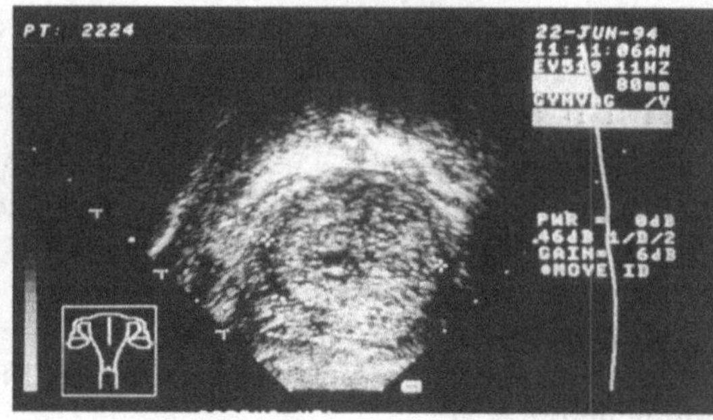

Abb. 6-7: Uteruskorpus (Längsschnitt) mit Darstellung eines Adenokarzinoms des Endometriums bei einer 62jährigen Patientin.

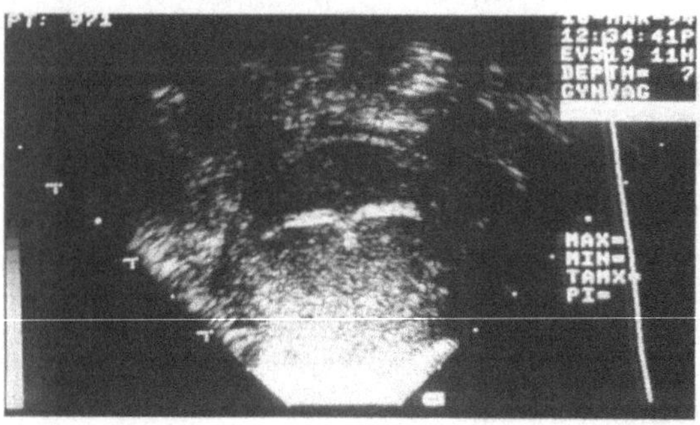

Abb. 6-8: Uteruskorpus im Querschnitt mit Darstellung der Schenkel einer Intrauterinspirale bei einer 27jährigen Patientin.

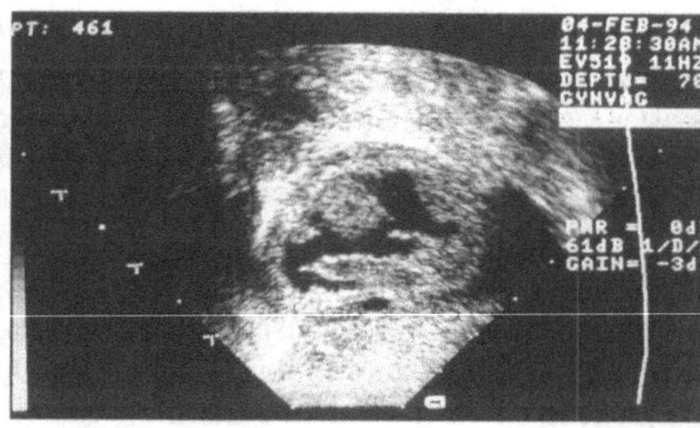

Abb. 6-9: 4 cm durchmessende Ovarialzyste mit echofreiem Inhalt und „soliden" Strukturen am Rand (Blutkoagula) bei 3jähriger Patientin. Diagnose: eingeblutete Corpus luteum Zyste, spontane Rückbildung innerhalb von 3 Wochen.

- Endometriumkarzinom
- IUD, Instrumente

Tubendarstellung
- Saktosalpinx
- Pyosalpinx
- zystische Raumforderungen
- Extrauteringravidität
- Tubendurchgängigkeit Hykoso

rös) und ihre Größe im Rahmen von Vorsorgeuntersuchungen überwacht werden. Die präoperative Einschätzung der Myometriuminfiltration gehört zu den wichtigsten Fragestellungen beim *Endometriumkarzinom* (Abb. 6-7). Die Lage einer Intrauterinspirale (Abb. 6-8) oder eines Instrumentes (Kürette, Afterloading-Applikator) läßt sich gut kontrollieren.

Die Eileiter lassen sich normalerweise nur am Uterusabgang darstellen. Bei pathologischen Veränderungen wie Saktosalpinx, Extrauteringravidität oder Pyosalpinx treten sie als zystische Raumforderungen im Adnexbereich in Erscheinung. Diese Raumforderungen müssen differentialdiagnostisch von Ovarialzysten abgegrenzt werden (Abb. 6-9).

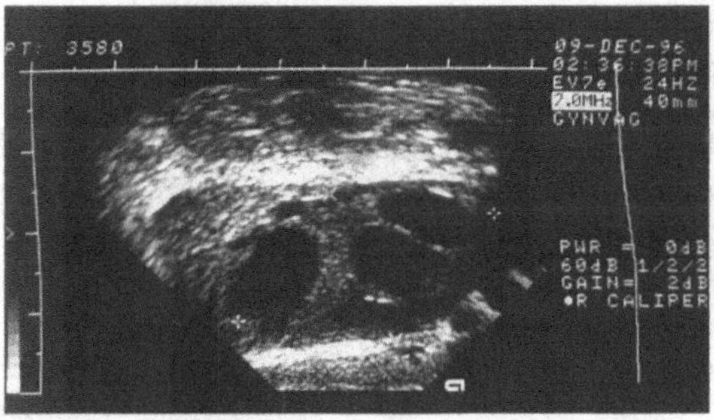

Abb. 6-10: Längsschnitt durch ein normalgroßes Ovar einer 26jährigen Patientin mit mehreren Follikeln (keine Hormoneinnahme).

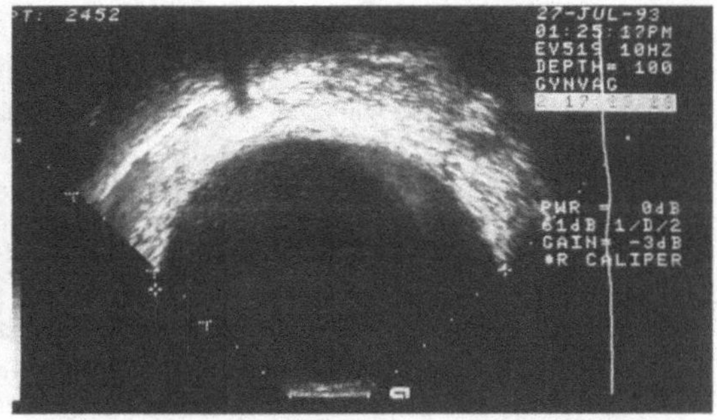

Abb. 6-11: Glatte einkammerige 9 cm durchmessende Ovarialzyste mit homogenem, mäßig echogenem Inhalt bei 58jähriger Patientin. Diagnose: benignes muzinöses Zystadenom.

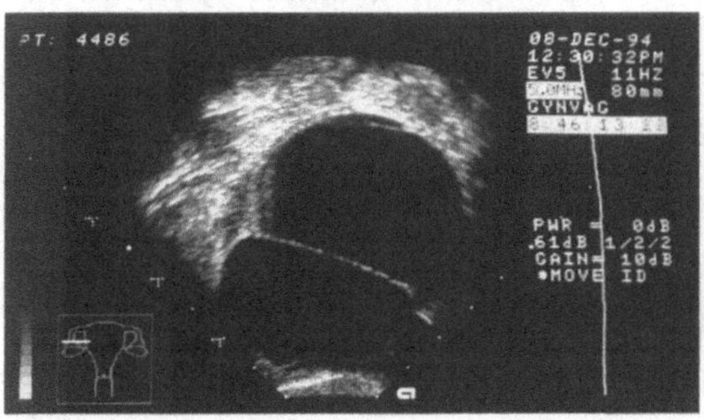

Abb. 6-12: Zweikammerige Ovarialzyste mit dünnem Septum und echofreiem Inhalt bei 62jähriger Patientin. Diagnose: einfache benigne Ovarialzysten.

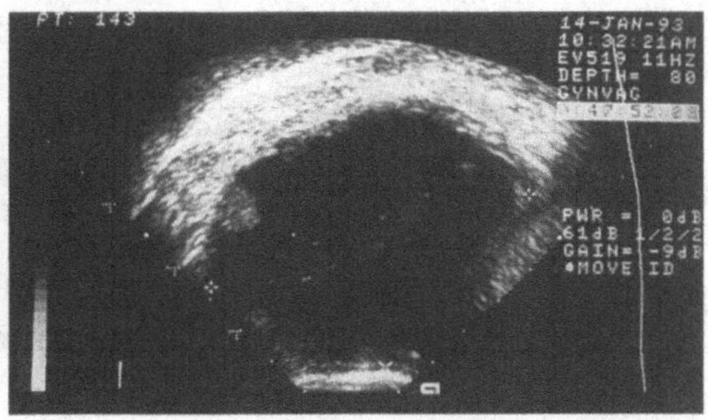

Abb. 6-13: Einkammerige Zyste mit inhomogenem Inhalt, unregelmäßiger Wandstruktur und Papille (bei 10 Uhr) bei 71jähriger Patientin. Diagnose: muzinöses Zystadenokarzinom des Ovars.

Die Tubendurchgängigkeit läßt sich bei *Störungen der Fertilität* neuerdings mit sonographisch sichtbarem Kontrastmittel überprüfen (Hystero-Kontrastsonographie), was in den meisten Fällen die Hysterosalpingographie überflüssig macht.

Die *Ovarien* lassen sich prämenopausal neben dem Uterus und medial der externen Iliakalgefäße darstellen und ihr Volumen durch die Messung dreier Durchmesser in zwei Ebenen errechnen (Abb. 6-10). Postmenopausal sind die Ovarien kleiner und häufig nicht direkt sichtbar. Das Fehlen von zystischen bzw. soliden Veränderungen im kleinen Becken macht das Vorliegen eines Ovarialtumors unwahrscheinlich. *Ovarialtumore* lassen sich als echofreie Raumforderung (z. B. einfache Zysten, Follikelzysten, seröse Kystome) oder echogebende Struktur (z. B. Dermoid, Endometriosezyste) darstellen und teilweise

Ovarien
- Form, Größe
- Lage, Struktur
- echofreie Raumforderung
- echogebende Raumforderung

Malignitätskriterien
- unruhiges Bild
- papilläre Strukturen
- alternierende Wanddicke

auch differentialdiagnostisch einordnen (Abb. 6-11 bis Abb. 6-13). Daraus ergeben sich Konsequenzen für das Prozedere, z. B. die sonographische Kontrolle nach 6–8 Wochen bei Funktionsgebilden, die laparoskopische Entfernung bei glatten echofreien Zysten bzw. die Entfernung von unklaren oder suspekten, z. B. karzinomverdächtigen Befunden durch primäre Laparotomie.

farbkodierte Doppler-Sonographie

Seit ca. 1990 wird untersucht, ob sich mit Hilfe der *farbkodierten Doppler-Sonographie* (sog. Farbdoppler) die Dignität von Adnextumoren und Veränderungen des Uterus besser abschätzen lassen.

Kinderwunschbehandlung

Die Follikelreifung kann sonographisch kontrolliert und Eizellen nach Stimulationsbehandlung im Rahmen der *Kinderwunschbehandlung* abpunktiert werden. Bis vor wenigen Jahren war zur Eizellgewinnung für eine In vitro-Fertilisation die laparoskopische Punktion mit den entsprechenden operativen und anästhesiologischen Risiken notwendig.

Zusammenfassung

Darzustellende Organe sind somit Uterus, Zervix, Ovarien, aber auch die Beckenwandgefäße. Indikationen zur Vaginalsonographie sind Tumore, entzündliche Veränderungen (z. B. Pyometra), Ovarialveränderungen, Myome, Extrauteringravidität.

6.5 Mammographie, Mammasonographie, MRM

Mammographie

Bei der Mammographie erfolgt die röntgenologische Darstellung der Brustdrüse in Weichstrahltechnik (28–35 kV) in kranio-kaudaler („cc“) und medio-lateraler („ml“) Ebene. Heute erfolgt die Mammographie üblicherweise nach vorangegangener Mammasonographie. *Indikationen* sind palpable Veränderungen der Mammae, wie Mastopathie, Adenomatose, Adenose, Zysten, andere Tumore oder Karzinomverdacht.

Indikationen

Die Mammographie hat eine große Bedeutung bei der Diagnostik von Mammatumoren. Sie ist inzwischen ein großes Spezialgebiet innerhalb der Röntgendiagnostik, und der erfahrene Diagnostiker kann einen erheblichen Beitrag zur Klärung pathologischer Veränderungen leisten. Auch hier ist die Mitteilung der klinischen Befunde an den Diagnostiker zur differentialdiagnostischen Klärung von Befunden ganz besonders wichtig.

Die Mammographie stellt bei postmenopausalen Frauen mit Mammakarzinomveracht die nicht-invasive Untersuchungsmethode der Wahl dar (Abb. 6-14). Die Treffsicherheit wird mit 90–95% angegeben.

Mammasonographie
– keine Strahlenbelastung
– beliebige Wiederholbarkeit
– wertvolle Zusatzinformatio-

Die Etablierung der Mammasonographie resultierte aus der Erkenntnis, daß trotz der geringen Strahlenbelastung bei der konventionellen Mammographie diese nicht beliebig oft durchgeführt werden kann. Außerdem macht das dichte Mammaparenchym prämenopausaler Frauen eine

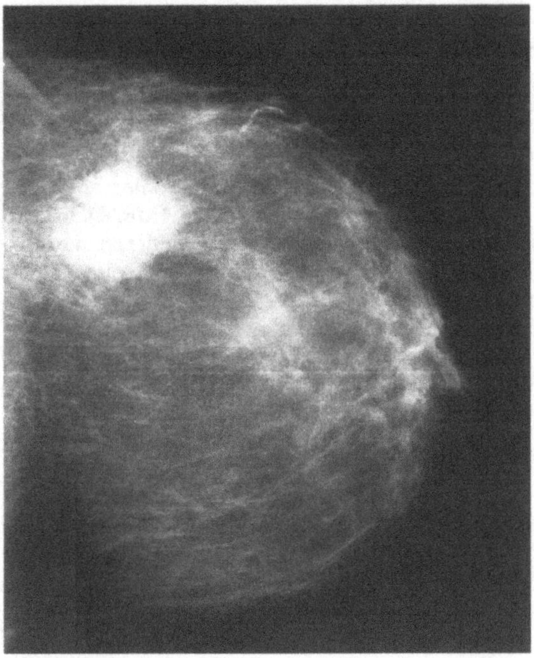

Abb. 6-14: Typisches Mammographiebild bei Mammakarzinom.

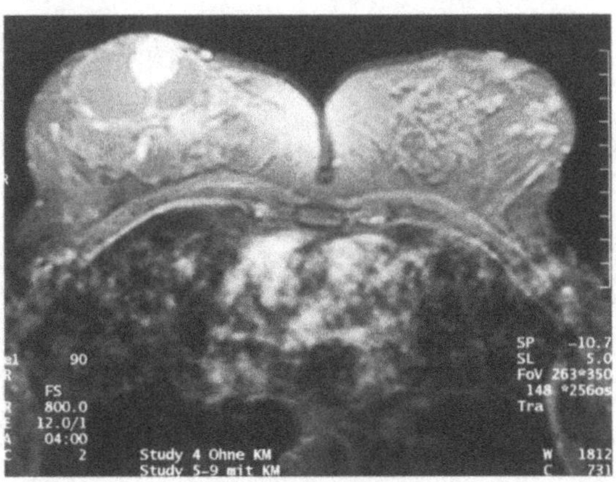

Abb. 6-15: MR-Aufnahme (MRM) eines ca. 2,5 cm durchmessenden Mammakarzinoms in der rechten Brust (Blick von caudal!). Beachte die Kontrastmittelanreicherung im Tumor, der zwischen zwei zystischen Befunden liegt.

nen bei dichtem Parenchym, nach Radiatio bzw. bei der Beurteilung von Implantaten

mammographische Beurteilung oft schwierig. Gleiches gilt für bestrahlte Mammae nach brusterhaltender Therapie oder für Mammaimplantate.

Gegenwärtig wird wissenschaftlich der Stellenwert der konventionellen Sonographie, der Doppler-Sonographie und der 3-D-Sonographie in der Mammadiagnostik geprüft.

MR-Mammographie (MRM)

Die kontrastmittelgestützte (dynamische) Kernspintomographie der weiblichen Brust, die sogenannte MR-Mammographie (MRM), hat sich in den letzten Jahren bei gezielter Indikationsstellung in der Mammadiagnostik etabliert (Abb. 6-15). Sowohl die konventionelle Mammographie als auch die Mammasonographie basieren auf dem Nachweis morphologischer Veränderungen in der Brust. Die dynamische MRM beruht in erster Linie auf der Detektion von Arealen mit pathologischen Durchblutungsmustern, die durch einen vermehrten Vaskularisationsgrad invasiv wachsender Tumore bedingt sind.

Autoren

Dr. med. Matthias David
Frauenklinik
Universitätsklinikum Rudolf Virchow
Medizinische Fakultät der Humboldt-Universität zu Berlin
Augustenburger Platz 1
13353 Berlin

Dr. med. Dr. phil. Andreas D. Ebert
Frauenklinik und Poliklinik
Universitätsklinikum „Benjamin Franklin"
Freie Universität Berlin
Hindenburgdamm 30
12200 Berlin

Oberarzt Dr. med. Michael Entezami
Frauenklinik und Poliklinik
Universitätsklinikum „Benjamin Franklin"
Abteilung für Ultraschalldiagnostik
Freie Universität Berlin
Hindenburgdamm 30
12200 Berlin

Dr. med. Franziska Birgit Goetze
Ärztin für Radiologie und Strahlentherapie
Krügerstr. 39
01326 Dresden

Prof. Dr. med. Hartmut Hopp
Frauenklinik und Poliklinik
Universitätsklinikum „Benjamin Franklin"
Freie Universität Berlin
Hindenburgdamm 30
12200 Berlin

Prof. Dr. med. Heribert Kentenich
Chefarzt der Frauenklinik
DRK-Kliniken Westend
Pulsstr. 4
14059 Berlin

Oberärztin Dr. med Inka Leo-Roßberg
Frauenklinik und Poliklinik
Universitätsklinikum „Benjamin Franklin"
Abt. für gynäkologische Endokrinologie
Freie Universität Berlin
Hindenburgdamm 30
12200 Berlin

Dr. med. Wolfgang Pritze
Frauenklinik und Poliklinik
Universitätsklinikum „Benjamin Franklin"
Freie Universität Berlin
Hindeburgdamm 30
12200 Berlin

Prof. Dr. med. Gerhard Schaller
Frauenklinik und Poliklinik
Universitätsklinikum „Benjamin Franklin"
Freie Universität Berlin
Hindenburgdamm 30
12200 Berlin

Prof. Dr. med. Eveline Schulz
Anatomisches Institut
Universitätklinikum Charité
Humboldt-Universität zu Berlin
Schumannstr. 20–21
10098 Berlin

Prof. Dr. med. Hans K. Weitzel
Direktor der Frauenklinik und Poliklinik
Universitätsklinikum „Benjamin Franklin"
Freie Universität Berlin
Hindenburgdamm 30
12200 Berlin

Die Herausgeber

Andreas D. Ebert, geboren am 06.01.1963 in Berlin. Schulbesuch in Berlin-Prenzlauer Berg und Dubna (Rußland). 1983–1990 Medizinstudium an der Charité (Humboldt-Universität zu Berlin). 1987 Abschluß der Diplomarbeit (Neuroanatomie) an der Charité. 1988–1989 Forschungsstudent am Zentralinstitut für Krebsforschung der Akademie der Wissenschaften der DDR. 1990 Approbation, Verleihung des akademischen Grades Diplom-Mediziner. 1990 Promotion zum Dr. med. an der Akademie der Wissenschaften (Onkologie). 1990–1991 Assistent an der Universitätsklinik für Onkologie (Charité, Strahlentherapie). Seit 1991 Assistent an der Universitäts-Frauenklinik im FU-Klinikum Benjamin Franklin. 1995 Promotion zum Dr. phil. an der Technischen Universität Berlin. Mitglied zahlreicher wissenschaftlicher Gesellschaften. Seit 1996 Ehrenmitglied der Russischen Assoziation der Onkologen und Gynäkologen (St. Petersburg). 1997 Facharzt. 1997–1998 Forschungsaufenthalt am National Cancer Institute, Bethesda, USA. Autor bzw. Koautor von bisher 40 Publikationen und 70 Vorträgen, Herausgeber von drei Monographien.

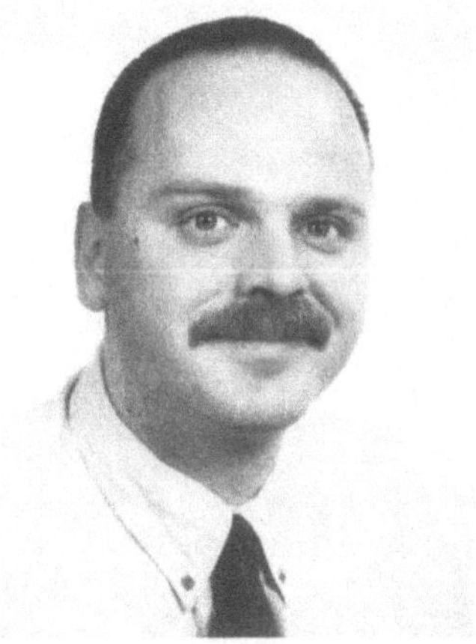

Hans Karl Weitzel, geboren am 25.10.1936 in Siegburg. Schulbesuch in Schönenberg und Waldbröl. 1959–1966 Studium der Medizin in Bonn, Marburg und Paris. 1966–1968 Medizinalassistent in Remscheid und Köln. 1968–1970 Wissenschaftlicher Assistent am Max-Planck-Institut für Immunbiologie in Freiburg. 1970–1975 Wissenschaftlicher Assistent an der Frauenklinik der Friedrich-Wilhelms-Universität Bonn. 1975 Habilitation. 1976–1982 Leitender Oberarzt der Frauenklinik der Medizinischen Hochschule Hannover. 1978 Ernennung zum C3-Professor für Geburtshilfe und Gynäkologie. 1982 Berufung auf den Lehrstuhl für Geburtshilfe und Gynäkologie am Universitätsklinikum Benjamin Franklin der Freien Universität Berlin. 1984–1985 und 1988 Präsident der Nordwestdeutschen Gesellschaft für Geburtshilfe und Gynäkologie. 1989–1991 I. Vorsitzender der Gesellschaft für Geburtshilfe und Gynäkologie in Berlin. Autor bzw. Koautor von über 300 Publikationen und Vorträgen sowie Herausgeber von 12 Fachbüchern.

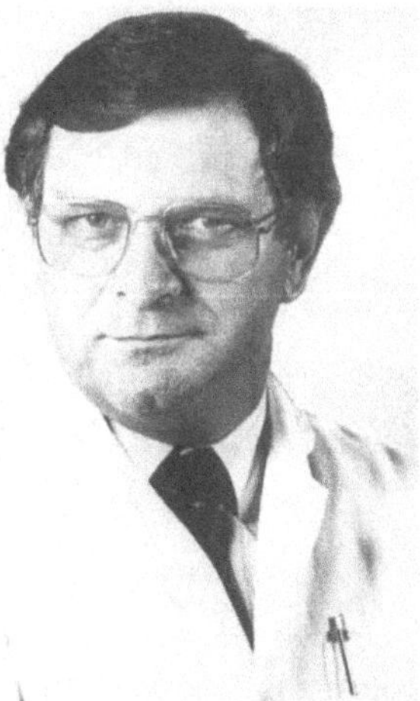

Abbildungsnachweis

[1] Dudenhausen, J. W., H. P. G. Schneider (Hrsg.): Frauenheilkunde und Geburtshilfe. Walter de Gruyter, Berlin – New York 1994.

[2] Molz, L., F. Leidenberger: Rationelle endokrinologische Diagnostik in der Gynäkologie und Geburtshilfe einschließlich der Reproduktionsmedizin. H. U. F.-Verlag Mühlheim a.d.R. 1990.

[3] Keller, P. J.: Hormon- und Fertilitätsstörungen in der Gynäkologie. Springer-Verlag, Berlin – Heidelberg – New York 1995.

[4] Benninghoff: Anatomie, Band 2. D. Drenckhahn, E. Zenker (Hrsg). Urban & Schwarzenberg, München – Wien – Baltimore 1993.

[5] Gitsch, E., A. H. Palmrich: Gynäkologisch-operative Anatomie. Walter de Gruyter, Berlin – New York 1992.

[6] Lax, H.: Stoeckels Lehrbuch der Gynäkologie. S. Hirzel Verlag, Leipzig 1960.

[7] Wulf, K. H., H. Schmidt-Matthiesen: Klinik der Frauenheilkunde und Geburtshilfe, Band 11: Spezielle gynäkologische Onkologie. Urban & Schwarzenberg, München – Wien – Baltimore 1991.

[8] Modifiziert nach Weibel, W.: Einführung in die gynäkologische Diagnostik. Springer-Verlag, Wien 1942.

[9] Bauer, H. K.: Farbatlas der Kolposkopie. Schattauer-Verlag, Stuttgart – New York 1993.

[10] Döderlein, G., H. Mestwerdt: Geburtshilflich-gynäkologische Propädeutik und Untersuchungslehre. JA Ambrosius Verlag, Leipzig 1967.

[11] Martius, G., Breckwoldt, M., A. Pfleiderer: Lehrbuch der Gynäkologie und Geburtshilfe. Georg Thieme Verlag, Stuttgart – New York 1994.

[12] Netter, F. H.: Farbatlanten der Medizin, Band 3: Genitalorgane. Georg Thieme Verlag, Stuttgart – New York 1987.

[13] Parsi, R. A., D. Nelius: Der Student am Krankenbett. Verlag Volk und Gesundheit, Berlin 1980.

[14] Kolstad, P., A. Stafl: Atlas der Kolposkopie. Enke-Verlag, Stuttgart 1983.

Allen genannten Verlagen gilt unser Dank für die problemlosen und großzügigen Übernahmegenehmigungen!

Sachverzeichnis

FSC
www.fsc.org
MIX
Papier | Fördert gute Waldnutzung
FSC® C083411

Zeitfracht Medien GmbH
Ferdinand-Jühlke-Straße 7
99095 Erfurt, Deutschland
produktsicherheit@kolibri360.de